Gernot Rücker

**Bildatlas Notfall- und Rettungsmedizin**

400 Fotos zu Transport – Techniken – Symptomen – Fallbeispielen

Gernot Rücker

# Bildatlas Notfall-
# und Rettungsmedizin

400 Fotos zu
Transport – Techniken – Symptomen – Fallbeispielen

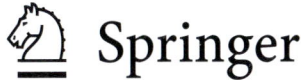

**Dr. med. Gernot Rücker**
Leitender Notarzt/-See
Klinik und Poliklinik für Anästhesiologie und Intensivmedizin
Medizinische Fakultät der Universität Rostock
Schillingallee 35
18055 Rostock

Am Feldrain 93
18059 Rostock
E-mail: Gernot.Ruecker@web.de

ISBN 3-540-23737-2
**Springer Medizin Verlag Heidelberg**

Bibliografische Informationen der Deutschen Bibliothek
Die Deutsche Bibliothek verzeichnet diese Publikation in der Deutschen Nationalbibliografie;
detaillierte bibliografische Daten sind im Internet über (http://dnb.ddb.de) abrufbar.

**Springer Medizin Verlag.**
**Ein Unternehmen von Springer Science+Business Media**
springer.de
© Springer Medizin Verlag Heidelberg 2005
Printed in Germany

Planung: Ulrike Hartmann, Heidelberg
Projektmanagement: Gisela Schmitt, Heidelberg
Copy-Editing: Dr. Sirka Nitschmann, Stuttgart
Design: deblik, Berlin
Umschlagmotiv: Dr. Gernot Rücker

SPIN 11323501
Satz und Druck: Stürtz GmbH, Würzburg

Gedruckt auf säurefreiem Papier 22/2122 – 5 4 3 2 1 0

Meinen Eltern Gerhard und Gisela Rücker sowie Frau Dr. med. Karin Bailer und Herrn Dr. med. Martin Boll gewidmet, denen ich einen Großteil meiner Fähigkeiten verdanke.

# Vorwort

»Ein Bild sagt mehr als tausend Worte.«

Nur zu gut gilt dieses alte, viel zitierte Sprichwort für alle Bereiche des täglichen Lebens, jedoch ganz besonders für die Medizin. Im Vergleich zum Geschriebenen ist die Aussagekraft eines Bildes hinsichtlich von Ausbildungsinhalten ungleich größer. Schon seit Jahrhunderten werden daher in der medizinischen Ausbildung Abbildungen, sei es als Zeichnungen, Präparate, Bilder oder Fotos, eingesetzt. In fast allen medizinischen Bereichen gibt es daher Farbatlanten, die eindrucksvoll Befunde visualisieren.

Im Mittelpunkt der präklinischen Notfallmedizin steht das Erkennen des Symptoms und die Zuordnung zum Krankheitsbild. Frühzeitiges und richtiges Zuordnen der Befunde sichert die Diagnose, macht die Therapie effizient und verkürzt somit den Leidensweg des Patienten.

In Praktika wie dem Lehrrettungswachenpraktikum oder in der Notarztausbildung kommen nicht immer alle Krankheitsbilder vor. Zu zahlreich sind die möglichen Krankheitsbilder und Ausprägungen, als dass allumfassend ausgebildet werden könnte. Zwar wird diesem Bereich der Notfallmedizin insofern Rechnung getragen, dass Abläufe durch Training realitätsnaher Simulationen und Richtlinien standardisiert werden, jedoch gibt es Situationen, die nur unzureichend nachgestellt werden können. Andererseits aber gibt es Krankheitsbilder und Symptome, die durch eine sog. Blickdiagnose allein schon therapeutisch richtungsweisend sind.

Deshalb entsteht eine Lücke in der Ausbildung, die, wenn überhaupt, nur durch Bildmaterial geschlossen werden kann. Ungünstigerweise gibt es im präklinischen Bereich jedoch nur wenig Bildmaterial, da Zeitdruck und Personallage eine Fotodokumentation häufig nicht erlauben.

Andererseits dienen Fotografien in Zeiten einer immer wichtiger werdenden Dokumentation von Befunden, auch aus juristischer Sicht, zur Absicherung der Maßnahmen. Kliniken setzten dieses um, indem nahezu alle Befunde fotodokumentiert werden. Endoskopie-, Laparoskopie-, CT- und Sonografiebilder sind längst Routine und fester Bestandteil der Krankenakte. Und selbst der Gesetzgeber trägt dem Rechnung, indem er zulässt, die Art der Dokumentation frei zu bestimmen.

In diesem Sinne sind auch in der präklinischen Notfallmedizin Fotografien zur Aus- und Fortbildung sowie zur rechtlichen Absicherung indiziert und verbessern damit die Qualität der Versorgung der Patienten. Daher ist ein Bildsammelwerk dem Streben nach Qualitätsverbesserung dienlich und hilft, Krankheiten schneller zu erkennen, zu therapieren und eine möglichst rasche Gesundung der Patienten herbeizuführen.

Resultat dieser Überlegungen ist der vorliegende Bildatlas, in dem in sehr komprimierter Weise Befunde von Patienten gezeigt werden. Da ein Atlas naturgemäß Bilder in den Vordergrund stellen sollte, wurde dabei bewusst auf explizite Beschreibung und Darstellung pathophysiologischer Grundlagen verzichtet, zumal es hierzu zahlreiche Literatur gibt. Auch auf Therapieansätze wurde bewusst verzichtet, da sie Wandlungen unterliegen, die Krankheitsbilder aber in ihrer Ausprägung nahezu konstant bleiben.

Das vorliegende Buch soll helfen, Handlungsabläufe zu optimieren und in ihrer Effizienz zu steigern, indem ein großes Spektrum der Notfallmedizin in Bildern vorgestellt wird. In diesem Sinne wünsche ich dem Buch, dass es seiner Intention nach Qualitätssteigerung in der präklinischen Notfallmedizin gerecht wird.

Frühjahr 2005                                                                                     Gernot Rücker

# Geleitwort

Die Aus- und Fortbildung in der Medizin beruht grundsätzlich auf den Säulen Theorie und Praxis. Während erstere mit Hilfe von Standardwerken und Unterrichtsveranstaltungen systematisch geplant und durchgeführt werden kann, ist die Vermittlung praktischen Wissens wesentlich schwieriger sicherzustellen. Welchen Situationen und Abläufen der Einzelne in seiner Berufslaufbahn gegenüber steht und welche Fähigkeiten und Kenntnisse er hierdurch erwirbt, ist nicht zuletzt auch vom Zufall abhängig.

In der Klinik kann eine fehlende Erfahrung meist durch (ältere) Kollegen und Vorgesetzte kompensiert werden. Auf diese Weise wird das Wissen schrittweise und im Laufe der Zeit erweitert, ohne dass für Patienten und Mitwirkende schmerzliche Lücken in der Versorgungskette auftreten. In der präklinischen Notfall- und Rettungsmedizin besteht die Problematik darin, dass häufig unter widrigen Bedingungen und unter Zeitdruck Weichenstellungen erfolgen müssen, die am besten nur mit viel praktischer Erfahrung durchgeführt werden sollten. Wie soll aber der einzelne, sei er Not- bzw. Rettungsarzt, Rettungsassistent oder –sanitäter diese Erfahrungen gesammelt haben, wenn besondere Herausforderungen selten sind und damit kaum schon einmal erlebt sein können? Hier kann Lehrbuchwissen nur mit Einschränkungen helfen, viel besser sind persönliche Anschauungen geeignet, die erworbenes Wissen durch praktische Aspekte und Details wirkungsvoll zu einer Gesamtleistungsfähigkeit ergänzen.

Dieser Bildatlas schließt genau die bestehende Lücke zwischen Standardwissen und der Fähigkeit zur praktischen Umsetzung. Aufgeteilt in vier Kapitel und mit Hilfe von Realaufnahmen aus Einsätzen bzw. aus der Klinik, aber auch mit systematisch gestalteten Fotoserien, werden notfallmedizinisch relevante Techniken und Vorgehensweisen dargestellt und durch prägnante Texte erläutert. Die didaktisch geschickte Gliederung ermöglicht es sowohl einen Gesamtüberblick über präklinisch relevante Krankheitsbilder zu gewinnen, als auch sich systematisch fortzubilden.

Insbesondere die Durchsicht der Krankheitsbilder kann auch als gezielte und fundierte mentale Vorbereitung auf die Tätigkeit in der Notfallmedizin dienen. Die geschilderten Ereignisse und Vorgehensweisen sowie die Auseinandersetzung mit der medizinischen und organisatorischen, aber auch mit der menschlich-ethischen Komponente komplexer Einsätze, tragen zur Verbesserung der Einsatzqualität bei und dienen der Prävention psychischer Belastungen der Beteiligten.

Ich wünsche dem Buch eine weite Verbreitung bei allen in der Notfallmedizin tätigen Berufsgruppen, außerhalb, aber auch innerhalb der Krankenhäuser.

Dr. med. Rolando Rossi
Leitender Arzt der Abteilung Anästhesie,
Intensiv- und Notfallmedizin
Klinikum Ansbach
Escherichstraße 1
91522 Ansbach

Ansbach im März 2005

# Danksagung

Ich danke meiner Chefin Frau Prof. Dr. med. Gabriele Nöldge-Schomburg, Dekanin der Universität Rostock und Direktorin der Klinik und Poliklinik für Anästhesiologie und Intensivtherapie, für die Unterstützung und die Schaffung des notwendigen Freiraumes, der ein solches Projekt erfordert. Frau Ulrike Hartmann, Senior Editorin Medizin des Springer-Verlages, gilt mein besonderer Dank für die konstruktiven Ideen und die Geduld, die sie mit mir hatte. Der Dank gilt auch den übrigen Mitarbeitern des Springer-Verlages Heidelberg. Dem Redaktionsstab möchte ich an dieser Stelle ebenfalls danken, der durch Anregungen und Kritik wertvolle Dienste leistete, insbesondere Frau Dr. med. Petra Bruhn, die die Korrekturen las, sowie Dr. med. Sven Hellwig für die Mitbearbeitung des Glossars. Ich danke weiterhin den einzelnen Autoren und Bildautoren für das zur Verfügungstellen des Bildmaterials.

Den Textautoren Dipl.-med. Matthias Zahn und Tim Eiser danke ich für die Mitarbeit. Ferner danke ich den Firmen für das eingesandte Bildmaterial. Mein Dank gilt ferner den Assistenten Bernd Nordmann, Anke Stock, Daniela Arnold und sowie Sabine und Tina Küchenmeister. Frau Rita Klein und Nicole Walleiser danke ich für die Schreibarbeiten.

Selbstverständlich sind wir allen Patienten und Angehörigen zu größtem Dank verpflichtet, die ihr Einverständnis zur Fotografie erteilten.

Redaktionsstab
- Claudia Beltschany, Medizinstudentin (PJ) Medizinische Fakultät der Universität Rostock
- Dr. med. Petra Bruhn, Fachärztin der Klinik und Poliklinik für Anästhesiologie und Intensivmedizin der Medizinischen Fakultät der Universität Rostock und Leitende Notärztin/-See der Hansestadt Rostock
- Tim Eiser, Rettungssanitäter und Medizinstudent (PJ), Technische Universität München
- Dr. med. Astrid Francke, Chefärztin der Abteilung für Anästhesiologie und Intensivmedizin Müritzklinikum Waren
- Antje Köpcke, Leitende Schwester der interdisziplinären Intensivstation und der Abteilung für Anästhesiologie des Müritzklinikum Waren
- Michael Neumann, Wachleiter der DRK-Rettungswache Röbel
- Prof. Dr. med. Gabriele Nöldge-Schomburg, Direktorin der Klinik und Poliklinik für Anästhesiologie und Intensivmedizin der Medizinischen Fakultät der Universität Rostock
- Bernd Nordmann, Feuerwehrzugführer FFW Röbel und Lehrrettungsassistent
- Thomas Reiche, Leiter Rettungsdienst und Organisatorischer Leiter Rettungsdienst (OrgL) Landkreis Müritz
- Ingo Töwe, Lehrrettungsassistent DRK-Rettungswache Röbel
- Dipl.-med. Matthias Zahn, Ärzlicher Leiter Rettungsdienst Landkreis Müritz

Die Anfertigung meines Bild- und Arbeitsmateriales wurde überhaupt erst möglich durch die tatkräftige Unterstützung der Mitarbeiterinnen und Mitarbeiter folgender Institutionen (alphabetische Auflistung):
- Ambulanz Aicher, München
- Ambulanz Millich-Meermann, Rostock
- Berufsfeuerwehr München
- Brandschutz- und Rettungsamt der Hansestadt Rostock
- DRK Neustadt an der Donau
- DRK-Rettungswache Warnemünde

- Feuerwehren des Landkreises Müritz
- Heliflight-Basen Reichelsheim und Kessin
- Kassenärztlicher Vertretungsdienst Reichelsheim
- Malteser Hilfsdienste Augsburg und Mindelheim
- Müritzklinikum Waren
  - Abteilung für Anästhesie und Intensivtherapie (Chefärztin Frau Dr. Francke nebst Mitarbeiterinnen und Mitarbeiter)
  - Abteilung für Innere Medizin (Herrn Dr. Weber, Frau Dr. Burtjanskaja)
  - Interdisziplinäre Intensivstation (Leitende Schwester Antje Köpcke)
  - Abteilung für Gynäkologie (Herrn Oberarzt Dr. Richter)
  - Abteilung für Radiologie (Herrn Oberarzt Dr. Fischer)
  - Abteilung für Thoraxchirurgie (Herrn Chefarzt Dr. Schilske und Herr Dr. Mysliwczyk)
- Rettungsdienste der Hansestadt Rostock
- Rettungsdienste der Stadt Kaufbeuren
- Rettungsdienste der Stadt und des Landkreises München
- Rettungsdienste des Landkreises Bad Doberan
- Rettungsdienste des Landkreises Müritz: Rettungswachen Malchow, Röbel und Waren
- Sanaklinik Bergen auf Rügen
  - Intensivstation (Leiter Dr. K. Mauermann)
  - Radiologische Praxis (Herren Dres. Schnur sen. und jun.)
- Universität Rostock, Medizinische Fakultät
  - Klinik und Poliklinik für Anästhesiologie und Intensivtherapie (alle Mitarbeiterinnen und Mitarbeiter der Klinik)
  - Klinik und Poliklinik für Chirurgie (Dr. med. Buthut und Herr Wodetzki)
  - Klinik und Poliklinik für Hals-Nasen-Ohrenheilkunde, Kopf- und Halschirurgie »Otto Körner« (Herr Prof. Dr. med. H.W. Pau und OP-Abteilung)
  - Intensivstation der Klinik und Poliklinik für Innere Medizin (Herr Dr.med. M. Gloger)
  - Intensivstation der Kinder- und Jugendklinik (Herr Dr. med. B. Zimmermann)
  - Universitäts-Frauenklinik (Prof. Dr. med. V. Briese, Oberhebamme Urte Starker und Fotografin Frau Weitendorf)

…und vielen mehr, die hier nicht erwähnt wurden. Vielen Dank!

# Benutzungshinweise

Die in diesem Atlas gezeigten Produkte stellen eine repräsentative Auswahl dar, ohne den jeweiligen Hersteller zu präferieren. Es bestehen keinerlei kommerzielle Verbindungen der Autoren zu den Herstellern der vorgestellten Produkte.

Die gezeigten Prozeduren und Therapien erfordern die Anleitung durch einen darin Erfahrenen und praktische Übung zum Erlernen. Darüber hinaus ist ein ständiges Training der Maßnahmen zum sicheren Beherrschen und der Bewältigung ihrer Komplikationen erforderlich. Das vorliegende Buch kann diese Übungen nicht ersetzen.

Die vorgestellten Krankheiten werden anhand von Abbildungen gezeigt. Durch die hohe Anzahl an Krankheiten und deren Ausprägungen kann nur ein Teilaspekt davon abgehandelt werden, zumal sich einige typische Symptome nicht fotografisch erfassen lassen (z. B. Laborbefunde). Die Kenntnis über eine Krankheit und deren Therapie erfordert jedoch ein grundlegendes pathophysiologisches und pharmakologisches Wissen sowie eine hinreichende praktische Erfahrung. Weiterführende Literaturstudien sowie Fort- und Weiterbildungsmaßnahmen sind daher unverzichtbar.

Bei der Anfertigung der Fotografien wurde auf die Wahrung ethischer und psychischer Grenzen geachtet. Die einzelnen Bildautoren versicherten, dass keinerlei Verzug an Diagnostik und Therapie durch das Fotografieren in Kauf genommen wurde. Der Atlas enthält Fotografien, die besondere psychische Stabilität des Betrachters erfordern. Ein leichtfertiger Umgang mit dem Buch sollte deshalb nicht zuletzt wegen der gezeigten Patienten, die ihr Einverständnis zur Fotografie gaben, vermieden werden.

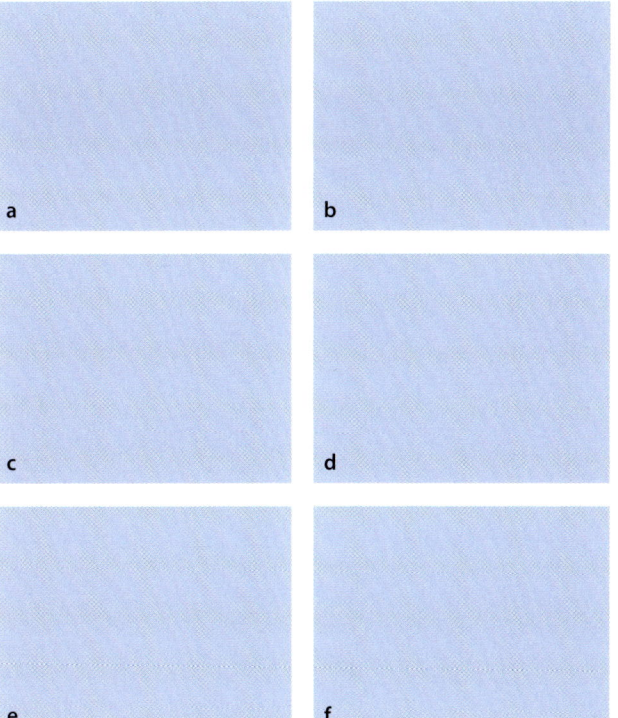

◻ Die jeweiligen Teilabbildungen (a, b, c, usw.) sind grundsätzlich nach nebenstehendem Prinzip angeordnet.

# Inhaltsverzeichnis

# Teil IV  Kasuistiken

# Teil V  Anhang

# Teil I Transport und Rettung

# Transport

*Dipl. med. M. Zahn*

Moderne Notfallmedizin als präklinische Intensivtherapie vor Ort ist ohne eine effiziente Transportlogistik nicht denkbar. Nur durch den gezielten Einsatz verschiedener rettungsdienstlicher Transportmodalitäten, die als technische Hilfsmittel größtenteils normativen Gegebenheiten unterliegen (Europäische Norm 1789), ist eine zeitkritische Versorgung und Verbringung von Notfallpatienten möglich. Entsprechend der Einsatzindikation unterteilt man die rettungsdienstlichen Transporteinheiten in die klassischen Transportmittel und die Sondertransportmittel.

## Klassische Transportmittel

Die klassische Transportmittel sind:
- Rettungstransportwagen (RTW),
- Notarzteinsatzfahrzeug (NEF),
- Notarztwagen (NAW),
- Rettungstransporthubschrauber (RTH).

Sie dienen nicht nur als Transportmittel, sondern stellen in erster Linie Behandlungseinheiten dar, die eine kontinuierliche Überwachung und Therapie eingeschränkter Vitalfunktionen möglich machen.

### Rettungstransportwagen (RTW), Notarztwagen (NAW) und Krankentransportwagen (KTW)

Der Rettungstransportwagen nach EN 1789 (■ Abb. 1.1) ist ein für den Transport, die erweiterte Behandlung und Überwachung von Patienten konstruiertes und ausgerüstetes Fahrzeug. RTW werden überwiegend als Kastenwagen oder mit Kofferaufbau konzipiert. Entsprechend ihrer Einsatzindikation sind diese Fahrzeuge mit dem notwendigen medikamentösen und medizintechnischen Equipment ausgerüstet und verfügen zur Minimierung eines Transporttraumas über entsprechende Lagerungsvorrichtungen für Notfallpatienten.

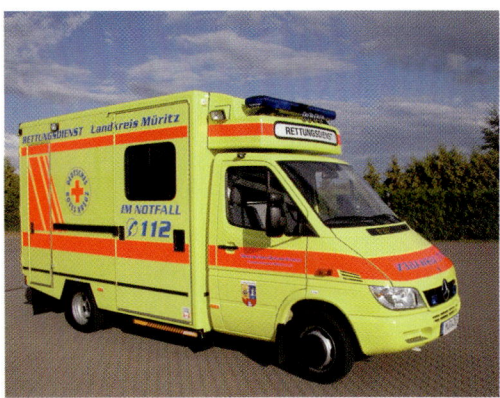 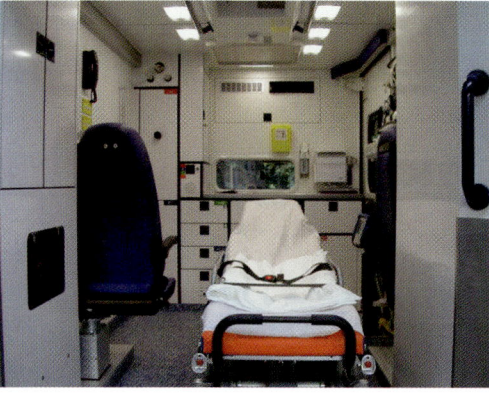

■ **Abb. 1.1a,b.** Rettungswagen (RTW): **a** RTW-Außenansicht: Fährt ein Notarzt mit, so bezeichnet man das Fahrzeug als einen Notarztwagen (NAW). **b** RTW-Innenansicht. (GR)

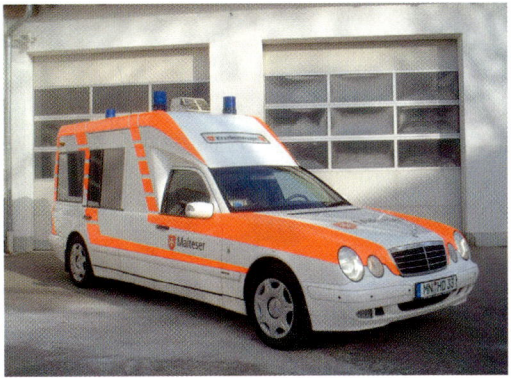
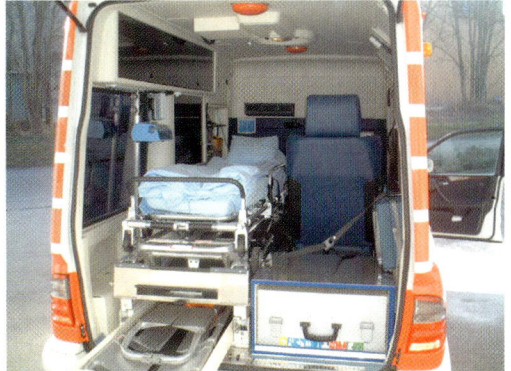

**Abb. 1.2a,b.** Krankentransportwagen (KTW): **a** KTW-Außenansicht. **b** KTW-Innenansicht. Das Fahrzeug ist nicht zum Transport von Notfallpatienten vorgesehen und verfügt daher über weniger Platz und Ausrüstung. (SS)

Erfolgt die Verbringung des Notarztes nicht mit einem separaten Einsatzfahrzeug zum Notfallort, sondern primär mit dem RTW, so wird dieses Rettungsmittel als Notarztwagen deklariert. Darüber hinaus wird jeder RTW ab dem Zeitpunkt zum NAW, sobald dieser zur Betreuung des Notfallpatienten mit einem Arzt besetzt werden muss. Der NAW entspricht in den Aufbau- und Ausbauvarianten sowie in der medizintechnischen Ausrüstung mindestens den Vorgaben eines reinen RTW. Von dieser Ausrüstung grenzt sich der Krankentransportwagen (■ Abb. 1.2) deutlich ab, der zum Transport von Nicht-Notfallpatienten vorgesehen ist.

## Notarzteinsatzfahrzeug (NEF)

Das Notarzteinsatzfahrzeug (■ Abb. 1.3) dient dem raschen Transport des Notarztes an die Einsatzstelle. Es ist in der Regel mit einem EKG-Sichtgerät–Defibrillator einschließlich eines externen Herzschrittmachers, mit einem Respirator, Pulsoxymeter, Kapnometer, Perfusor sowie Notfall-Arzt-Koffern für Erwachsene und Säuglinge ausgerüstet. Zunehmend werden aus einsatztechnischen Gründen Großraumlimousinen bzw. Vans zu Notarzteinsatzfahrzeugen ausgebaut. Diese Variationen erlauben zum Beispiel das Mitführen einer Behelfstrage, die besonders in ländlichen Regionen bei Notfällen im Freien eine witterungsunabhängige Versorgung des Patienten im NEF bis zum Eintreffen des Rettungstransportwagens erlaubt.

## Rettungstransporthubschrauber (RTH)

Der Rettungstransporthubschrauber (■ Abb. 1.4) als Teil des Luftrettungsnetzes stellt ein zum bodengebundenen Rettungsdienst komplementäres Element der Notfallrettung dar. Die primäre Aufgabe des RTH ist das rasche Heranführen des Rettungsteams und der medizinisch technischen Gerätschaften an den Notfallort, die nach Umfang und Art denen eines NEF entsprechen. Ein Rettungshubschrauber sollte jeden Einsatzort in seinem Flugradius von ca. 50 km innerhalb von 15 Minuten erreichen.

◘ **Abb. 1.3a–c.** Notarzteinsatzfahrzeug (NEF): **a** NEF-Außenansicht. **b** NEF-Innenansicht von hinten. Die Trage ist eine Behelfstrage und nicht zum Patiententransport geeignet. In manchen ländlichen Gegenden wird eine solche Trage zur Überbrückung benutzt, bis das definitive Transport-Rettungsmittel eintrifft. **c** NEF-Innenansicht von der Seite. (GR)

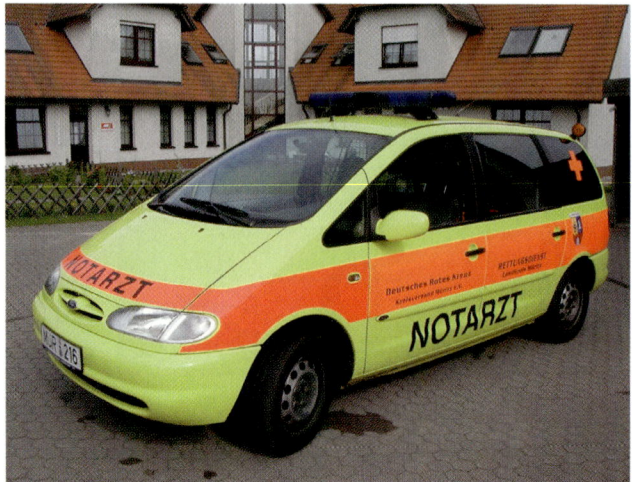

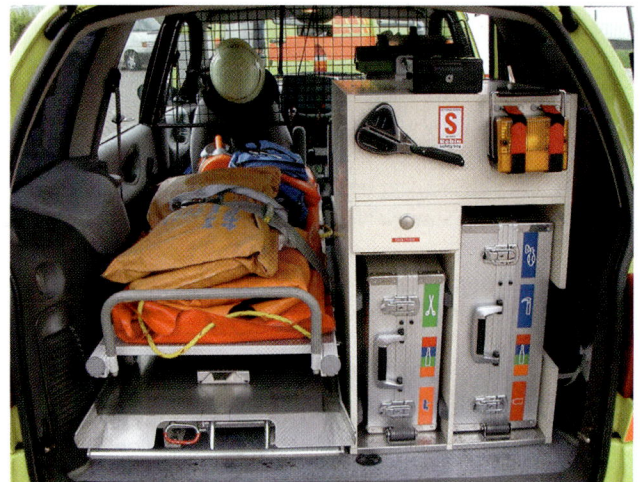

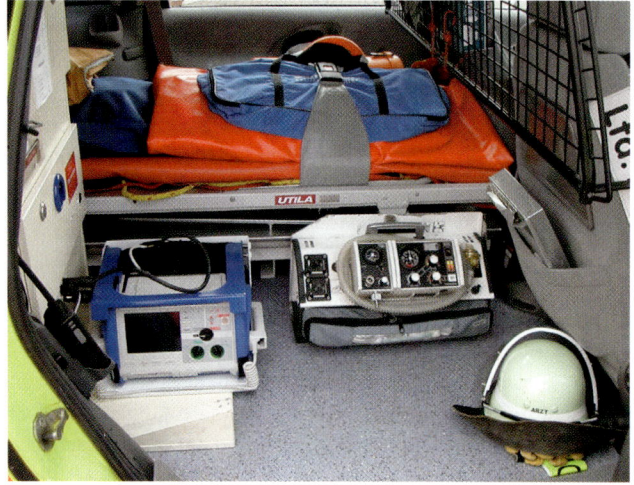

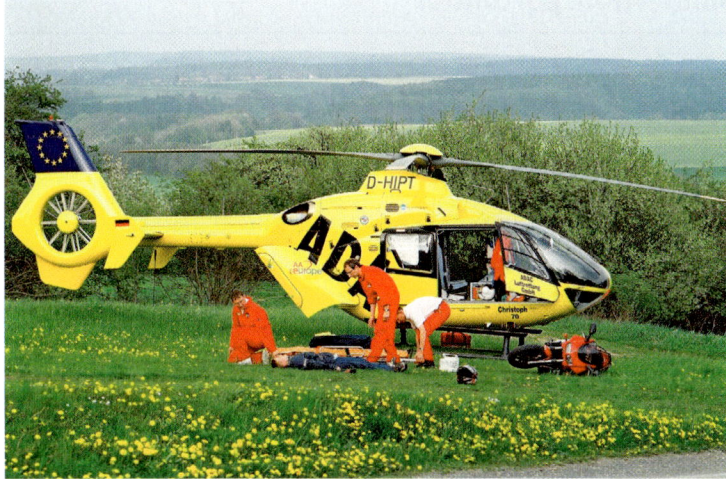

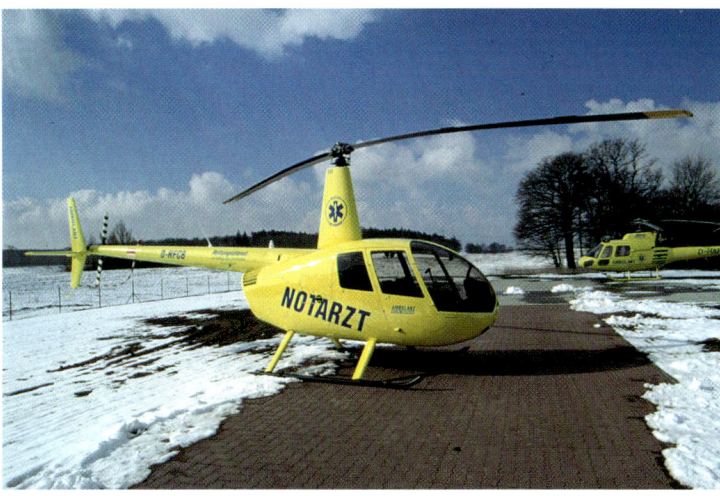

■ **Abb. 1.5.** Notarzteinsatzhub-schrauber (NEH). Er bringt den Notarzt zum Patienten, verfügt aber im Gegensatz zum RTH über keine Möglichkeit zum Patiententransport und ist damit gleichwertig zur Funktion eines NEF zu sehen. (GR)

Hauptaufgaben des RTH sind besonders schonende Transporte (Wirbelsäulenverletzte und Polytraumatisierte) sowie der Transport zu weiter entfernten Spezialkliniken. Das Platzangebot im Innenraum ist jedoch eingeschränkt, sodass eine umfassende Versorgung des Patienten vor dem Flug erforderlich ist. Aufgrund der konstruktiven Gegebenheit ist der RTH bei einigen Notfällen das weniger geeignete Notfall-Transportmittel (z. B. Herzinfarkt-Patienten über kurze Strecken).

## Notarzteinsatzhubschrauber (NEH)

Der Notarzteinsatzhubschrauber (■ Abb. 1.5) stellt ein spezielles Element der Luftrettung dar, das sich besonders in ländlichen Regionen mit einer geringeren Anzahl von bodengebundenen Notarztstützpunkten bewährt hat. Er gewährleistet das Heranführen des notärztlich geleiteten Rettungsteams einschließlich der Ausrüstung innerhalb eines größeren Versorgungsgebietes im Rahmen der gesetzlich vorgegebenen Hilfsfristen. Über eine Option zum Patiententransport verfügt der NEH nicht.

## Sondertransportmittel

Sondertransportmittel sind Behandlungs- und Transporteinheiten, die nicht überall flächendeckend vorgehalten werden, sondern regionalen Gegebenheiten oder einsatztaktischen Erwägungen Rechnung tragen.

### Infektionsfahrzeug

Für Infektionsfahrten stehen spezielle Infektionsfahrzeuge (◘ Abb. 1.6) mit verschlossenen Behandlungsboxen zur Verfügung, die nach dem Einsatz zur Desinfektion stillgelegt werden können. Meist handelt es sich um abgerüstete RTW, die nur für solche Transporte besetzt werden.

### Neugeborenen-Notarztwagen (Baby-NAW)

Zentren für Neonatologie und Kinderintensivmedizin verfügen häufig über einen Neugeborenen-Notarztwagen mit Inkubator (◘ Abb. 1.7). Das Fahr-

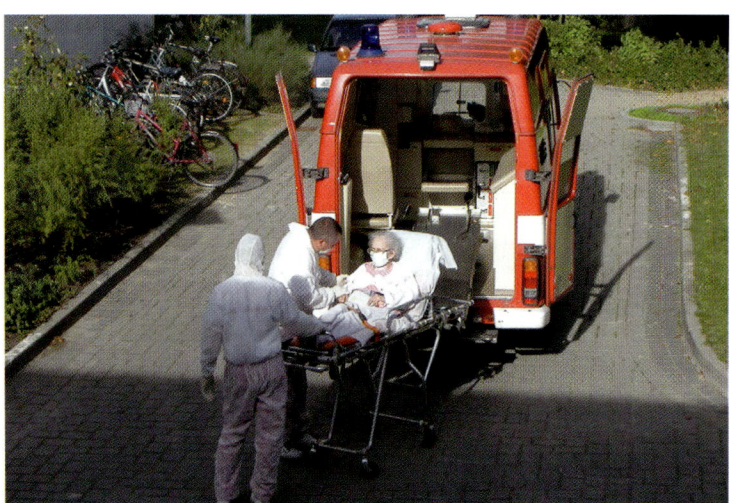

◘ **Abb. 1.6.** Infektionsfahrzeug. (GR)

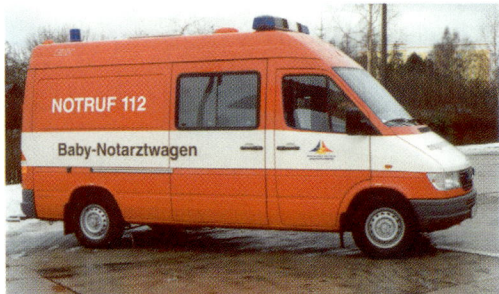

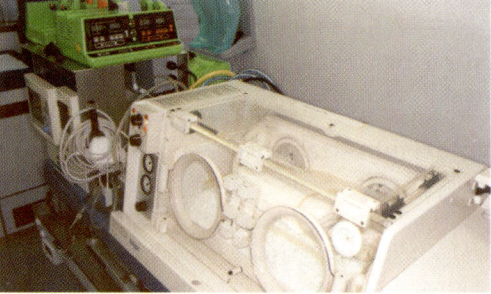

◘ **Abb. 1.7a,b.** Neugeborenen-Notarztwagen (Baby-NAW). **a** Baby-NAW-Außenansicht. **b** Transport-Inkubator für Früh- und Neugeborene. Der Inkubator befindet sich auf einer Rolltrage, auf der zusätzlich ein Beatmungsgerät, Spritzenpumpen und die Überwachungseinheit montiert sind. (BA HRO)

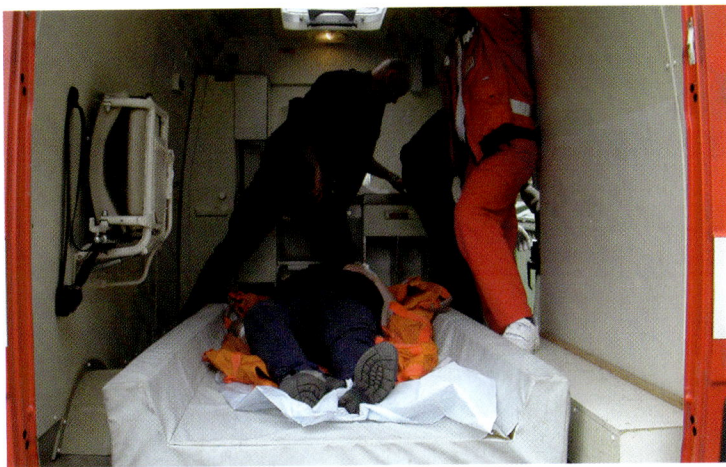

▣ **Abb. 1.8.** RTW für schwerge-
wichtige Patienten. Der Patient
befindet sich auf einer speziell
angefertigten und verzurrten
Matratze. (GR)

zeug nebst pädiatrischer Besatzung holt Frühgeborene oder kritisch er-
krankte Säuglinge in Kliniken ab oder kommt zur Hausgeburt. In manchen
Großstädten wird darüber hinaus ein Kinder-Notarzt vorgehalten, der mit
einem Kinder-NEF zum Einsatzort gebracht wird.

## Patienten-Schwertransport

In größeren Städten steht für den Transport schwergewichtiger Patienten ein
Sonderfahrzeug zur Verfügung, da die handelsüblichen Transporttragen je
nach Modell und Hersteller nur eine Belastbarkeitsgrenze von 130–180 kg
haben. Einige Organisationen benutzen hierfür einen Rettungswagen ohne
Tragegestell (▣ Abb. 1.8). Der Patient wird hierin auf einer verankerten
Spezialmatratze auf dem Boden liegend transportiert. Manche Feuerwehren benutzen für einen Patienten-Schwertransport absetzbare Container
(▣ Abb. 1.9), in die ein Krankenhausbett gefahren und festgezurrt werden
kann.

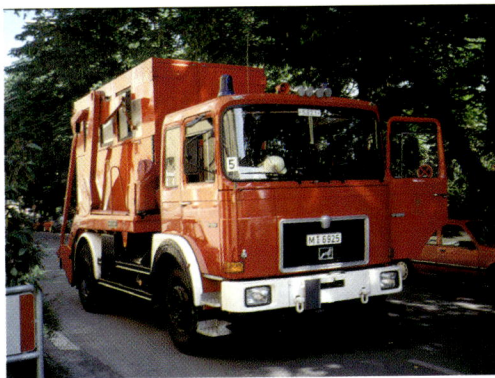
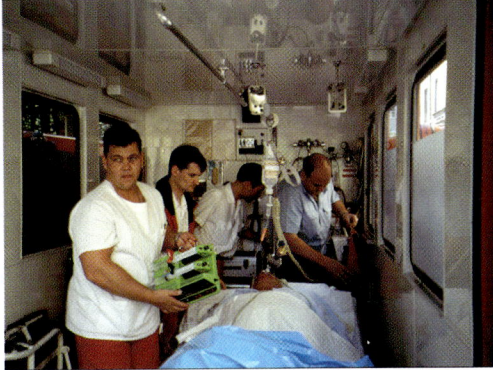

▣ **Abb. 1.9a,b.** Patienten-Schwertransport. **a** Absetzbarer Container zum Transport schwergewichtiger Patienten. Der Container wird zum Be- und Entladen hinter das Fahrzeug abgesetzt. **b** Im Container befindet sich eine Krankenhausbett, das darin verzurrt wird. (GR)

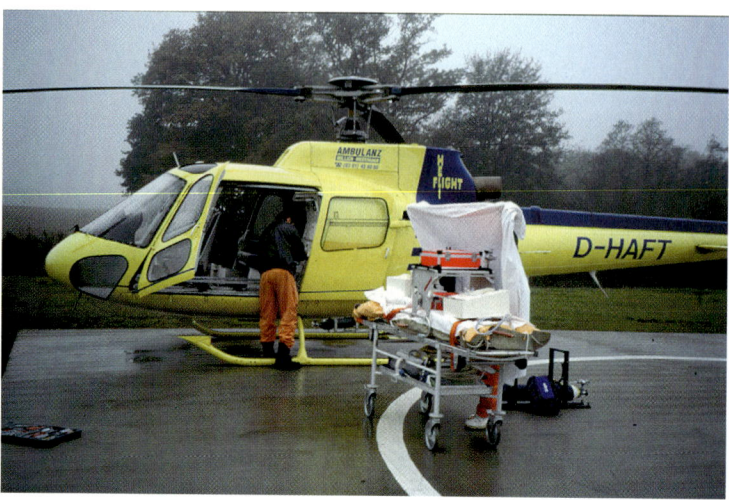

■ **Abb. 1.10.** Intensivtransporthubschrauber (ITH). Diese Hubschrauber verfügen über eine
größere intensivmedizinische
Ausstattung als ein RTH. (GR)

## Intensivtransporthubschrauber (ITH) und Intensiv-Transportwagen (ITW)

Sekundärtransportmittel dienen zum Verlegen von Patienten von der Klinik einer niedrigeren Versorgungsstufe zu einer Klink mit höherer Versorgungsstufe oder zu einer Spezialklinik, wie z. B. einem Verbrennungszentrum oder einer Klink für Neurochirurgie. Zum Transport werden Intensivtransporthubschrauber (■ Abb. 1.10) oder Intensiv-Transportwagen (■ Abb. 1.11) benutzt. ITW verfügen häufig über Intensivbeatmungsgeräte, Monitoring mit allen üblichen intensivmedizinischen Parametern, spritzentypenunabhängige Perfusoren, Infusionspumpen, Blutgasanalysegeräte, Option zum Anschluss einer extrakorporalen Membranoxygenierung (ECMO) sowie einer intraaortalen Ballonpulsationspumpe (IABP), mehrere Tausend Liter Sauerstoff und Druckluft sowie Stromaggregate für ständige 220-Volt-, 24-Volt- und 12-Volt-Versorgung.

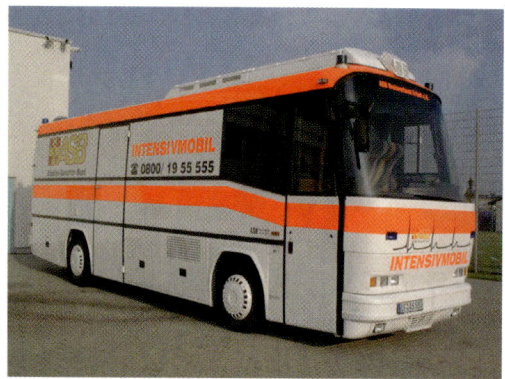
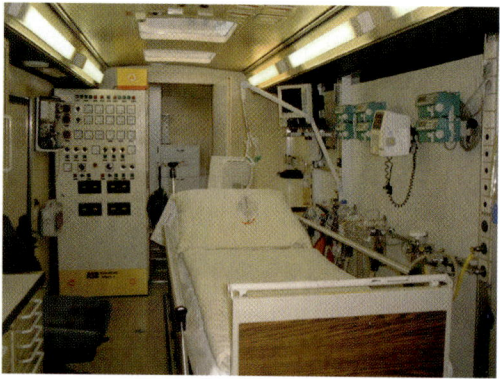

■ **Abb. 1.11a,b.** Intensivtransportwagen (ITW): **a** ITW-Außenansicht, **b** ITW-Innenansicht. Das Fahrzeug verfügt über alle gängigen intensivtherapeutischen Möglichkeiten und dient zur Verlegung schwerstkranker Intensivpatienten. (ASB EF)

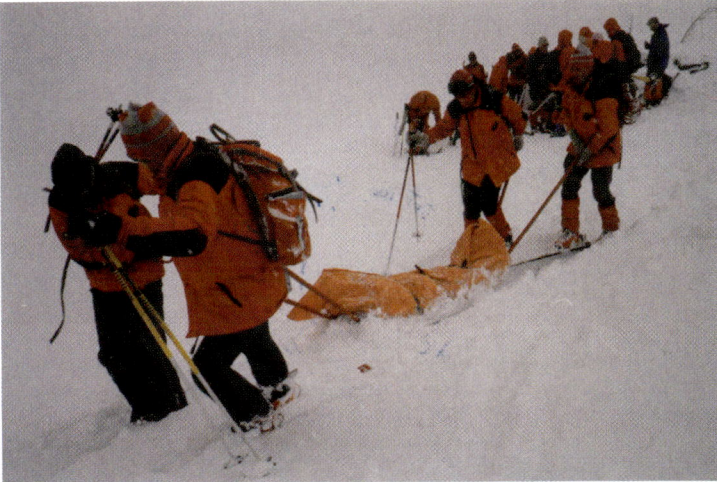

◘ **Abb. 1.12.** Akja. Dieses Transportmittel dient zum Abtransport im Schnee. Gutes Einpacken des Patienten ist unerlässlich. (ÖB RD)

## Bergrettung

In der Bergrettung werden Akjas (Patiententransportschlitten, ◘ Abb. 1.12) eingesetzt, die den Abtransport eines Patienten im Schnee erlauben. Dieses Gerät besteht aus einer Art Wanne mit Kufen und hat an beiden Seiten je 2 Stangenhandgriffe zum Halten oder Ziehen. Der Patient wird mit Alu- oder Wolldecken gegen Auskühlung geschützt.

In größeren Skigebieten kommen zu diesem Zweck auch zunehmend Snowmobile mit einem angehängten Patiententransportschlitten (◘ Abb. 1.13) zum Einsatz, die Patienten an entlegenen Strecken sehr schnell erreichen und abtransportieren können.

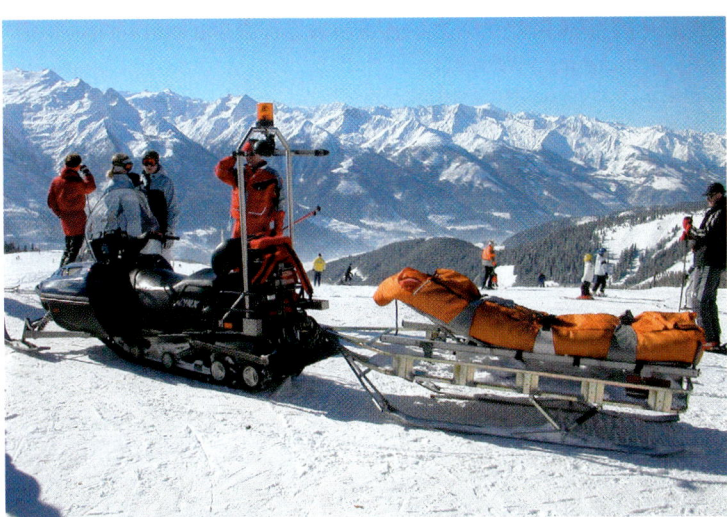

◘ **Abb. 1.13.** Snowmobil. Diese moderne Form des Akjas wird zunehmend in Skiregionen eingesetzt. (GR)

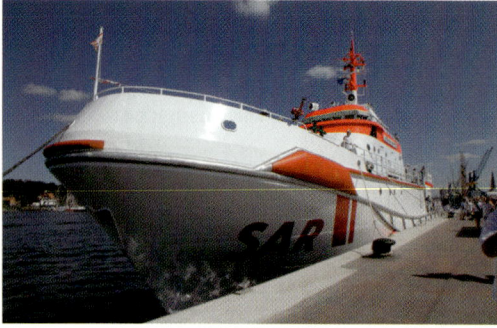
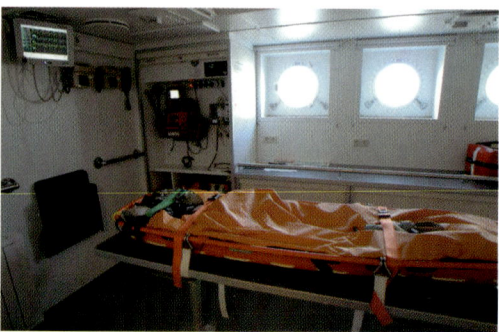

☐ **Abb. 1.14a,b.** Moderner Seenotrettungskreuzer. **a** Seenotrettungskreuzer HERMANN MARWEDE der Deutschen Gesellschaft zur Rettung Schiffbrüchiger (DGzRS). Dieses Boot der 46m-Klasse ist Deutschlands größter und modernster Seenotrettungskreuzer. (GR) **b** Behandlungsraum der HERRMANN WARWEDE mit Defibrillator und medizinischer Datenfernübertragung inklusive Videobild. (GR)

## Seenotrettung

Zur Seenotrettung sind entlang der deutschen Küste Seenotrettungskreuzer (☐ Abb. 1.14) der Deutschen Gesellschaft zur Rettung Schiffbrüchiger (DGzRS) stationiert, die meist über einen Behandlungsraum an Bord (☐ Abb. 1.14) verfügen. Für die Besatzung besteht die Möglichkeit, sich funkärztlich beraten zu lassen oder bei zu erwartender Indikation ein Notfallrettungsteam mit an Bord zu nehmen.

In den küstennahen Bereichen der Meere und auf Binnenseen werden Rettungsboote (☐ Abb. 1.15) zur Notfallrettung vorgehalten. Diese Boote, die in Konstruktion und Ausrüstung entsprechend der unterschiedlichen topographischen und einsatztaktischen Gegebenheiten stark variieren, dienen der Verbringung von technischen und notfallmedizinischen Rettungsteams mit Ausrüstung an den Notfallort auf dem Wasser. Damit wird auf dem Wasser die Rettung und Versorgung von Notfallpatienten sowie der Abtransport zu einem klassischen Rettungsmittel möglich.

☐ **Abb. 1.15.** Geschlossenes Rettungsboot STURMVOGEL (im Vordergrund) und offenes Boot der Feuerwehr im Rettungseinsatz für ein gekentertes Segelboot auf der Müritz. (GR)

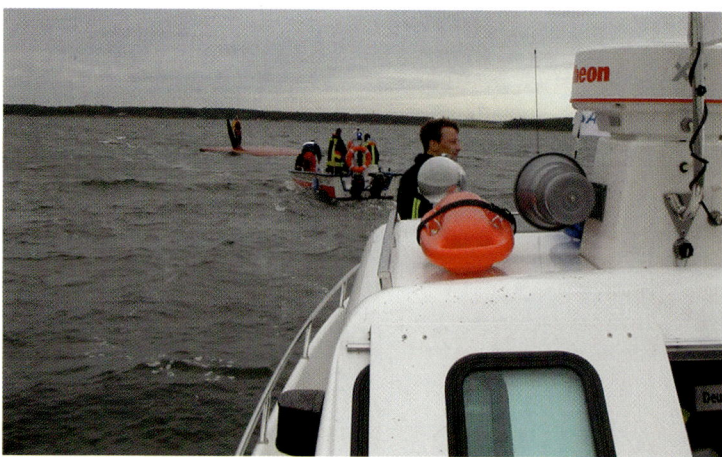

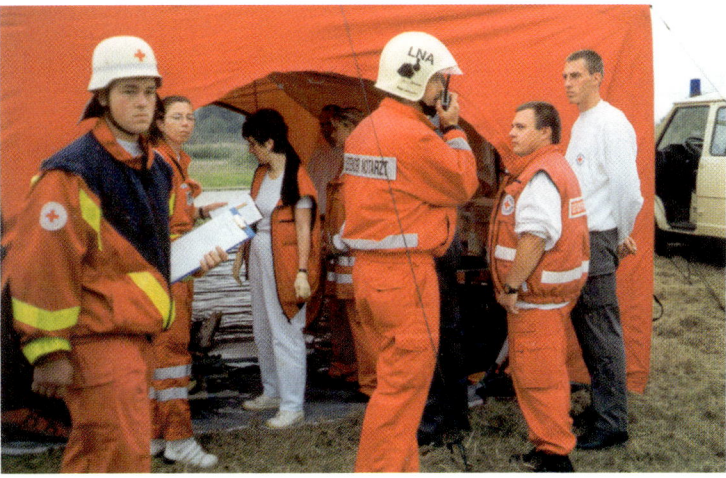

◨ **Abb 1.16.** Rettungszelt. Bei schlechter Witterung oder einer größeren Patientenanzahl können diese Zelte innerhalb weniger Minuten aufgestellt werden. (BA HRO)

## Sonstige Rettungseinheiten

Bei einem Massenanfall von Verletzten oder Erkrankten (MANV) oder Großschadensereignissen werden Transport- und Behandlungskapazitäten notwendig, die den üblichen Rahmen des täglichen Rettungsdienstes sprengen würden. In einem solchen Fall arbeiten alle beteiligten Institutionen zusammen und nutzen Ressourcen gegenseitig. Zu deren Bewältigung stehen spezielle Transportmittel zur Verfügung, die neben den klassischen Rettungsmitteln zum Einsatz kommen können. Die Feuerwehr stellt hier ein wichtiges Bindeglied dar, da sie über Unterbringungsmöglichkeiten in Form von Bussen, Containern und Zelten (◨ Abb. 1.16) verfügt. Auch die Sanitätsdienste, die Schnelle Einsatzgruppe (SEG) und der Katastrophenschutz verfügen über solche Ausrüstungen.

Dieselben Einheiten, die für den Massenanfall von Verletzten oder Erkrankten vorgehalten werden, können auch bei Großveranstaltungen zum Einsatz kommen, zumal durch Panik oder Eskalation, aber auch durch extreme Klimalagen (heißer Sonnentag), mit einer größeren Anzahl von Patienten zu rechnen ist.

### Leitender Notarzt (LNA) und Organisatorischer Leiter Rettungsdienst (OrgL)

Bei organisationsübergreifenden Ereignissen kann eine medizinische Einsatzleitung erforderlich werden. Sie besteht aus dem Leitenden Notarzt (◨ Abb. 1.17) und dem Organisatorischen Leiter Rettungsdienst (◨ Abb. 1.18). Der LNA koordiniert die medizinischen Versorgung und legt Behandlungs- und Transportprioritäten sowie Transportziele fest, ohne selbst Individualbehandlungen durchzuführen. Er ist dem medizinischen Personal im Einsatz weisungsbefugt. Der Organisatorischer Leiter Rettungsdienst koordiniert in enger Abstimmung mit dem LNA die Zusammenarbeit verschiedener Organisationen hinsichtlich des Fahrzeug-Managements und des Rettungsprozesses.

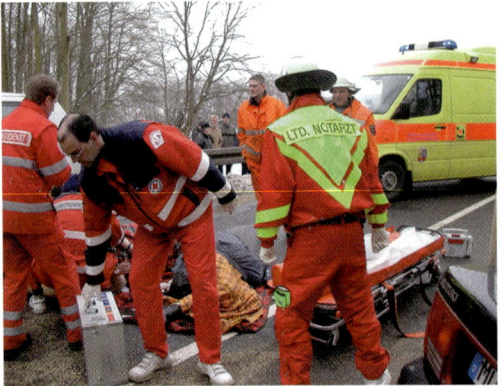

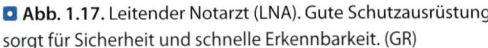

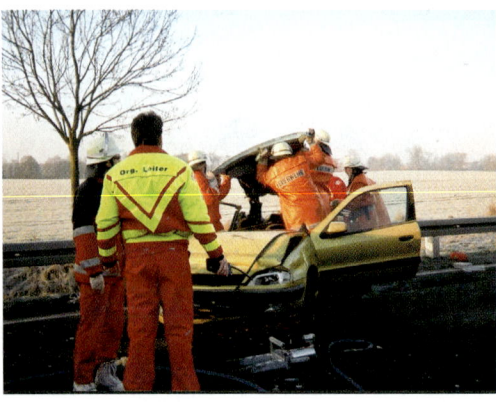

■ **Abb. 1.17.** Leitender Notarzt (LNA). Gute Schutzausrüstung sorgt für Sicherheit und schnelle Erkennbarkeit. (GR)

■ **Abb. 1.18.** Organisatorischer Leiter Rettungsdienst (OrgL). (BN)

## Großraum-Rettungshubschrauber (GR-RTH)

Wird ein Abtransport einer größeren Zahl von Verletzten in weiter entfernte Kliniken und damit die Entlastung der regionalen Krankenhauskapazitäten erforderlich, hält die Bundeswehr Transportkapazitäten vor, die auch nicht-militärisch genutzt werden können. Zu diesen gehören Großraum-Rettungshubschrauber (■ Abb. 1.19). Die Großraumhubschrauber sind für den Lufttransport von bis zu 19 Notfallpatienten, davon 8 liegend, konzipiert.

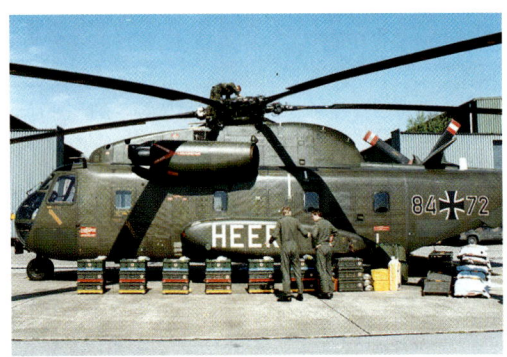

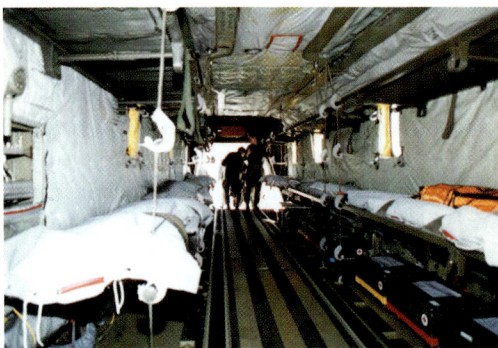

■ **Abb. 1.19a,b.** Großraum-Rettungshubschrauber (GR-RTH): **a** Bundeswehr-GR-RTH Sikorsky CH-53 mit mobilen Beladungsboxen. Neben Überwachungseinheiten, Beatmungsgeräten und zahlreichem Verbandsmaterial werden auch Vakuummatratzen mitgeführt. **b** Bundeswehr-GR-RTH-Innenansicht. An der Hubschrauberwand befinden sich 2 Tragengalerien zu je 4 Tragen. (OV)

# Rettung

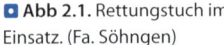

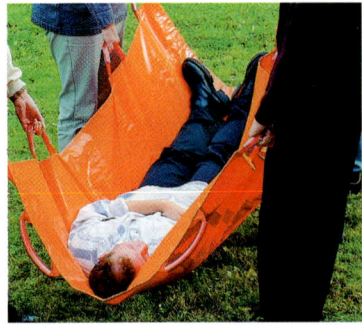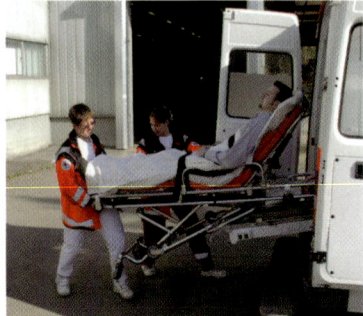

■ **Abb. 2.2.** Rolltrage beim Einladen. Die eigentliche Trage kann noch zusätzlich vom Untergestell abgetrennt werden. Das maximal zulässige Patientengewicht ist unbedingt zu beachten. (Fa. BINZ Ambulanz)

■ **Abb 2.1.** Rettungstuch im Einsatz. (Fa. Söhngen)

## Transporthilfsmittel

Die zum Transportmanagement der Notfallrettung gehörenden speziellen Transporthilfsmittel und Rettungsmaterialien dienen einerseits der Verbringung des Patienten von einem topographisch ungünstig gelegenen Notfallort zum klassischen Transportmittel und verhindern andererseits bei speziellen Verletzungsmustern oder Erkrankungen deren Progredienz oder das Entstehen eines Transporttraumas.

### Bergetuch

Zu den einfachen Rettungsmitteln gehört das Berge- oder Rettungstuch (■ Abb. 2.1), das als Behelfstragemittel minimal 3 Träger erfordert. Das Rettungstuch ist das meist eingesetzte Tragehilfsmittel. Es ist leicht, abwaschbar und mit Griffen an verstärkten Zonen ausgerüstet. Damit können liegende Patienten problemlos auch bei engen baulichen Gegebenheiten transportiert werden.

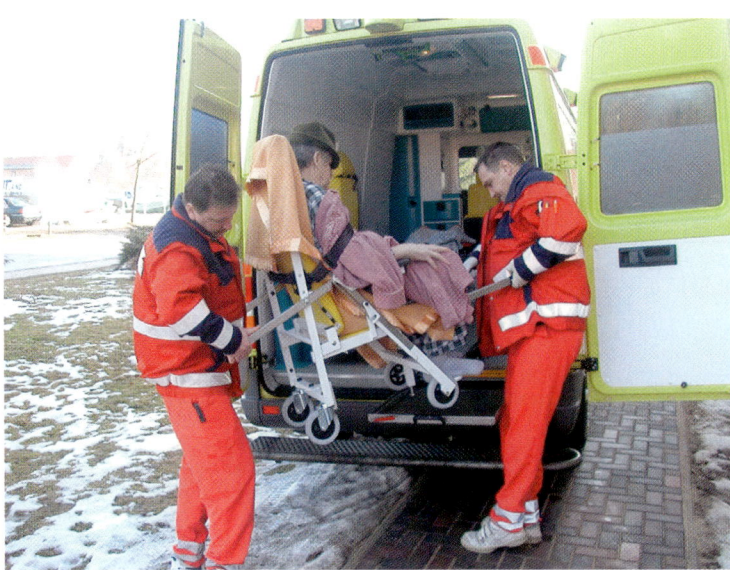

■ **Abb. 2.3.** Tragestuhl im Einsatz. (GR)

## Rolltrage

Der Transport zum Rettungsmittel erfolgt in der Regel auf Fahr- oder Rolltragen (■ Abb. 2.2), die über einen Tragentisch in das Fahrzeug geschoben werden können und damit einen zügigen und schonenden Abtransport des Patienten ermöglichen. Die unterschiedlichen Modelle haben jeweils ein maximal zulässiges Patientengewicht, das unbedingt beachtet werden muss. Überschreitet das Gewicht des Patienten diese Grenze, so muss auf ein Sondertransportmittel ausgewichen werden (▶ Kap. 1).

## Tragestuhl

Notfallpatienten, bei denen aufgrund des Krankheitszustandes kurzfristig eine sitzende Lagerung toleriert werden kann, können mit einem Tragestuhl (■ Abb. 2.3) transportiert werden. Diese Vorgehensweise stellt jedoch in Treppenhäusern eine erhebliche körperliche Belastung des Rettungsdienstpersonals dar. Auf glattem Untergrund ist dieses Transportgerät als Rollstuhl einsetzbar.

## Vakuummatratze

Die Vakuummatratze (■ Abb. 2.4) bietet als Trage- und Immobilisationskombination die vielseitigsten Anwendungsmöglichkeiten. Sie besteht aus einer mit weichen Plastikkügelchen gefüllten Matratze, die sich entsprechend der erforderlichen Lagerung des Patienten anmodulieren lässt. Die Luft wird nach der Anmodellage mittels einer Vakuumpumpe abgesaugt. Dadurch wird die Matratze stabil und transportfähig.

## Schaufeltrage

Eine weite Verbreitung hat auch die Schaufeltrage (■ Abb. 2.5) gefunden. Das zweiteilige Gerät wird unter den Patienten gelegt und zunächst kopf- oder beinseitig über ein Scharnier zusammengefügt. Danach wird das entgegen-

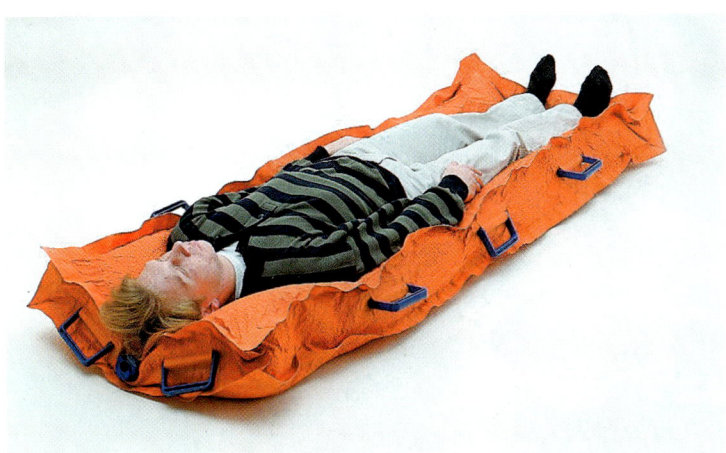

■ **Abb. 2.4.** Vakuummatratze. Zur Anmodellage wird die Luft in der Matratze mit einer Vakuumpumpe abgesaugt. Dadurch wird die Matratze stabil und transportfähig. (Fa. Söhngen)

2

■ **Abb. 2.5a,b.** Schaufeltrage.
*a* Die Schaufeltrage verfügt
über 2 Scharniere (kopf- und
beinseitig), die aufgeklappt und
unter dem Patienten wieder
zusammengeführt werden.
Sie dient zum bewegungsfreien
Umlagern oder als Tragehilfsmittel (Fa. Söhngen). **b** Schaufeltrage im Einsatz
(Fa. BINZ Ambulanz)

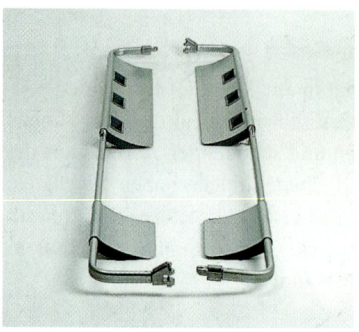
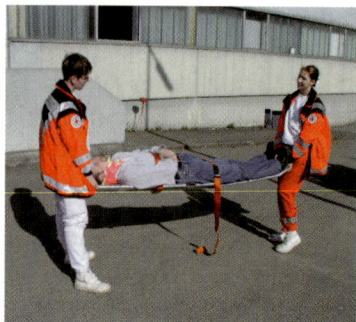

gesetzte Scharnier durch Zusammenführung der beiden Teile geschlossen
(»schaufeln«). Sie dient zum bewegungsfreien Umlagern oder als Tragehilfsmittel.

## Schleifkorbtrage

Falls ein größerer Höhenunterschied überwunden werden muss, kommt die
Schleifkorbtrage mit Abseilgerät zum Einsatz (■ Abb. 2.6). Das Gerät wird
überall dort eingesetzt, wo eine Rettung aus Höhen oder Tiefen erfolgen
muss. Es wird auch an gefährdeten Arbeitsstellen von den Betrieben vorgehalten (Häfen, Baustellen, etc.).

## Höhenrettungsgeräte

Die Rettung eines Verunfallten in der Höhe stellt besondere Anforderungen
an das Rettungspersonal. Der Zugriff auf den Patienten kann Stunden dauern und die Maßnahmen können häufig erst dann ergriffen werden, wenn
für ausreichende Sicherung gesorgt ist. Für die Bergrettung, aber auch für
das Auf- oder Abseilen von Gebäuden und aus dem Rettungstransporthubschrauber (■ Abb. 2.7) wurden spezielle technische Hilfsmittel für die Men-

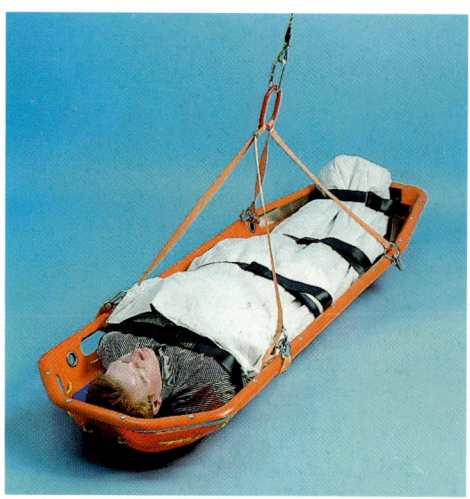

■ **Abb 2.6.** Schleifkorbtrage
mit Abseilgerät. (Fa. Söhngen)

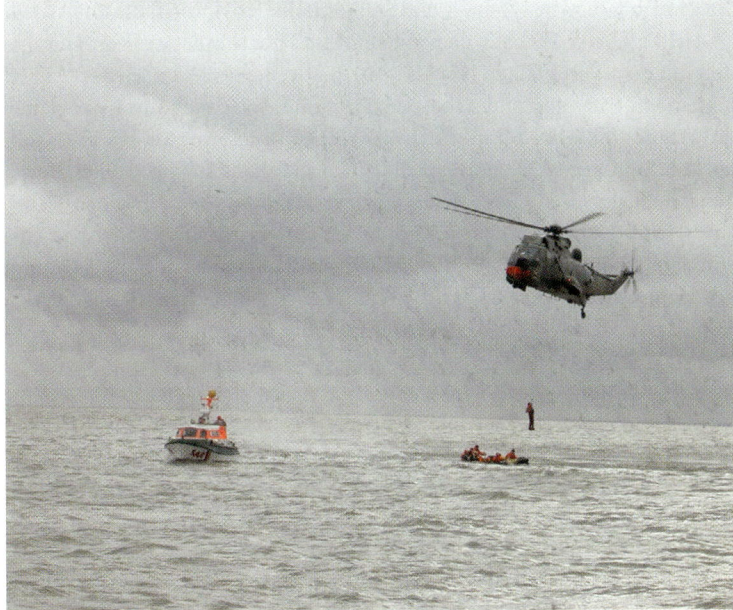

■ **Abb 2.7.** Hubschrauberwinde im Einsatz: Aufwinschen aus einer Rettungsinsel in der Nordsee. (GR)

schenrettung konzipiert. Zu ihnen gehören der Rettungssitzgurt (■ Abb. 2.8) und die entsprechenden Rettungs- und Sicherungsgeräte (z.B. Rollgliß und Rettungswinde). Sie ermöglichen im Gegensatz zum Flaschenzug auch das Auf- und Abseilen der Helfer.

## Rettungsmaterialien

### Vakuummatratze

Die Vakuummatratze ist eines der am häufigsten eingesetzten Rettungsmaterialien, da sie zum Transport und zur Ganzkörperimmobilisation geeignet ist (▶ s. oben).

### Halswirbelsäulenimmobilisation

Bei Verdacht auf eine Verletzung der Halswirbelsäule muss der Notfallpatient vor seiner Rettung mit einem Halskrawattensystem (■ Abb. 2.9) zur HWS-Immobilisation versorgt werden. Das System ist in unterschiedlichen Größen verfügbar und bewirkt eine Stabilisierung der HWS durch Bewegungseinschränkung.

Es findet Anwendung bei Rasanztraumen, insbesondere bei verunglückten Motorradfahrern, bei denen eine HWS-Schmerzsymptomatik erfahrungsgemäß erst zeitverzögert auftritt.

**2**

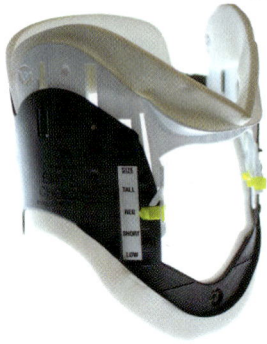

Zur Abnahme des Helmes und Stabilisation der Wirbelsäule kniet dafür ein Helfer (Helfer 1) neben dem Patienten und übernimmt die Kommunikation mit dem Verunfallten (▢ Abb. 2.10). Ein weiterer Helfer (Helfer 2) kniet hinter dem Patienten und sichert die Position des Helmes durch das Halten des Helmes inklusive seines Unterkiefers. Die Unterarme von Helfer 2 sollten dabei auf seinen Oberschenkeln ruhen, damit keine ungewollten Bewegungen entstehen können. Helfer 1 öffnet dann das Visier und den Helmgurt. Helfer 1 übernimmt den Kopf durch eine Hand im Nacken und eine am Unterkiefer. Helfer 2 zieht beide Gurthälften auseinander und entfernt den Helm vorsichtig. Helfer 2 übernimmt den Kopf wieder. Helfer 2 hält den Kopf, damit Helfer 1 nun die Halskrawatte anlegen kann.

▢ **Abb. 2.9.** Halswirbelsäulen-krawatte zur Immobilisation der Halswirbelsäule. Dieses Modell hat variable Einstell-möglichkeiten für die individuelle Halslänge. (Fa. Medida)

▢ **Abb. 2.10a–h.** Helmabnahme und HWS-Immobilisation. **a** Helfer 1 kniet neben dem Patienten und übernimmt die Kommunikation mit dem Verunfallten. Helfer 2 kniet hinter dem Patienten und sichert die Position des Helmes durch das Halten des Helmes und Unterkiefers. Helfer 1 öffnet das Visier und den Helmgurt. **b** Helfer 1 übernimmt den Kopf durch eine Hand im Nacken und eine am Unterkiefer. **c** Helfer 2 zieht beide Gurthälften auseinander und entfernt den Helm vorsichtig. **d** Helfer 1 übergibt Helfer 2 den Kopf wieder. **e** Helfer 2 hält den Kopf, damit Helfer 1 nun die Halskrawatte anlegen kann. Die Unterarme des Helfers ruhen dabei auf seinen Oberschenkeln, damit keine ungewollten Bewegungen entstehen. **f** Die Größe der Halskrause wird ausgewählt. **g** Anlage der Halskrause und Anziehen des Klettverschlusses. **h** Halten des Kopfes zur Umlagerung. (GR)

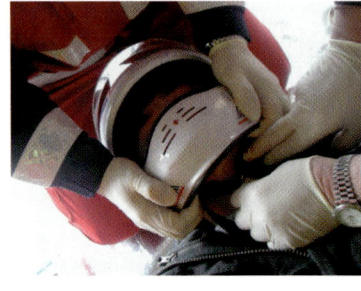
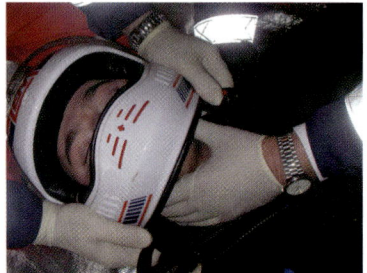
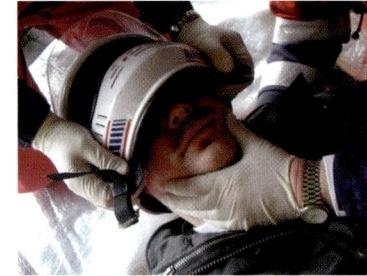
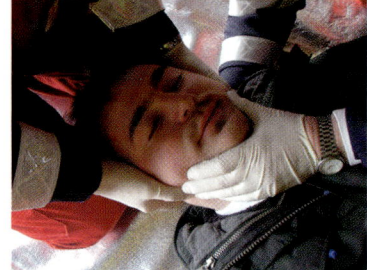
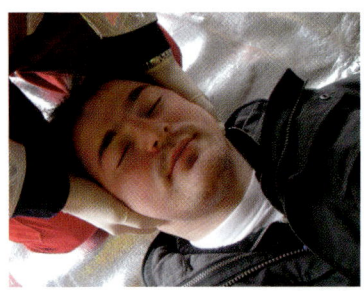
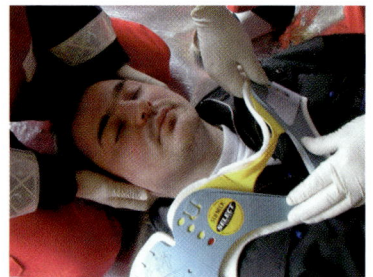
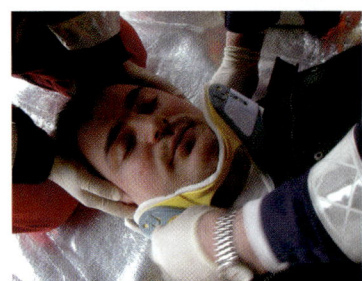
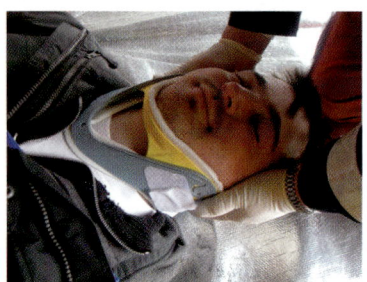

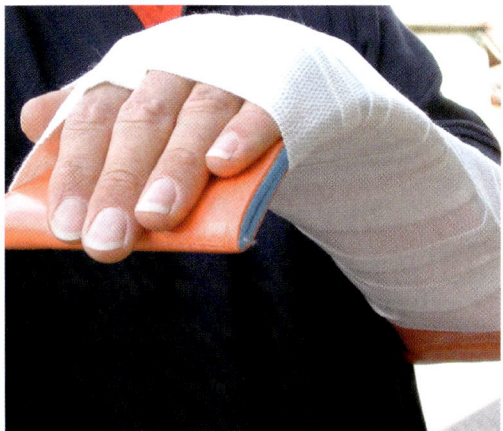

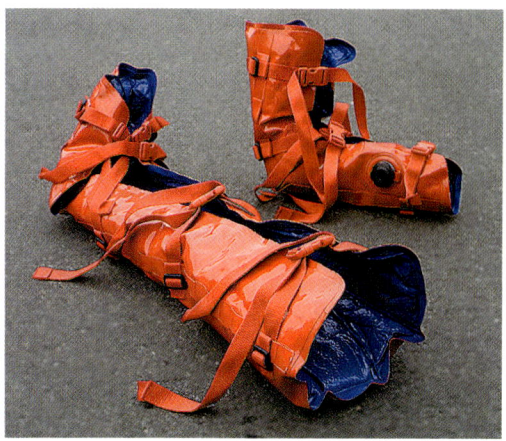

**Abb. 2.11.** Weichmetallschiene mit Kunststoffüberzug zur Frakturschienung. (GR)

**Abb. 2.12.** Vakuumschienen für Arm und Bein zur Schienung peripherer Frakturen. (Fa. Medida)

Es folgt nun die Anlage der HWS-Krawatte: Während Helfer 2 den Kopf hält, sollten auch hier Unterarme von Helfer 2 auf seinen Oberschenkeln ruhen, damit keine ungewollten Bewegungen entstehen können. Die Größe der Halskrawatte wird entsprechend der Halslänge des Patienten ausgewählt (bei vorgefertigten Modellen) oder eingestellt (bei variablen Modellen). Nach Anlage der Halskrause erfolgt das Anziehen des Klettverschlusses. Helfer 2 hält dabei den Kopf bis zur Umlagerung, wofür eine Schaufeltrage zum Einsatz kommen sollte. Der Patient wird danach auf eine Vakuummatratze gelagert, die noch zusätzliche Stabilisation bringt.

## Schienen

Frakturen der peripheren Extremitäten können auf verschiedene Arten geschient werden. Hierfür stehen Metall- oder Plastikschienen ( **Abb. 2.11**) zur Verfügung, die entweder mit Mullbinden umwickelt oder mit Dreiecktüchern am Körper verknotet werden. Einige Hersteller bieten auch Vakuumschienen ( **Abb. 2.12**) oder aufblasbare Schienen an. Bei starker Dislokation der Fraktur-Enden, offenen Frakturen sowie Nerven- und Gefäßschäden ist damit jedoch Vorsicht geboten, da durch Druck auf die Wunde eine Verschlimmerung des Befundes (z. B. Durchblutungsstörungen oder Nervenverletzungen durch Abquetschung oder Abscheren) eintreten kann. Deshalb ist die mit diesen Schienen versorgte Extremität ständig auf Parästhesien und Durchblutungsstörungen (Inspektion oder Pulsoxymetrie) zu kontrollieren. Im Zweifelsfall kann eine Vakuummatratze die geeignetere Variante sein.

## Korsettsysteme

Zur Rettung aus verunglückten Kraftfahrzeugen kann ein Korsettsystem zur Anwendung gebracht werden. Es dient der Körperstammimmobilisation bei sitzenden Wirbelsäulenverletzten, sodass Sekundärschäden bei der tech-

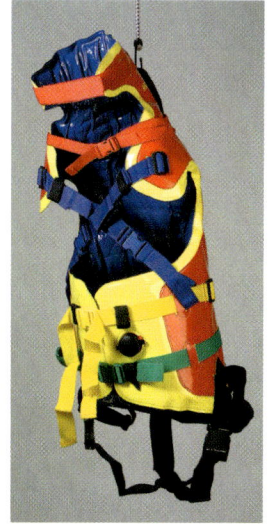

**Abb. 2.13.** Vakuumweste zur Rettung sitzender Wirbelsäulenverletzter. (Fa. Medida)

■ **Abb. 2.14.** Immobilisations-
korsett zur Rettung sitzender
Wirbelsäulenverletzter. (Fa.
Söhngen)

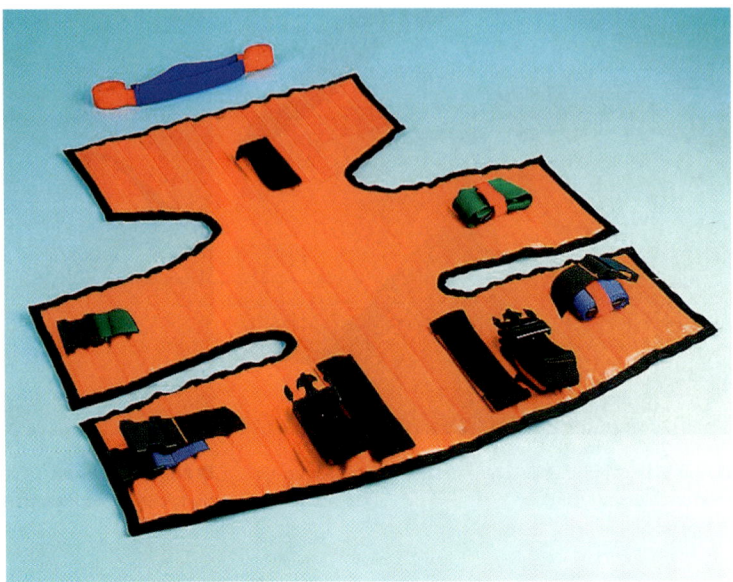

nischen Rettung vermieden werden können. Es gibt zwei unterschiedliche
Systeme:

Die Vakuumweste (■ Abb. 2.13) ist mit Plastikkügelchen gefüllt. Nach
der Anmodellage und Absaugung der Luft wird die Weste stabil.

Das andere System besteht aus festen Stäben (■ Abb. 2.14), die in die
Weste integriert sind und damit die benötigte Stabilisation bringen.

Die Höhe beider Systeme reicht bis zum Kopf, damit auch die Halswirbelsäule mit einbezogen wird. Es empfiehlt sich jedoch zusätzlich die Anlage
einer HWS-Immobilsationskrawatte. Schlaufen am Rücken und an den Seiten dienen schließlich zum Herausheben aus dem Unfallfahrzeug und Tragen des Patienten.

## Komplexe Rettungsprozesse

Bei einer Vielzahl von Notfällen wird die Hilfe von primär nichtmedizini-
schen Organisationen erforderlich. In diesen Fällen kommt häufig die Feuerwehr zum Einsatz, die durch schnelle Alarmierung und hervorragende
Ausrüstung technische und personelle Hilfeleistung bringt.

## Drehleiterrettung

Drehleitern der Feuerwehr gewährleisten eine sichere Rettung von Erkrankten oder Verletzten aus Höhen oder Tiefen, die für eine konventionelle
Abtransportmöglichkeit nicht zugänglich sind. Enge und steile Treppen erschweren z. B. einen liegenden Abtransport von Patienten mit schmerzhaf-
ten Verletzungen. In diesem Fall kann an der Drehleiter ein Rettungskorb
(■ Abb. 2.15) befestigt werden, der über eine spezielle Krankentragenhalte-
rung verfügt. Der Patient wird dann zu einem Fenster gebracht, vor dem der

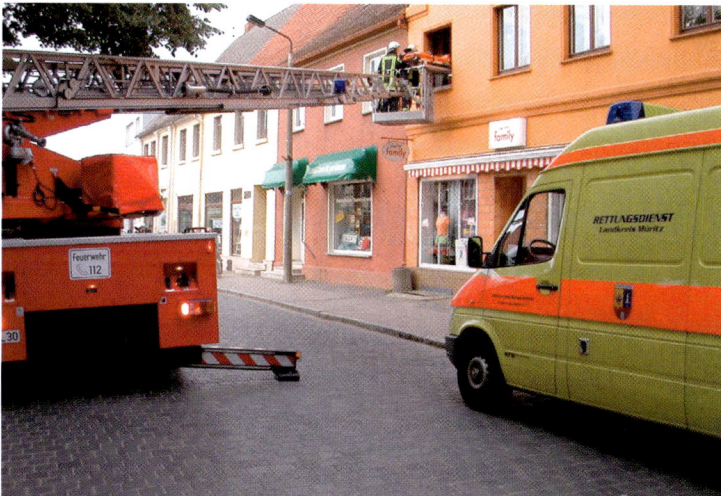

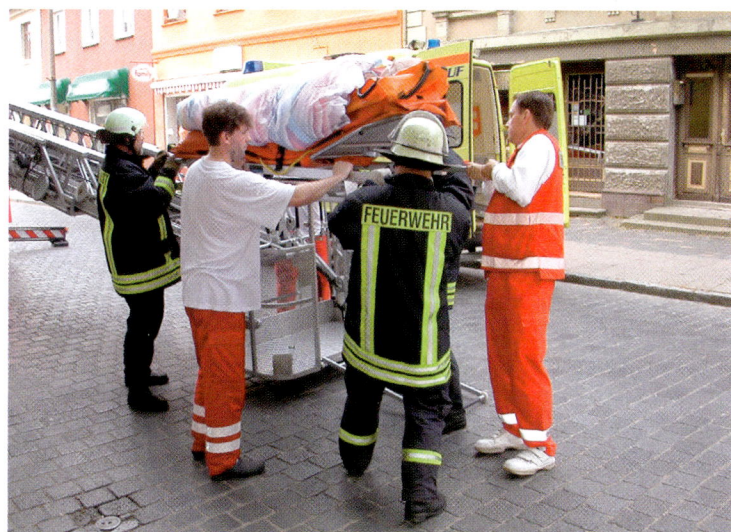

Drehleiterkorb wartet. Das maximale Gewicht für den Korb ist jedoch begrenzt, was die Personenzahl im Korb (Feuerwehr- und Rettungsdienstmitarbeiter) beschränken kann. Außerdem erfordert die psychische Belastung dieser Transportart eine besondere Vorbereitung des Patienten.

## Aufstellung der Rettungsmittel

Bei Ereignissen, die eine Anwesenheit von verschiedenen Einsatzeinheiten erforderlich machen, muss der Einsatzort rechtzeitig strukturiert werden, damit ankommende und abfahrende Einheiten sich nicht gegenseitig behindern. Nicht selten wird die Rettung durch unsachgemäße Abstellung von Einsatzfahrzeugen unnötig erschwert und verlängert. Bei der Aufstellung der Rettungsmittel ist deshalb zu beachten, dass eine Gasse für die Feuerwehrfahrzeuge bis zum Einsatzort zu belassen ist (■ Abb. 2.16).

**□ Abb. 2.16.** Einsatzstelle nach Verkehrsunfall mit Frontalkollision zweier PKW. Auf der durch die Leitplanken beengten Strasse wurde eine Gasse für die Feuerwehr belassen. Die medizinischen Rettungsfahrzeuge haben sich in den Stau eingereiht. (GR)

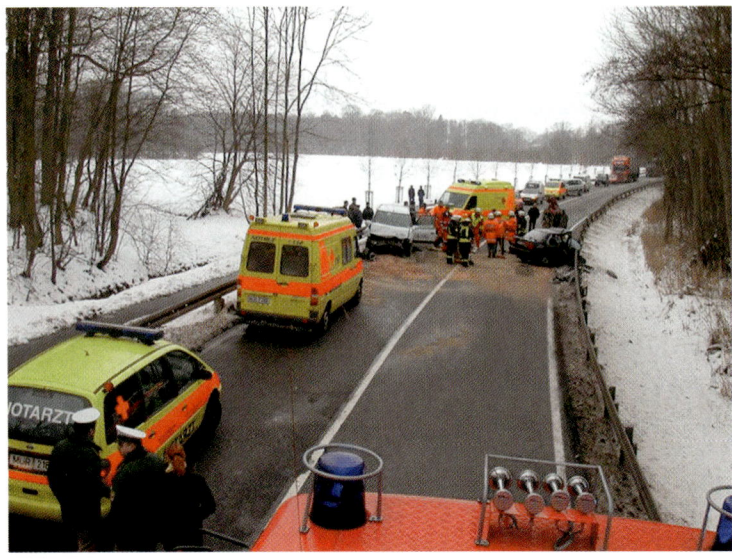

## Rettung eingeklemmter Unfallopfer

Bei Verkehrsunfällen ist häufig eine medizinische Versorgung noch nicht in erforderlichem Umfang möglich, weil der Patient im Autowrack eingeklemmt ist. In diesem Fall muss die medizinische Versorgung mit der technischen Rettung synchronisiert werden. Manchmal ist es dabei erforderlich, in Intervallen vorzugehen. Die jeweilige Rettung hängt dabei u. a. von den äußeren Umständen, Zahl der Patienten, Schwere der Verletzungen und dem Zeitfaktor ab. Daran hat sich der Ablauf zu orientieren.

Eine solche Rettung kann in folgender Weise ablaufen (□ Abb. 2.17):

– Rettungsdienst:
Unter Beachtung des Fremd- und Eigenschutzes (Gefahrgut, Feuer) Lagemeldung und ggf. Nachforderung weiterer Kräfte.

– Rettungsdienst:
Beginn der medizinischen Maßnahmen (z. B. HWS-Krawatte, Sauerstoff, Beatmung, falls möglich Intubation, intravenöser Zugang und Infusion, Schmerzmittel).

– Feuerwehr:
Sicherung des Unfallautos (Untergrund, austretende Flüssigkeiten, Batterien, nicht ausgelöste Airbags).

– Rettungsdienst:
Patienten mit Decken schützen, überwachen, ggf. Helfer mit Schutzausrüstung im Auto (psychische Betreuung).

– Feuerwehr:
Heraustrennen der Scheiben, Durchtrennung der Seitenholme mit der hydraulischen Rettungsschere, Zurückklappen des Daches.

– Rettungsdienst:
Zugang nun von allen Seiten möglich, falls weitere Versorgung des Patienten erforderlich: Intubation, weitere Zugänge, Körperstammimmobilisation etc.

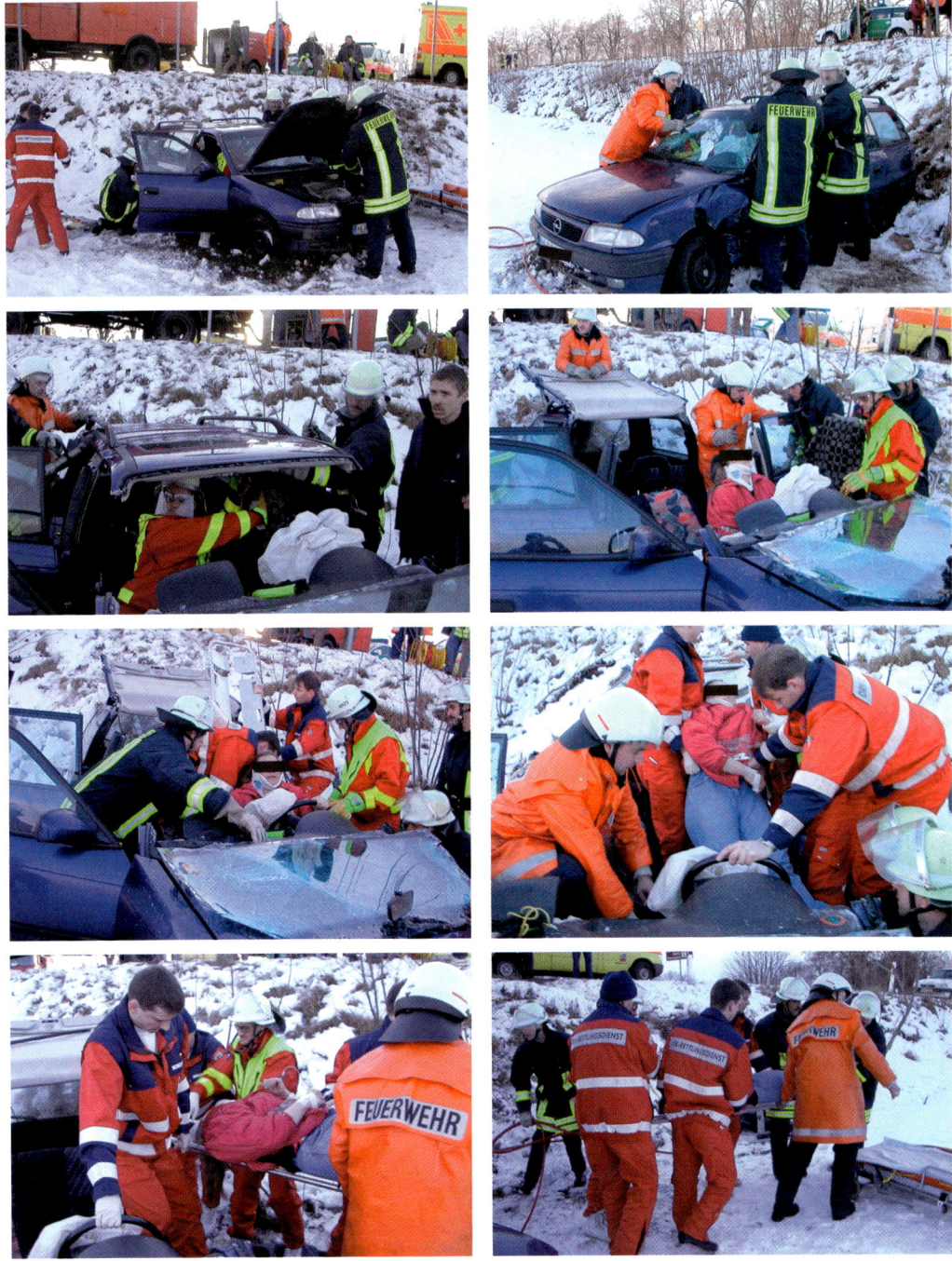

⊡ **Abb. 2.17a–h.** Rettung einer eingeklemmten Person aus einem PKW nach Verkehrsunfall. **a** Sicherung des Fahrzeuges durch die Feuerwehr. Gleichzeitig erfolgt die medizinische Versorgung des Patienten. **b** Heraustrennen der Frontscheibe. **c** Durchtrennung der Seitenholme mit der hydraulischen Rettungsschere. Der Patient ist durch eine Decke geschützt. Der Notarzt befindet sich in Schutzkleidung (Helm mit Visier, Schutzhandschuhe, Sicherheitsstiefel, Sicherheitsjacke und -hose) im PKW und überwacht und therapiert den Patienten während der Rettung. **d** Das zurückgeklappte Dach ermöglicht Zugang von allen Seiten zum Patienten. **e** Einbringen einer Schaufeltrage zwischen Patient und Rückenlehne. **f** Herausziehen des Patienten über die Schaufeltrage. **g** Herausheben der Schaufeltrage aus dem PKW. **h** Umlagerung auf die vorbereitete Trage mit Vakuummatratze. (GR)

— Feuerwehr:
  Befreiung des Patienten mit Schere, Spreizer, Flex.
— Rettungsdienst und Feuerwehr:
  Herausbringen des Patienten aus dem Fahrzeug (Rettungskorsett, Schaufeltrage).
— Rettungsdienst:
  Umlagerung auf die vorbereitete Trage mit Vakuummatratze.

Da jeder Verkehrsunfall anders gelagert ist, kann keine allgemeinverbindliche Regel zum Vorgehen aufgestellt werden, zumal äußere Widrigkeiten diesen Ablauf erheblich beeinflussen können: Feuer oder Gefahrgut können den Zugriff zum Fahrzeug unmöglich machen, die Anzahl der Gesamtpatienten kann eine Selektion erfordern oder es wird eine Schnellrettung durch Brand oder Reanimationspflicht erforderlich, die auch eine Amputation beinhalten kann.

# Teil II    Hilfsmittel und Techniken

# Mobiles Arbeitsmaterial

Um ohne Zeitverzug die Diagnostik und Notfallbehandlung beginnen zu können, ist mobiles Arbeitsmaterial erforderlich. Größe und Gewicht stellen hier die limitierenden Faktoren dar. Auch strukturelle Faktoren müssen Beachtung finden. Eine mobile Grundausstattung für einen Reanimationsfall im Routinerettungsdienst sollte jedoch grundsätzlich vorhanden sein:

- Notfallkoffer oder -rucksack mit Medikamenten und Intubationsset,
- EKG-Defibrillator,
- Sauerstoffflasche (ggf. mit Beatmungsgerät),
- Absaugeinheit,
- optional: Kindernotfallkoffer.

In welcher Form dieses Material im Einzelnen aufgeteilt ist, hängt von der jeweiligen Konzeption ab: Gebräuchlich sind 1- oder 2-Koffersysteme. Das 1-Koffersystem besteht aus einer Einheit, in die aus Platzgründen meist keine Sauerstoffflasche integriert ist. Üblicherweise wird die Sauerstoffflasche dann an dem Beatmungsgerät mitgeführt. Das 2-Koffersystem besteht häufig aus einem Atmungs- und einem Kreislauf-Koffer. Im Atmungskoffer sind in diesem Fall eine Sauerstoffflasche und eine (meist manuelle) Absaugpumpe untergebracht.

Es muss bei der Zusammenstellung der Komponenten jedoch bedacht werden, dass das Rettungsteam die benötigte Basisausstattung mit einem Gang zum Patienten bringen muss. Dieses kann dann zum Trageproblem werden, wenn ein Kindernotfall vorliegt: Häufig werden Kindernotfallkoffer aus Platzgründen nur als Zusatzkoffer zum Erwachsenkoffer ausgestattet und enthalten daher evtl. nur pädiatrische Geräte und Medikamente, nicht jedoch Verbrauchsmaterial wie Spritzen oder Verbandsmittel (◘ Abb. 3.1).

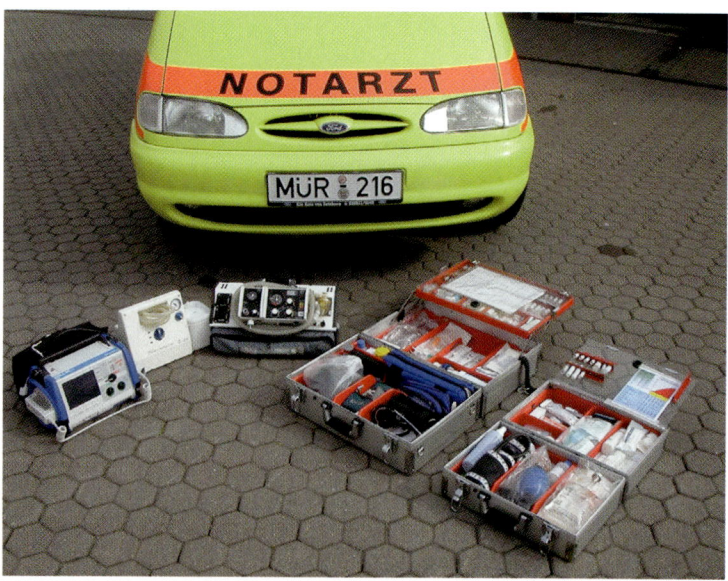

◘ **Abb. 3.1.** Mobiles Material für den Kindernotfall (von links): EKG-Defibrillator, Akku-Absaugpumpe, Beatmungsgerät mit Sauerstoffflasche, Erwachsenenkoffer (1-Koffersystem) und Zusatzkindernotfallkoffer. (GR)

# Technische Basisdiagnostik und Monitoring

*Tim Eiser*

**4**

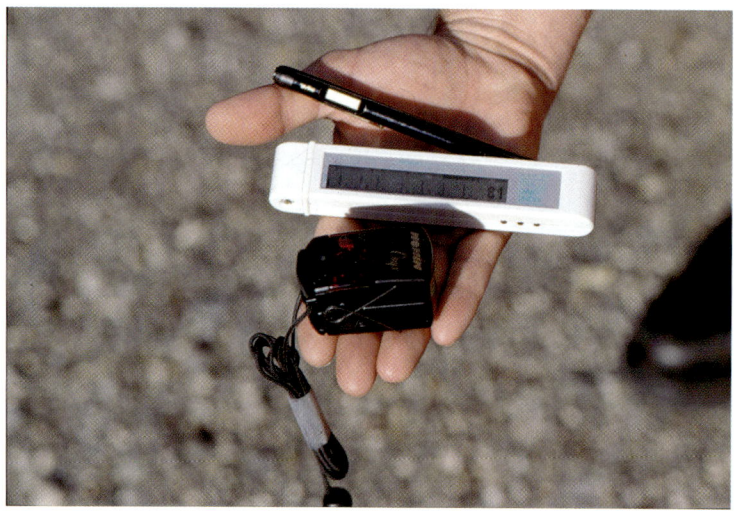

Präklinische Rettungseinheiten verfügen heute über eine Reihe von Apparaturen, die eine Überwachung des Notfallpatienten nicht nur leichter, sondern eine Diagnosestellung überhaupt erst möglich machen. So sind im Rettungsdienst 12-Kanal-EKG-Geräte, Pulsoxymeter und andere Überwachungsgeräte im Einsatz, die nicht nur immer kleiner werden (■ Abb. 4.1), sondern auch technisch ausgereifter und weniger störanfällig sind. Durch den steigenden Anspruch an die präklinische Medizin und die Erkenntnis, dass eine frühzeitige und optimale Versorgung vor Ort das Outcome in der Klinik verbessert (Frühdefibrillation bei Kammerflimmern, externe Schrittmacherversorgung, etc.), wird diesem Trend zum Wohle des Patienten Vorschub geleistet.

> ❶ **Es ist Standard, den Notfallpatienten primär zu untersuchen und durch ein angepasstes Monitoring zu überwachen. So können pathologische Zustände oder Veränderungen frühzeitig festgestellt und therapiert werden.**

Trotz aller Technik ist immer noch daran zu denken, auch die 5 Sinne (Sehen, (Zu)hören, Fühlen, Riechen und Schmecken) einzusetzen, denn auch moderne Elektronik unterliegt Messfehlern, die sich nur mit genauen Kenntnissen von Gerät und Fehlmessungseinflüssen einschätzen lassen.

## Komponenten des Basismonitorings

### Pulsoxymetrie

Die Pulsoxymetrie zur Messung der prozentualen $O_2$-Sättigung des Hämoglobins ($SpO_2$) inklusive peripherer Pulsbestimmung (■ Abb. 4.2) ist zu einem der wichtigsten präklinischen Parameter geworden, weil sich

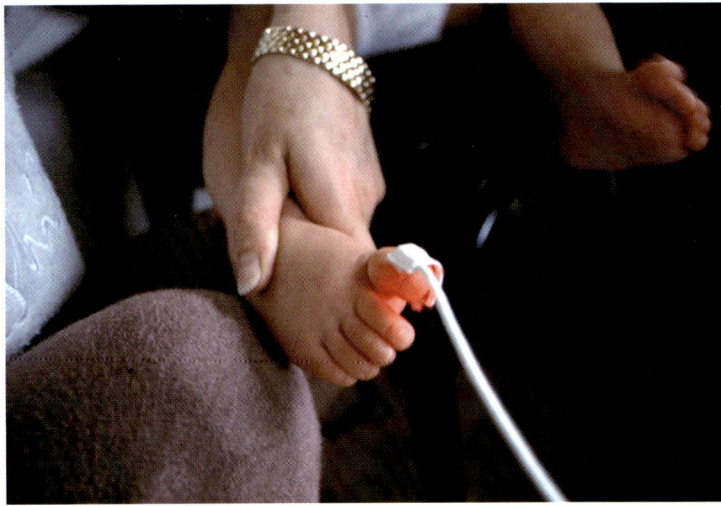

hiermit quantitativ und schnell bedrohliche Störungen des Patienten detektieren lassen.

## Blutdruckmessung

Die manuelle Blutdruckmessung nach Riva-Rocci (RR) oder mit Hilfe einer oszillatorischen Messung (NIBP) ist bei jedem Notfallpatienten unerlässlich.

## Elektrokardiogramm (EKG)

Das EKG-Ableitungsmonitoring (◘ Abb. 4.3) wird bei der Diagnostik von Rhythmusstörungen oder zur Herzüberwachung eingesetzt. Bei dem Verdacht auf einen akuten Myokardinfarkt und andere Störungen des Herzens

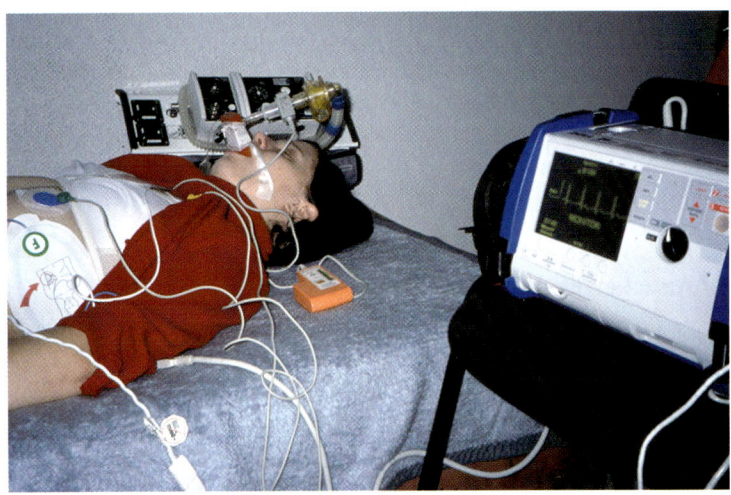

◘ **Abb. 4.3.** Elektronik im Einsatz: EKG-Defibrillator (*rechts*) mit Klebeelektroden zur Defibrillation und Kapnometer zur Überwachung von $CO_2$ in der Atemluft (*orange Box*). (GR)

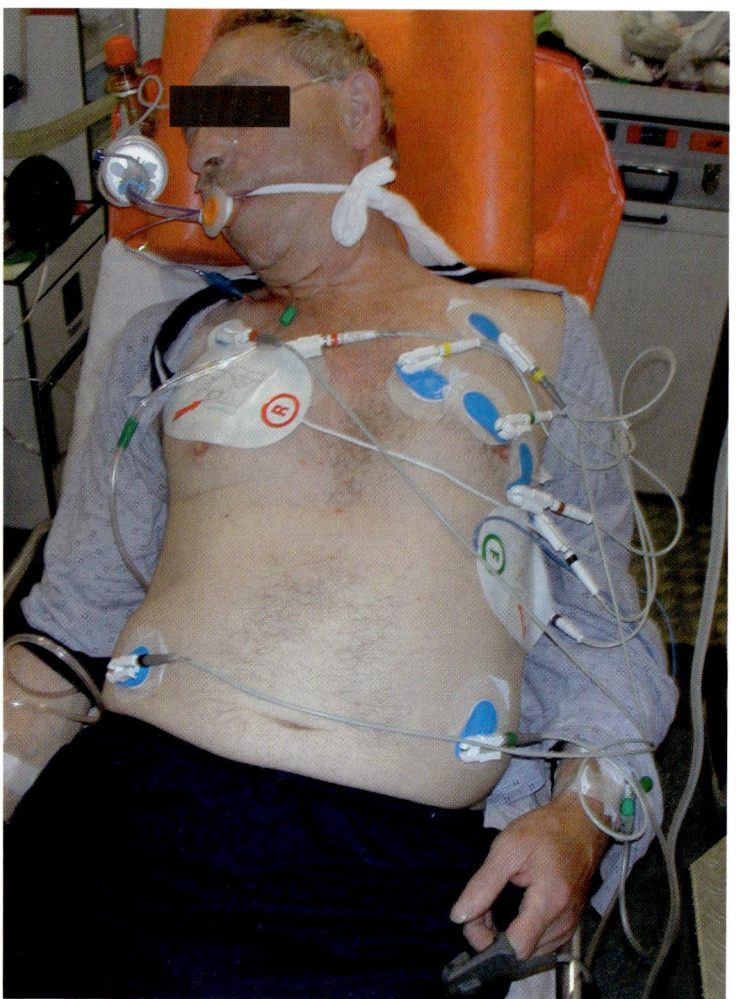

☐ **Abb. 4.4.** 12-Kanal-EKG bei einem intubierten Patienten. Im Falle einer Defibrillation über die vorher aufgeklebten Paddel sind die unmittelbar benachbarten oder darunter liegenden EKG-Einzelelektroden zu entfernen, da es sonst zu Hautverbrennungen kommen kann. (GR)

werden die Extremitätenableitungen nach Einthoven (I, II und III, bipolar), Goldberger (aVR, aVL und aVF, unipolar) und die Brustwandableitungen nach Wilson (V1-V6, unipolar) aufgezeichnet (☐ Abb. 4.4). Fast alle EKG-Sichtgeräte verfügen zusätzlich über einen Defibrillator, der als Halb- oder Vollautomat den Herzrhythmus analysieren kann und bei entsprechender Indikation die Defibrillation, ggf. nach manueller Freigabe durch den Bediener, vornimmt. Für eine Vielzahl von Geräten steht auch eine Herzschrittmacher-Option zur Verfügung.

## Blutzucker-Messung (BZ-Messung)

Des Weiteren sind sehr kompakte Blutzucker-Messgeräte (☐ Abb. 4.1) im Einsatz, die durch ihre einfache Handhabung die Messfehlerrate deutlich reduzieren. Die BZ-Messung sollte zum diagnostischen Standard gehören, da eine Hypoglykämie lebensbedrohliche Bewusstseinsstörungen induzieren kann und mittels Glukoselösungen einfach zu therapieren ist.

## Körpertemperaturmessung

Ebenso gehört die Temperaturmessung zur Basisdiagnostik. Sie wird mit einem Infrarotohrthermometer (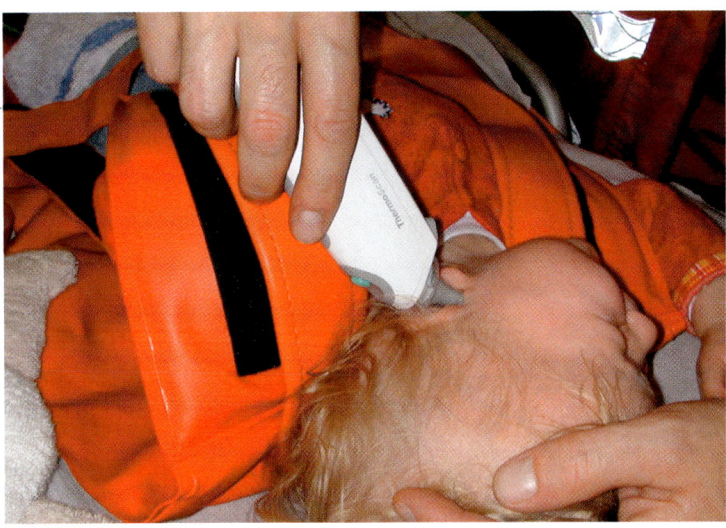 Abb. 4.5) durchgeführt, das die Temperatur im Trommelfell misst, die eng mit der Körperkerntemperatur korreliert. Die Messung dauert nur wenige Sekunden. Wichtige Indikationen sind die Feststellung von Fieberzuständen, Hypothermien bei Notfallpatienten sowie Körperkerntemperaturverläufen bei Fiebersenkung und bei Kühlung nach Verbrennungen. Das Gerät sollte einen Temperaturbereich von mindestens 28–41°C haben.

Glasfieberthermometer sollten wegen der Bruchgefahr obsolet sein. Klassische, nunmehr elektronische Fieberthermometer arbeiten zu langsam und liefern an der Körperoberfläche zu ungenaue Werte.

Bei Zuständen, die keinen freien Weg zum Trommelfell zulassen (Verunreinigungen wie Cerumen, Fremdkörper oder Wasser im Gehörgang), können die gemessenen Werte eines Infrarot-Ohrthermometers von der tatsächlichen Körperkerntemperatur abweichen, da der Infrarotsensor freie »Sicht« auf das Trommelfell haben muss.

## Kapnometrie

Die Kapnometrie ( Abb. 4.3), in der klinischen Anästhesie zur Narkoseführung vorgeschrieben, sollte auch in der Notfallmedizin Standard sein. Kapnometrisch wird der endexspiratorische $CO_2$-Gehalt der Ausatemluft gemessen. Dieser entspricht bei weitgehend normaler Lungenfunktion dem arteriellen $CO_2$-Partialdruck ($pCO_2$). Die Messung hat 2 positive Effekte: Zum einen ist es möglich, im Rahmen der Intubation zu überprüfen, ob der Tubus endotracheal liegt, da es bei ösophagealer Lage nicht zu einer regelmäßigen $CO_2$-Detektion kommt. Zum anderen lässt sich die Beatmung anhand des $pCO_2$ regulieren, sodass extreme Hyper- oder Hypoventilation vermieden wird.

**Abb. 4.5.** Zentrale Temperaturmessung mit den Infrarotohrthermometer bei einem Kleinkind. (GR)

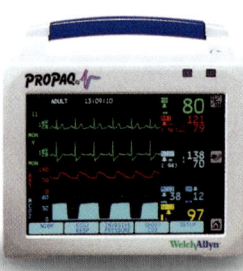

## Multimonitoring

Zunehmend halten im Rettungsdienst Überwachungsmonitore (◘ Abb. 4.6) Einzug, die viele dieser Einzelfunktionen vereinen. Sie sind transportabel, funktionieren über Stunden unabhängig von externen Stromquellen und haben individuell einstellbare Überwachungsmöglichkeiten. Diese Monitorgeräte erhöhen die Sicherheit des Patienten und tragen so zur weiteren Qualitätsverbesserung der präklinischen Versorgung bei.

◘ **Abb. 4.6.** Modernes Multi-monitoringgerät. Im Display sind EKG mit Pulsfrequenz (*grün*), arterieller Blutdruck mit Blutdruckkurve (*rot*), manome-trischer Blutdruck (*hellblau*), $CO_2$-Verlaufskurve mit Abso-lutwert (*grüne Feldkurve am Boden*) , Respirationsfrequenz (*blau*) und Oxymetrie (*gelb*) dargestellt. (Fa. WelchAllyn)

# Gabe von Medikamenten und Infusionen

Eine der wichtigsten notfallmedizinischen Maßnahmen ist die Gabe von Medikamenten. Abhängig von der geforderten Wirkschnelligkeit, der Art des Wirkstoffes sowie den spezifischen Gegebenheiten des jeweiligen Patienten stehen dabei verschiedene Wege zur Verfügung:

- intravenös,
- endobronchial,
- inhalativ,
- rektal,
- oral/sublingual,
- lokal,
- subkutan,
- intramuskulär,
- intraossär.

## Schaffung eines intravenösen Zuganges

Intravenös applizierte Medikamente wirken am zuverlässigsten und sind am besten steuerbar. Vorrangig ist daher die Schaffung eines venösen Zuganges.

Ziel ist hierbei die Offenhaltung des Gefäßes zur möglichen intravenösen Einbringung von Infusionen oder Medikamenten.

### Auswahl der Venen

Zu Schaffung eines peripher-venösen Zuganges wird eine Vene der oberen Extremität ausgewählt. Es sollte zunächst versucht werden, die herzfernste zugängliche Vene zu punktieren, in aller Regel am Handrücken (◗ Abb. 5.1) oder am Unterarm. Damit ist gewährleistet, dass bei einer Fehlpunktion der eingebrachte Wirkstoff nicht aus der davon herznäher gelegenen Fehlpunktionswunde ins Gewebe übertritt. Die Ellenbeuge sollte erst nachrangig als Punktionsort gewählt werden, da sie in Falle einer Lage außerhalb des Gefäßes eine größere Menge Paravasat unentdeckt aufnehmen kann. Ein weiterer Grund gegen die Punktion in der Ellenbeuge ist die Nähe zur A. brachialis. Werden hier versehentlich Injektionen mit vasospastischen Medikamenten, z. B. zahlreiche Narkotika, appliziert, so kann beim ungünstigsten Verlauf eine Amputation des betroffenen Armes drohen.

Darüber hinaus sollte eine Ellenbeuge für die Klinik ausgespart bleiben, da von hier aus Venenkatheter in Richtung zentralvenöser Gefäße vorgeschoben werden können, ohne direkt die zentralen Venen (V. jugularis, anonyma oder subclavia) punktieren zu müssen, insbesondere in Hinsicht auf eine spätere Lysebehandlung oder bei nicht ausreichender Gerinnung (z. B. durch blutverdünnende Medikamente). Die zentralen Venen liegen außerdem sehr eng neben großen Arterien, sodass hier ungewünschte Blutungskomplikationen bei versehentlicher Punktion derselben auftreten können, zumal die Punktion ohne unmittelbare Sicht auf das Gefäß erfolgt, was technisch schwierig sein kann.

Bei der Auswahl des Punktionsortes ist weiterhin zu bedenken, dass einige Erkrankungen und Verletzungen die dortige Punktion weitgehend ausschließen. Der Shunt-Arm eines Dialysepatienten (◗ Abb. 5.2) sollte nicht

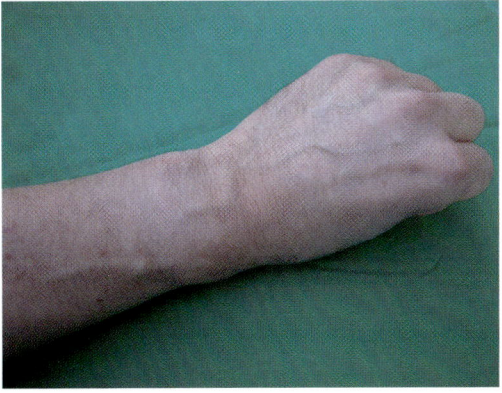

**Abb. 5.1.** Venen am Handrücken und Unterarm sind am besten zur Venenpunktion geeignet. (GR)

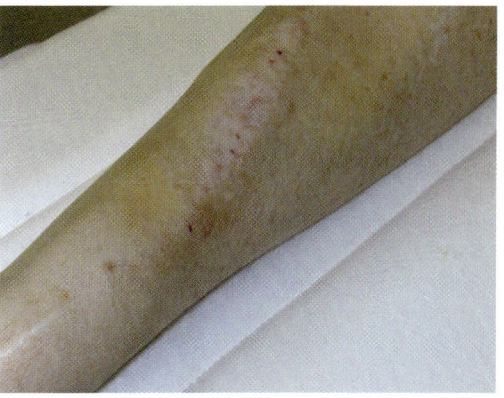

**Abb. 5.2.** Shunt-Arm eines Dialysepatienten. Eine dortige Punktion sollte möglichst vermieden werden. (GR)

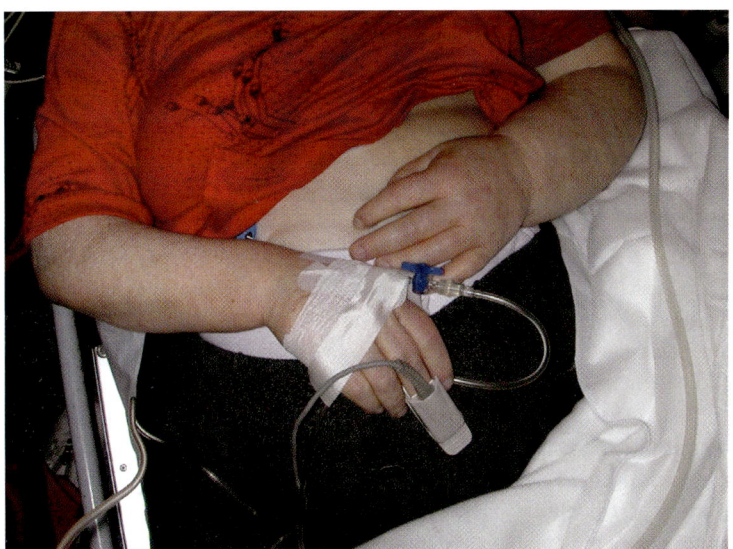

**Abb. 5.3.** Lymphödem des linken Armes. Nach Amputation der linken Brust kam es zu einem Lymphstau durch operativ entfernte axilläre Lymphknoten. Solcher Befund gilt als Kontraindikation für eine Infusionsanlage an der betreffenden Extremität. (GR)

punktiert werden, da es durch einen arterio-venösen Shunt zu Blutungen kommen kann. Ferner kann der Shunt thrombosieren oder durch die Punktion verletzt werden.

Bei Patientinnen nach einer Brustamputation (Abb. 5.3) sollte der Arm der betroffenen Seite ebenfalls nicht ausgewählt werden, da häufig die axillären Lymphknoten entfernt wurden. Aufgrund des Lymphstaus kann es hier zu einem Armödem kommen. Selbstverständlich sollte eine Extremität mit Wunden oder Entzündungssymptomen ebenfalls nicht punktiert werden.

## Durchführung einer Venenpunktion

Zur Durchführung einer Venenpunktion werden Einmalhandschuhe, ein Stauband oder Blutdruckmessgerät, Desinfektionslösung, die Venenver-

**5**

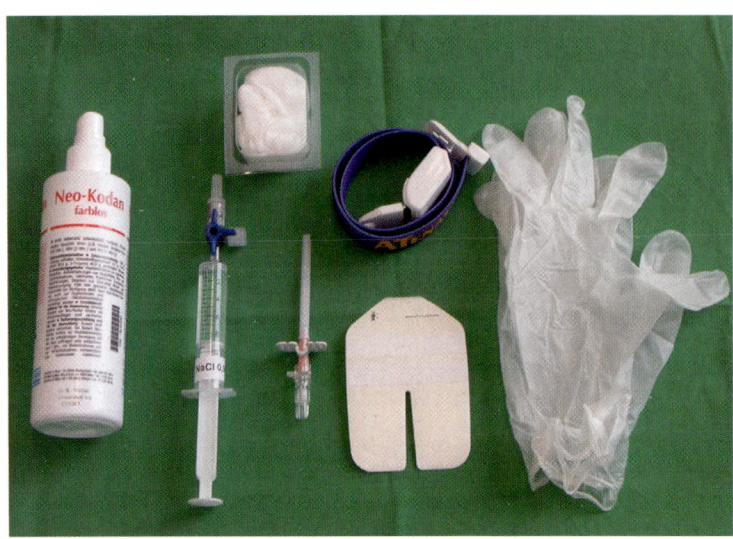

◘ **Abb. 5.4.** Material für die Venenpunktion. Einmalhandschuhe, Stauband, Desinfektionslösung, Venenverweilkanüle, Spritze mit isotonischer Kochsalzlösung und vorgespültem Dreiwegehahn, Pflaster und Tupfer. (GR)

weilkanüle, eine Spritze mit isotonischer Kochsalzlösung und vorgespültem Dreiwegehahn, Pflaster sowie Tupfer benötigt (◘ Abb. 5.4). Verwendet man ein Blutdruckmessgerät, so sollte bis kurz über den diastolischen Wert gestaut werden, keinesfalls jedoch über den systolischen Wert, da dann die Blutzufuhr unterbunden wird und sich die Venen nicht darstellen lassen. Die betreffende Extremität wird gestaut und die Vene ausgesucht. Leichtes Beklopfen (!) oder Bestreichen der Region genügt schon, um gestaute Venen zur Darstellung zu bringen. Die vielfach praktizierte Methode des herzhaften Zuschlagens ist häufig unnötig, verursacht dem Patienten Schmerzen und reizt die Haut. Hilfreich kann ein Tiefhalten des Armes sein. Der Stau sollte nicht zu lange dauern, da ansonsten Kapillaren platzen können.

Nach Desinfektion der Venenregion wird diese mit einer Venenverweilkanüle punktiert (◘ Abb. 5.5). Erscheint Blut in der Sichtampulle, so wird der Stahlmandrin ein kleines Stück (wenige Millimeter) herausgezogen und die Venenverweilkanüle vorgeschoben. Anschließend wird der Stahlmandrin unter Druck mit dem Finger auf die Haut am Spitzenende gänzlich entfernt. Dieser Druck sorgt für ein Abdichten, damit kein Blut aus der Kanüle herauslaufen kann. Danach wird mit einer Spritze isotonische Kochsalzlösung appliziert. Diese dient zum Überprüfen der richtigen Lage. Der Spritzenstempel muss leichtgängig sein und es darf sich kein Hämatom zeigen. Es folgt die Fixierung mit Venenverweilkanülen-Pflaster.

Falls sich die Kanüle trotz vermeintlich richtiger Lage nicht vorschieben lässt, so liegt sie manchmal an einer Venenklappe an. In diesem Fall muss die Kanüle in dieser Lage fixiert werden oder ggf. ein gänzlich neuer Einlageversuch unternommen werden. Ein einmal entfernter Mandrain darf hierbei nicht mehr in die Verweilkanüle zurückgeschoben werden, da er die Spitze der Verweilkanüle beschädigen kann. Misslingt die Punktion und soll in der Nähe ein nochmaliger Versuch unternommen werden, so belässt man die fehlpunktierte Kanüle in der Haut. Ein Herausziehen würde entweder ein Hämatom nach sich ziehen oder Blut würde aus der Einstichstelle auslaufen. Beides erschwert eine erneute Punktion.

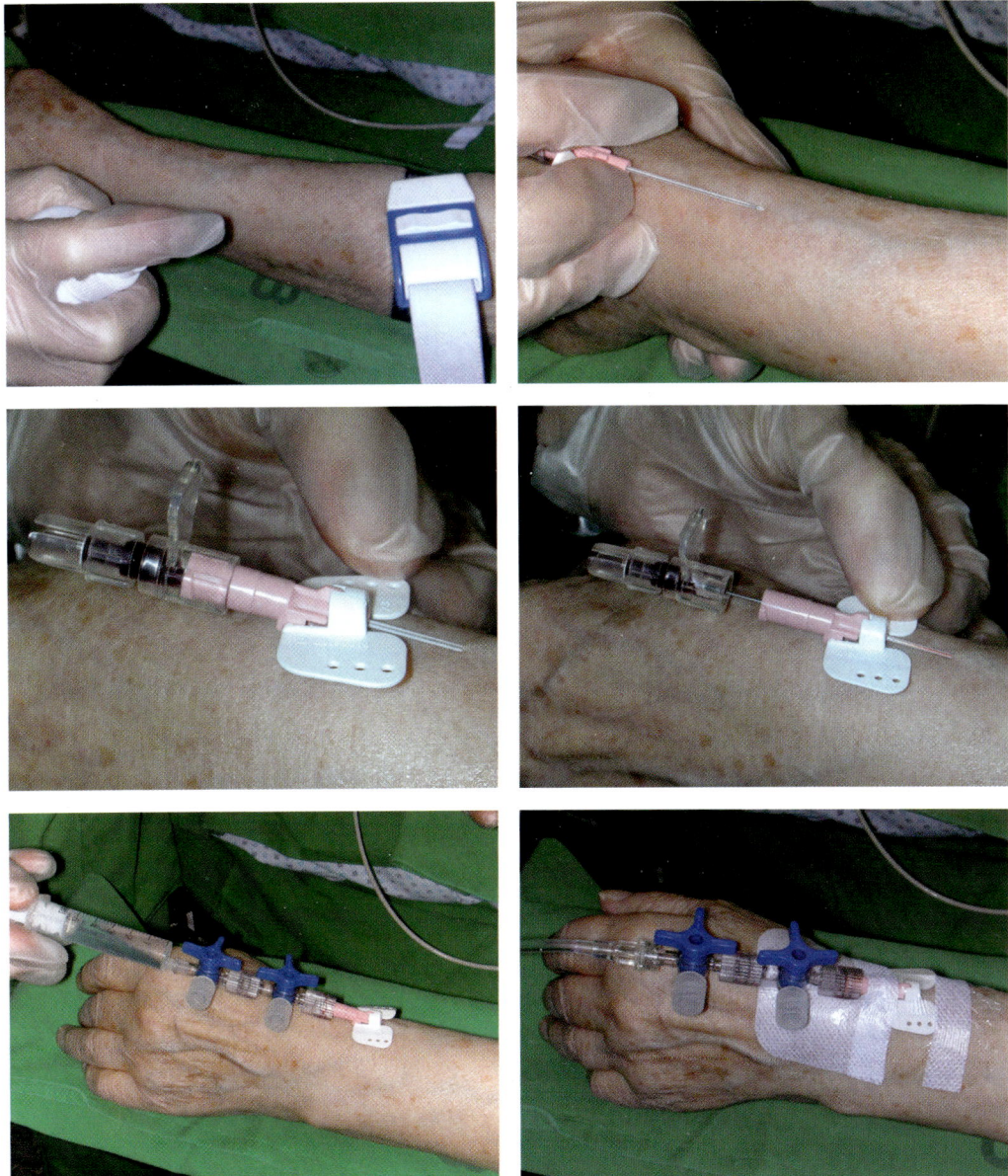

**◻ Abb. 5.5a–f.** Venenpunktion. **a** Anlage eines Venenstaubandes, Aussuchen der Vene und Besprühen der Punktionsstelle mit Desinfektionslösung; **b** Einstich der Venenverweilkanüle; **c** Erfolgreiche Punktion der Vene, sichtbar an der Blutfüllung der Sichtampulle am Ende der Venenverweilkanüle; **d** Herausziehen des Mandrins aus der Venenverweilkanüle (wenige Millimeter genügen) und Vorschieben der Venenverweilkanüle in Richtung des Gefäßverlaufs; **e** Nach Abdrücken an der Kanülenspitze wird der Mandrain gänzlich entfernt und es folgt die Injektion einer isotonischen Kochsalzlösung mit Sichtprüfung der Punktionsstelle auf Paravasat; **f** Fixation der Venenverweilkanüle mit Sichtfensterpflaster und Anschluss der vorgespülten Infusionsleitung. (GR)

■ **Abb. 5.6.** Venöser Zugang
am Fußrücken. (GR)

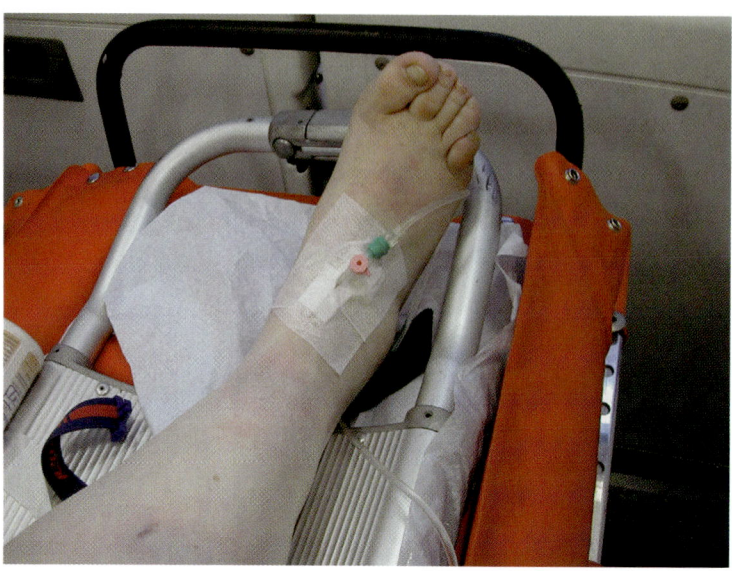

■ **Abb. 5.7.** V. jugularis externa.
Durch Druck mit dem Finger
auf das Gefäß kann auch am
Hals gestaut werden. (GR)

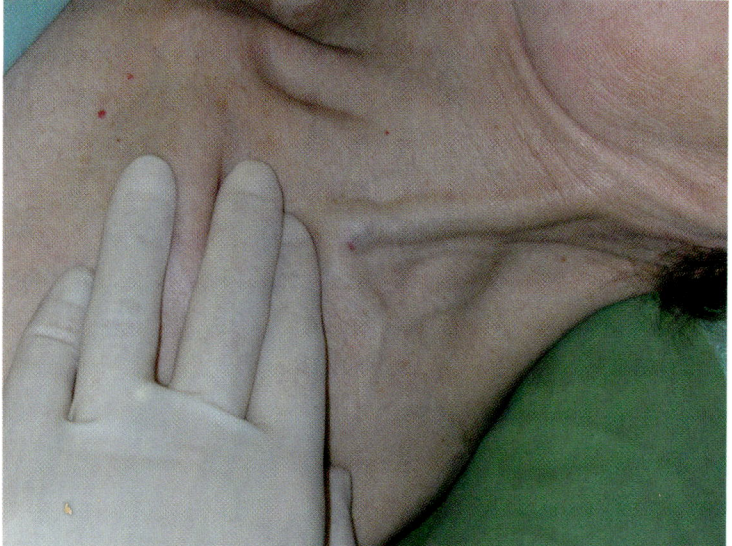

Gelingt die Punktion einer peripher-venösen Armvene nicht, so kann alternativ eine Vene am Fußrücken punktiert werden (■ Abb. 5.6). Im Schock, wenn die peripheren Venen bereits kollabiert sind, ist darüber hinaus die V. jugularis externa an der Halsaußenseite (■ Abb. 5.7) sehr gut zur Schaffung eines Zuganges geeignet, da sie selbst bei schlechtesten Verhältnissen noch einen Blutpool enthält. Dieser entsteht durch einen venösen Restrückfluss aus dem Kopfbereich, der häufig auch dann noch Blut fördert, wenn schon keine ausreichende Kreislauffunktion mehr vorliegt.

Zur Punktion kommen darüber hinaus die V. jugularis interna (■ Abb. 5.8), V. anonyma und V. subclavia in Frage, die durch Gewebsbrü-

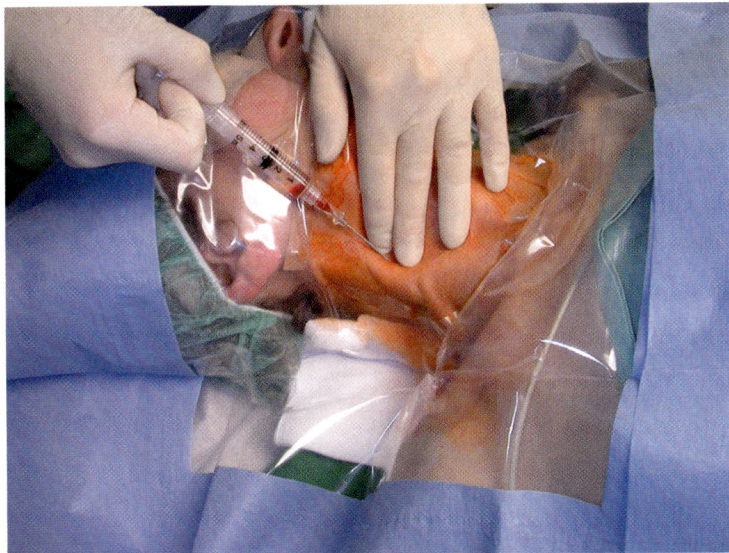

■ **Abb. 5.8.** Punktion der
V. jugularis interna unter sterilen Bedingungen. (GR)

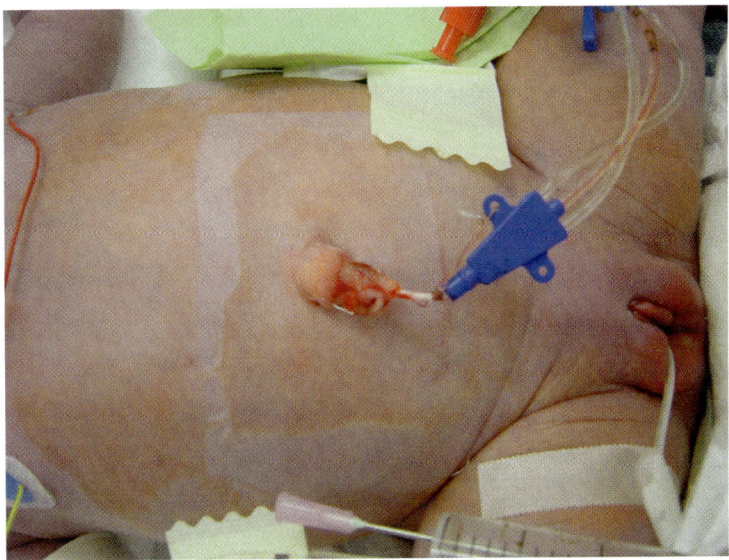

■ **Abb. 5.9.** Nabelvenen-
katheter bei einem Neu-
geborenen. In der Nabelschnur
liegen zwei Arterien und eine
Vene. (UJK HRO)

cken aufgespannt sind und selbst im schwersten Schock noch punktions-
fähig bleiben. Wegen alternativer präklinischer Applikationswege und der
Komplikationen (Pneumothorax) sollten die genannten Venen wenn möglich der Klinik vorbehalten bleiben, zumal diese Venen unter sterilen Kautelen zu punktieren sind.

Bei Säuglingen und Kleinkindern kommt die Punktion oberflächlicher
Schädelvenen, bei Neugeborenen die Nabelvene (■ Abb. 5.9) in Frage. In der
Nabelschnur befinden sich zwei Arterien (zur Plazenta) und eine Vene (zum
Kind).

## Komplikationen der Venenpunktion

Durch die Punktion selbst kann es zu verschiedenen Komplikationen kommen: Nichttreffen der Vene oder Platzen des Gefäßes mit einem daraus resultierenden Hämatom (◘ Abb. 5.10) dürften die häufigsten Komplikationen sein. Wird eine herznahe Vene fehlpunktiert und gelingt dann im Anschluss eine herzferne Venenpunktion im selben Abstromgebiet, so kann sich am Fehlpunktionsort ebenfalls ein Hämatom bilden (◘ Abb. 5.11). Falls die Verweilkanüle nicht im Gefäß liegt, kann es zu einem manchmal über längere Zeit unbemerktem Infusionshämatom kommen. Die injizierten Medikamente können dann ihre Wirkung nicht erzielen oder

◘ **Abb. 5.10.** Hämatom nach gescheiterter Venenpunktion. Die Venenverweilkanüle wurde hier gezogen, obwohl der Arm noch gestaut war. Entweder man belässt die Kanüle während eines erneuten Punktionsversuches in der Wunde oder öffnet die Stauung, drückt die Wunde ab und unternimmt dann erst einen erneuten Versuch. (GR)

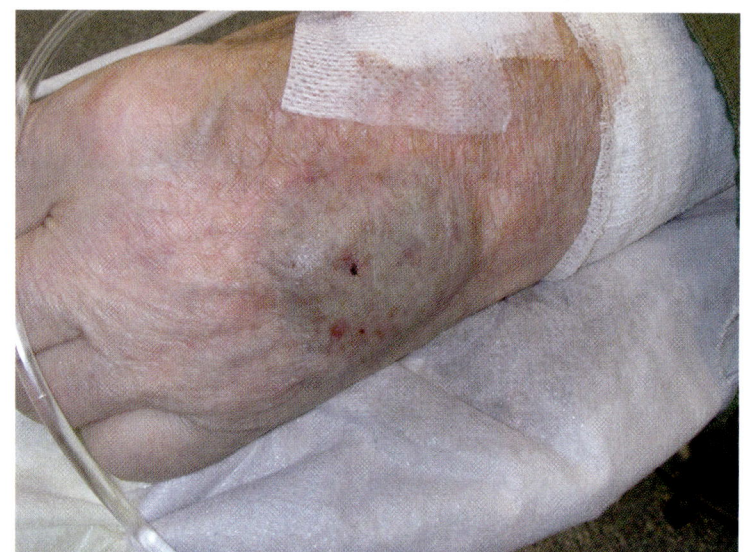

◘ **Abb. 5.11.** Infusionshämatom nach gescheitertem Punktionsversuch einer herznäheren Vene. Durch die ursprüngliche Punktionswunde trat Infusionsflüssigkeit von der nun herzfernen Venenverweilkanüle in das Gewebe über. (GR)

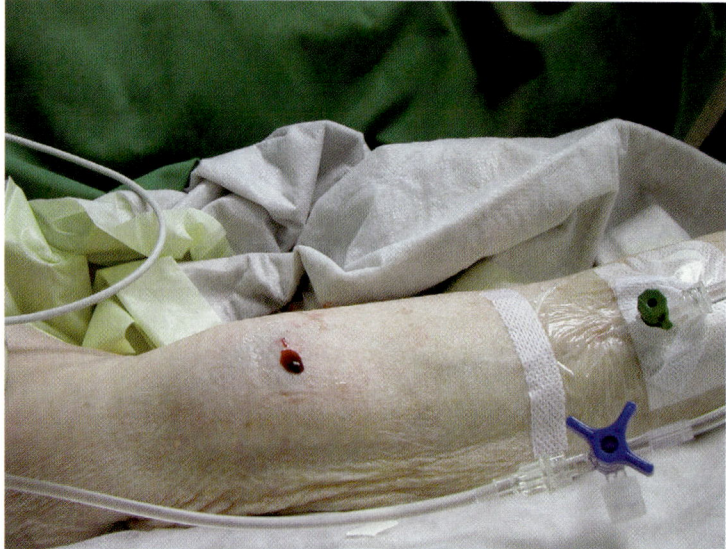

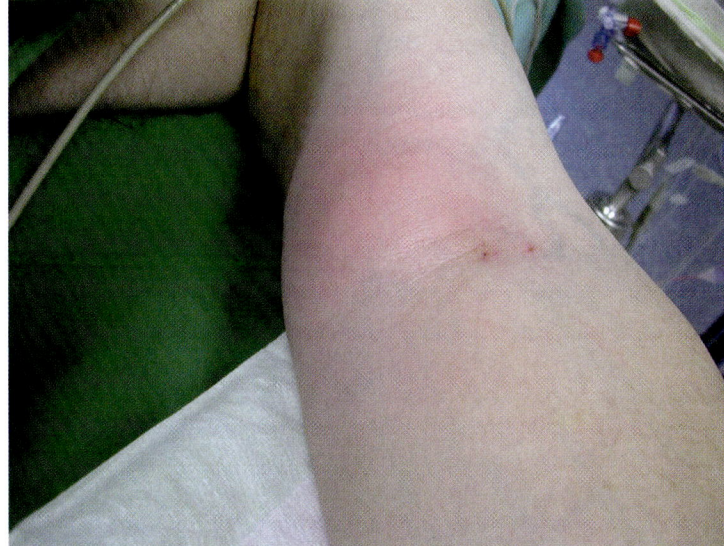

◘ **Abb. 5.12.** Entzündung nach Venenverweilkanüle. 2 Tage nach Anlage einer Venenverweilkanüle kam es zu einem Abszess, sichtbar an der verdickten, geröteten, warmen und schmerzempfindlichen Hautstelle. (GR)

aber Nekrosen auslösen, insbesondere bei fetthaltigen Substanzen, wie z. B. einige Diazepam-Zubereitungen und Narkotika. Schließlich kann es nach einer Punktion zu einer Entzündung (◘ Abb. 5.12) oder einem Abszess und, wenn die Kanüle dann nicht entfernt wird, sogar zu einer Sepsis kommen.

## Bronchiale Gabe

Einige, vorwiegend in der Reanimation eingesetzte Medikamente können auch endobronchial appliziert werden. Dabei ist die tief endobronchiale

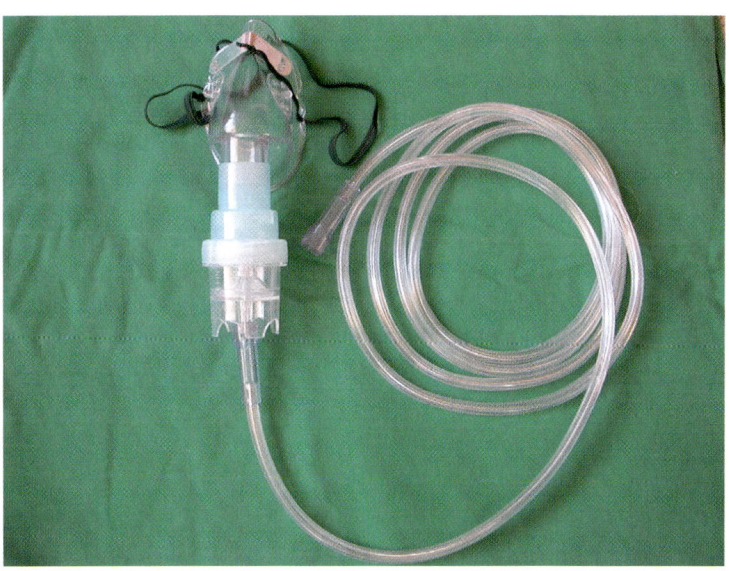

◘ **Abb. 5.13.** Sauerstoffmaske mit Vernebleransatz. (GR)

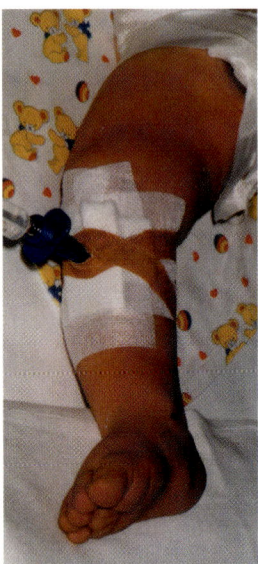

Gabe des Wirkstoffes in einem Verdünnungsvolumen (meist 10 ml) eine wesentliche Voraussetzung für eine optimale Resorption des Medikamentes.

Verschiedene Medikamente können auch vernebelt werden. Sie werden in Druck-, Sprüh- oder Einsaugsysteme von dem jeweiligen Pharmaunternehmen angeboten. Es werden auch Vernebler angeboten, die in Sauerstoffmasken eingebaut sind (◘ Abb. 5.13).

## Intraossärer Zugang

Bei Kindern kann bei vitalen Indikationen alternativ zum venösen Zugang ein intraossärer Zugang (◘ Abb. 5.14) geschaffen werden, da der Knochen noch nicht die Härte von Erwachsenenknochen hat. Die Lage einer Nadel im Knochenmark erlaubt eine ähnlich gute Medikamentensteuerung wie beim venösen Pendant, die Punktion ist jedoch wegen des möglichen Osteomyelitisrisikos und einer Epiphysenfugenverletzung mit potenziellen Beinwachstumsstörungen bei Abbrieren der Nadel als ultima ratio zu betrachten.

Punktionsort ist die mediale Tibiakante am Übergang vom proximalen zum mittleren Drittel. Zur Durchführung wird zunächst die Haut gründlich desinfiziert. Mit einer speziellen intraossären (Schrauben)nadel wird unter sterilen Kautelen streng senkrecht zur medialen Tibiakante und damit fern der Epiphysenfuge punktiert. Manche Modelle besitzen zur besseren Penetration des Knochens ein Schraubengewinde auf der Nadel. Bei sehr kleinen Kindern kann die Punktion auch mit einer stärkeren Venenverweilkanüle durchgeführt werden. Die korrekte intramedulläre Lage (im Knochenmark) ist erreicht, wenn nach Knochenwiderstand bei der Punktion plötzlich ein deutlicher Widerstandsverlust zu spüren ist. Die aufzuwendende Kraft hierfür entspricht in etwa der Penetration eines Hühnerbeinknochens (Probeversuche).

◘ **Abb. 5.14.** Intraossärer Zugang beim Säugling. Punktionsort ist die mediale Tibiakante am Übergang vom proximalen zum mittleren Drittel. Die Nadel wird streng senkrecht zur Tibiakante eingebracht, damit die Epiphysenfuge nicht verletzt wird. (UJK HRO)

## Sonstige Applikationswege

Darüber hinaus können Zäpfchen und Rektiolen im Kindesalter, Aerosole bronchial sowie Gel, Gelkapseln und Sprays oral appliziert werden. Auch die subkutane Applikation zur Schaffung eines Medikamentendepots kann sinnvoll sein. Die intramuskuläre Gabe sollte bei Patienten mit kardialen Erkrankungen (Enzymanstieg durch Muskelverletzung oder Blutungen bei Lysebehandlung) vermieden werden oder absoluten Ausnahmefällen vorbehalten bleiben (z. B. Ketamin bei schwer zugänglichen, eingeklemmten oder verschütteten Patienten), da die muskuläre medikamentöse Resorption z. B. im Schock oder bei Unterkühlung schwer einschätzbar ist. Schließlich sollte noch die lokale Applikation von Salben oder im Rahmen einer Wundversorgung erwähnt werden.

# Maßnahmen zur Erhaltung oder Wiederherstellung der Atmung

**◘ Abb. 6.1a–c.** Hilfsmittel zur $O_2$-Gabe in aufsteigender Effizienz. **a** $O_2$-Nasensonde. **b** $O_2$-Nasenbrille. **c** $O_2$-Maske. Bei der $O_2$-Maske muss ein Flow von >4 l/min eingestellt werden, damit es zu keiner $CO_2$-Rückatmung kommt. (GR)

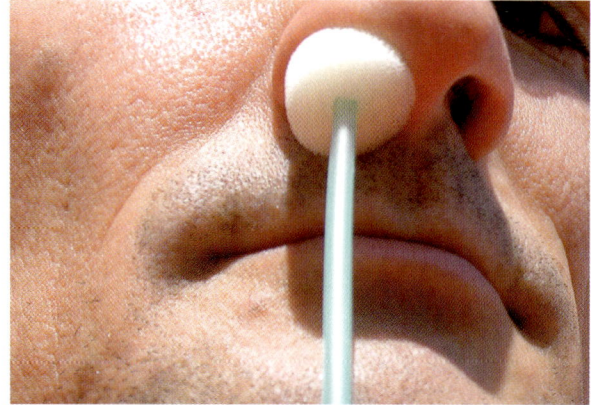

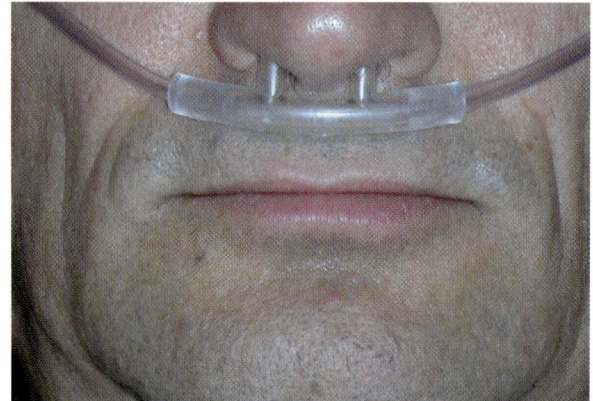

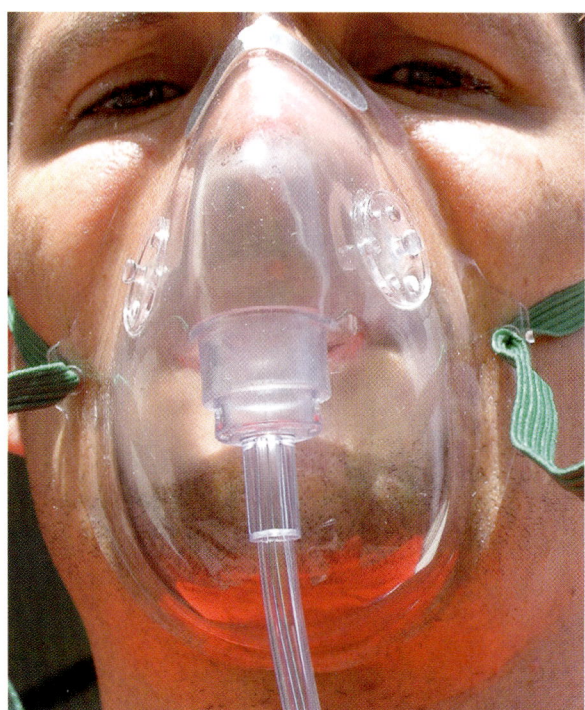

## Sauerstoffgabe bei erhaltener Atmung

Die Gabe von Sauerstoff ist eine der wichtigsten Maßnahmen in der Notfallmedizin. Sie kann durch eine $O_2$-Nasensonde, $O_2$-Nasenbrille oder $O_2$-Maske (◻ Abb. 6.1) erfolgen, wobei die Effizienz bei der $O_2$-Maske am größten ist. Bei der $O_2$-Maske ist zu beachten, dass ein Flow von > 4 l/min eingestellt werden muss, damit es zu keiner $CO_2$-Rückatmung kommt. Bisweilen kommt es vor, dass die $O_2$-Maske von den Patienten nicht toleriert wird. Dann sollte sie dem Patienten mit sehr hohem Flow nur vorgehalten werden.

## Maskenbeatmung

Die einfachste Maßnahme zur Wiederherstellung der Atmung ist neben der Mund-zu-Mund-(Nase-)Beatmung die Maskenbeatmung. Dabei werden zunächst der Mund und Rachenraum inspiziert und ggf. gereinigt.

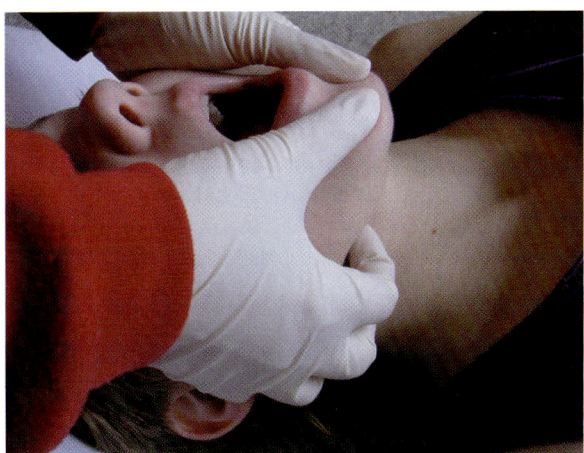

◻ **Abb. 6.2.** Esmarch-Handgriff. Durch Vorziehen des Unterkiefers über dem Oberkiefer kann ein Zurückfallen der Zunge verhindert werden. Wird dabei der Mund geschlossen, so ist meistens eine Maskenbeatmung problemlos möglich. (GR)

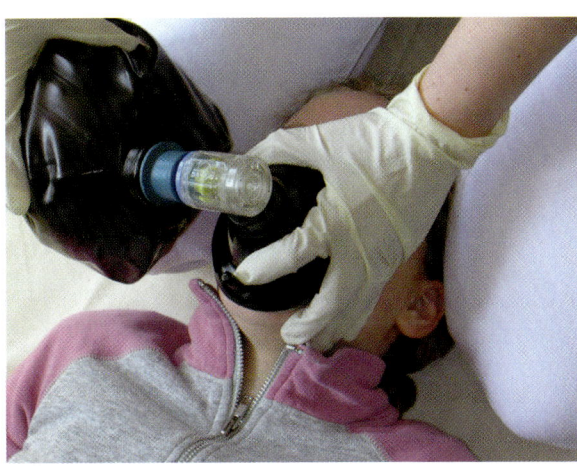

◻ **Abb. 6.3.** C-Griff zum Maskenhalten. Daumen und Zeigefinger umschließen die Maske, die restlichen 3 Finger ziehen den Unterkiefer zur Maske hin. Der Beatmungsbeutel wird gegen den Oberschenkel des knienden Helfers gedrückt, sofern der Patient auf dem Boden liegt. (GR)

Nach Überstrecken des Kopfes kann der *Esmarch-Handgriff* (◘ Abb. 6.2) angewandt werden: Mit den beiden Händen des Helfers (Daumen am Kinn, Finger am Unterkieferwinkel) wird der Unterkiefer vor die obere Zahnreihe geschoben, womit ein Zurückfallen der Zunge verhindert werden kann. Vorzugweise in dieser Kieferposition (Unterkieferzähne vor den Oberkieferzähnen) wird die Maske bei geschlossenem Mund aufgesetzt und mit dem C-Griff (◘ Abb. 6.3) gehalten. Daumen und Zeigefinger halten hierbei die Maske, die restlichen Finger fixieren den Unterkiefer des Patienten. Die andere Hand des Helfers komprimiert den Beatmungsbeutel.

> ❗ **Cave**
> Maskenbeatmung bei nichtnüchternen Patienten birgt Aspirations-gefahr!

## Guedel- und Wendl-Tubus

Wenn die Beatmung mit der Maske auch nach Änderungen der Position des Kopfes nicht gelingt, kann ein Guedel- oder ein Wendl-Tubus eingelegt werden.

### Guedel-Tubus

Der Guedel-Tubus (◘ Abb. 6.4) ist der Form der Zunge angepasst und wird in den Oropharynx zum Schutz gegen das Zurückfallen der Zunge eingesetzt. Zur Einlage wird die Spitze des Tubus zunächst in Richtung Gaumen gehalten (◘ Abb. 6.5). Beim Einführen wird dann der Tubus um 180° gedreht (◘ Abb. 6.5). Der Guedel-Tubus setzt jedoch eine hohe Toleranz des Patienten voraus, sodass in der Mehrzahl der präklinischen Notfallpatienten die Duldung dieses Tubus mit einer Indikation zur Intubation gleichzusetzen ist. In der klinischen Anästhesiologe wird er verwandt, wenn sich ein nüchterner Patient im Rahmen einer Narkoseeinleitung mit einer Maske nicht suffizient beatmen lässt. Der Guedeltubus dient auch als Beißschutz nach einer Intubation.

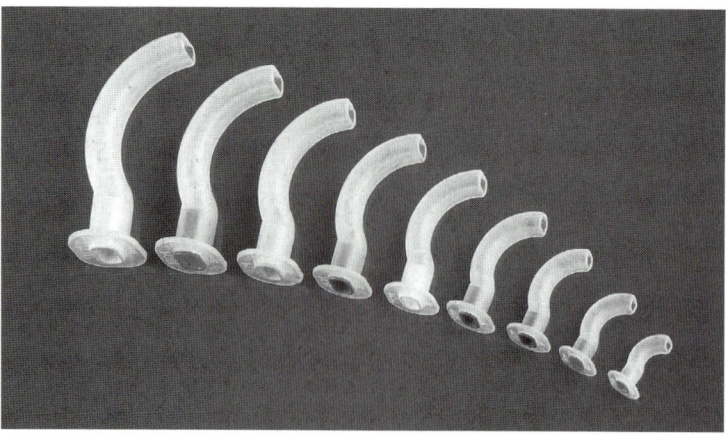

◘ **Abb. 6.4.** Guedeltuben verschiedener Größen. (Fa. tyco Healthcare)

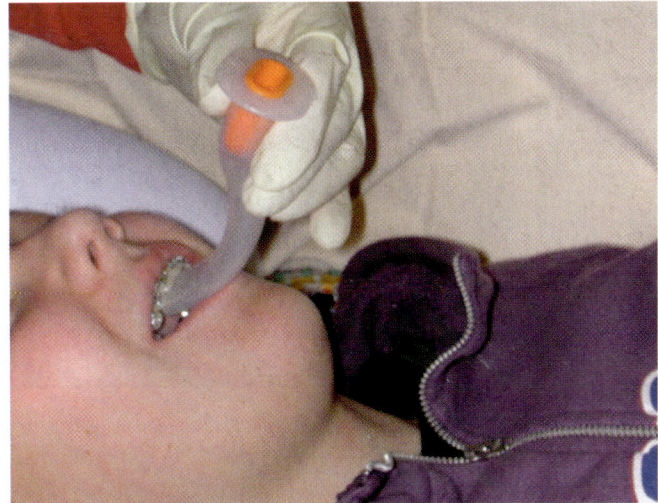

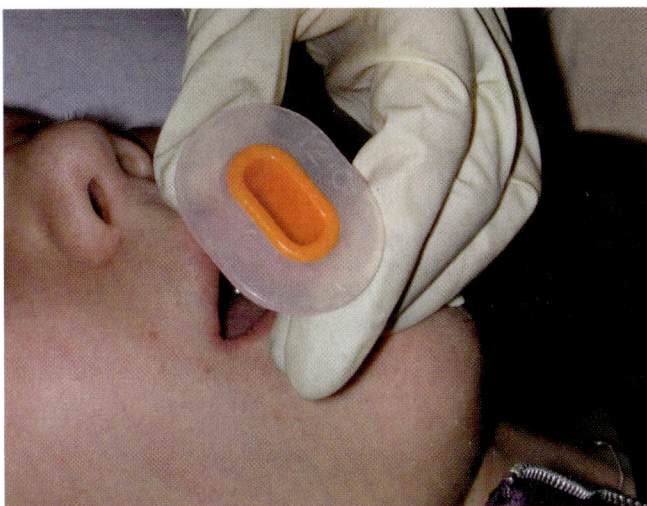

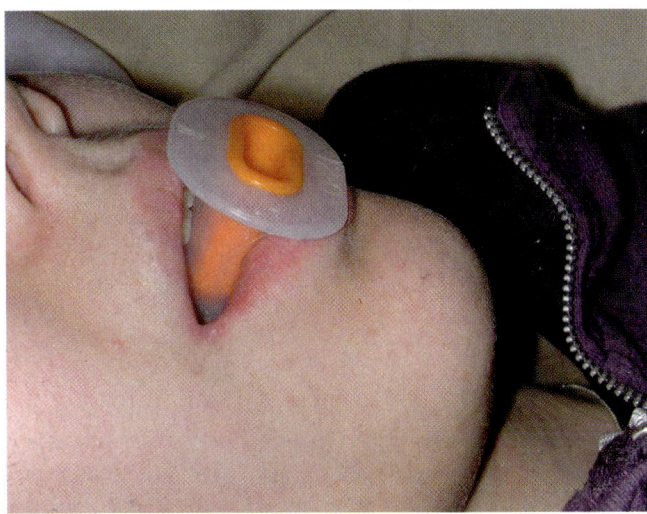

■ **Abb. 6.5a–c.** Einlage des Guedel-Tubus. **a** Eingehen in den Mund mit der Tubusspitze zur Nase hin. **b** Drehung um 90° unter Ausnutzung der Backentaschen. **c** Nochmals Drehung um 90° zum Platzieren des Tubus über die Zunge hinweg in den Rachenbereich. (GR)

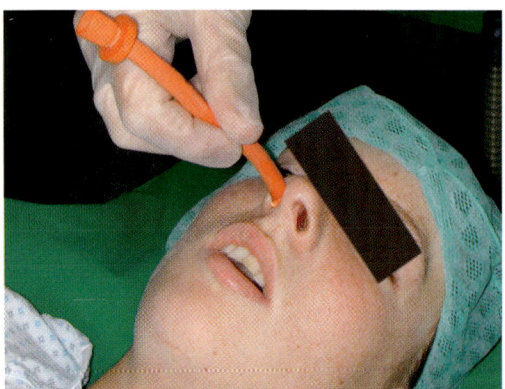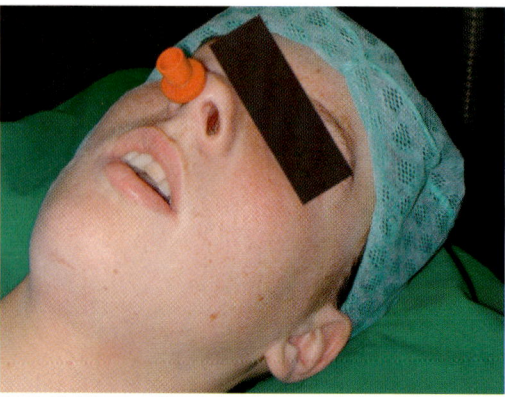

■ **Abb. 6.6a,b.** Einlage eines Wendl-Tubus. **a** Einführen des mit Gleitgel präparierten Tubus parallel zum Gaumen in den unteren Nasengang. **b** Endposition des Wendl-Tubus. (GR)

### Wendl-Tubus

Der Wendl-Tubus (■ Abb. 6.6) wird in den Nasopharynx eingelegt. Der mit Gleitgel präparierte Tubus wird nach Inspektion auf Engstellen in der Nase streng parallel zum harten Gaumen in den unteren Nasengang eingeführt. Er wird besser toleriert als der Guedeltubus, hat jedoch eine kleinere Öffnung und verhindert das Zurücksinken der Zunge nicht.

Durch Kontakt mit der Rachenhinterwand kann bei beiden Tuben Erbrechen ausgelöst werden. Daher ist mit der Einlage bei eingetrübten, nichtnüchternen Patienten ein Aspirationsrisiko verbunden.

🛈 Nichtnüchterner Patient und Toleranz eines Guedel-Tubus: Intubationsindikation?

### Endotracheale Intubation

Die suffizienteste Methode zur Sicherung der Atmung ist die endotracheale Intubation, bei der ein Beatmungsschlauch in die Trachea eingebracht wird und dort mittels eines Ballons geblockt wird. Die entscheidenden Vorteile sind hier die optimale Oxygenierung durch apparative Beatmung sowie der Aspirationsschutz durch die Tubusblockung. Die endobronchiale Intubation stellt damit den »golden standard« zur Sicherung der Atemwege dar. Sie erfordert jedoch tiefe Bewusstlosigkeit oder eine Narkose. Der Eingriff setzt eine freie Sicht auf den Larynxeingang voraus, die jedoch nicht immer anatomisch oder situativ gegeben ist.

### Durchführung der Intubation

Es werden Laryngoskop, Endotrachealtubus mit Führungsdraht, Ersatztubus, Magillzange, Blockerspritze, Guedeltubus, Beißkeil und Binde zur Tubusfixation, Absaugpumpe mit Absaugkatheter, Beatmungsbeutel mit O$_2$-Zustrom, Stethoskop und ggf. ein Beamtungsgerät benötigt

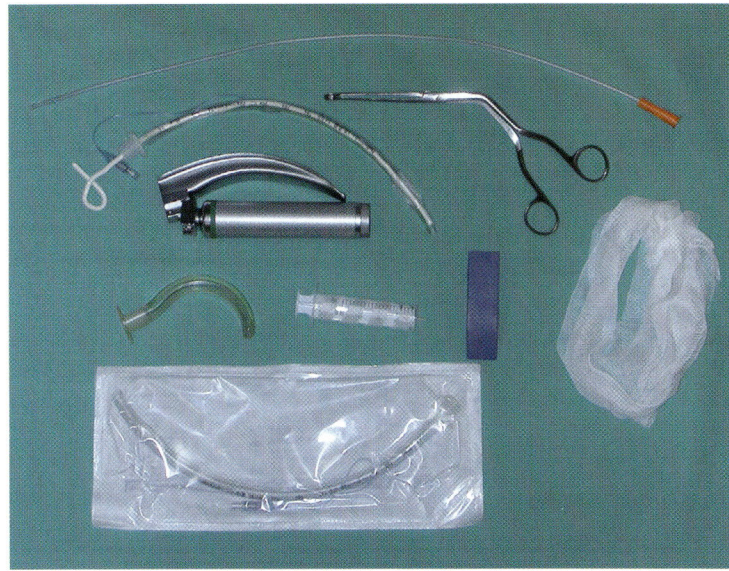

◻ **Abb. 6.7.** Material zur Durchführung einer endotrachealen Intubation: Laryngoskop, Endotrachealtubus mit Führungsdraht, Ersatztubus, Magillzange, Blockerspritze, Absaugkatheter, Guedel-Tubus, Beißkeil und Binde zur Tubusfixation. Absaugpumpe, Beatmungsbeutel, Stethoskop und ggf. Beamtungsgerät sind ebenfalls erforderlich (nicht auf der Abbildung zu sehen). (GR)

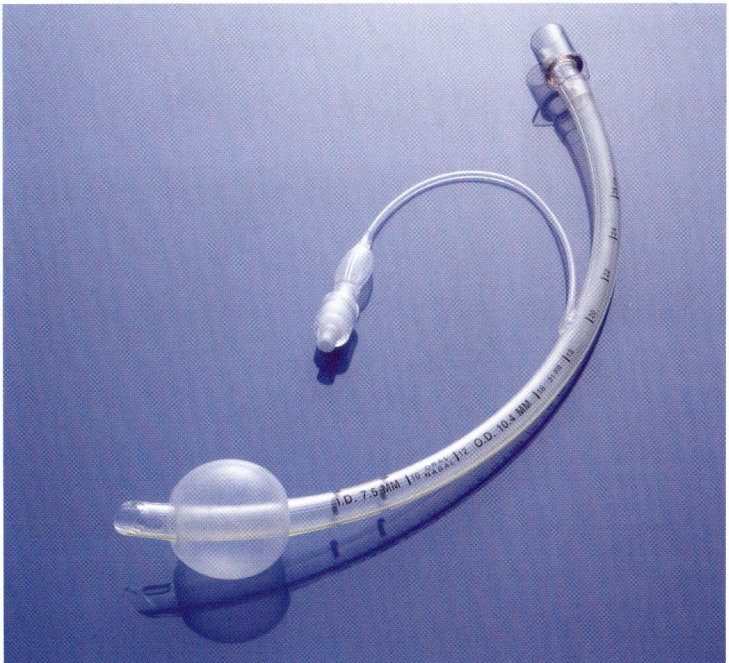

◻ **Abb. 6.8.** Handelüblicher Endotrachealtubus. Die beiden Markierungen oberhalb des Ballons (Cuffs) dienen zur groben Orientierung. Dazwischen sollte die Stimmritze liegen. (Fa. Söhngen)

(◻ Abb. 6.7). Die Geräte sind vorher auf Funktionstüchtigkeit zu prüfen. Der Endotrachealtubus (»Tubus« oder »Endo-Tubus«, ◻ Abb. 6.8) wird vor der Intubation probeweise geblockt und mit Gel versehen.

Zur Intubation wird der liegende, wenn möglich präoxygenierte Patient idealerweise mit leicht erhöhtem und überstrecktem Kopf gelagert (sog. verbesserte Jacksonposition). Mittels Scherenhandgriff (◻ Abb. 6.9) wird zunächst der Mund geöffnet und auf Sekret oder Fremdkörper inspiziert, ggf.

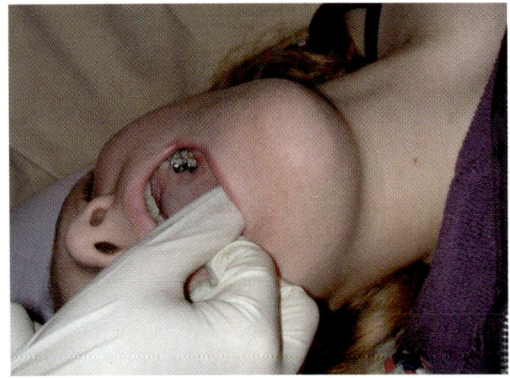
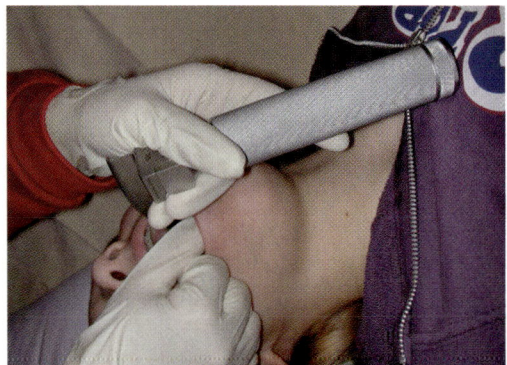

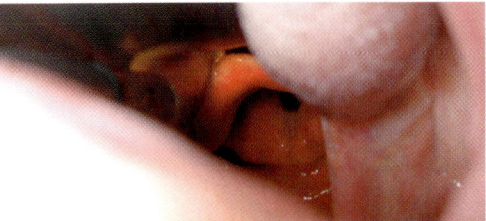
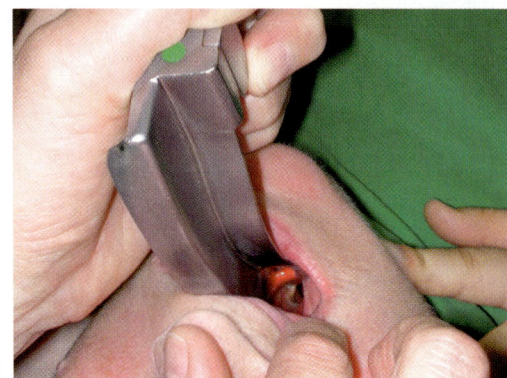

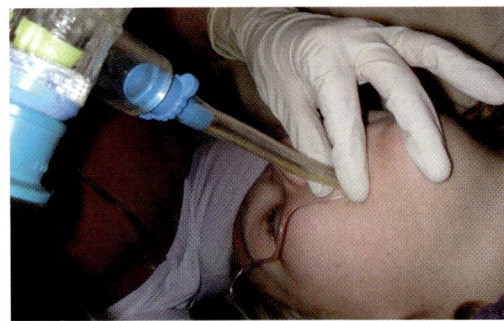
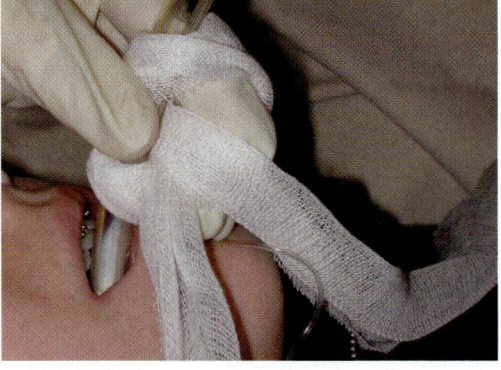

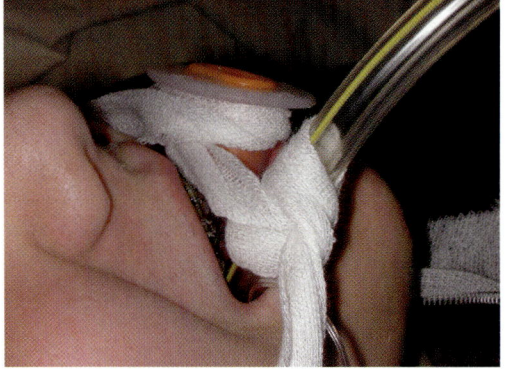

■ **Abb. 6.9a–g.** Endotracheale Intubation. **a** Scherenhandgriff zum Offenhalten des Mundes. **b** Mit dem Laryngoskop wird rechts von der Zunge in den Mund eingegangen und diese nach links oben verdrängt. **c** Vorschieben des Laryngoskopspatels bis die Epiglottis sichtbar wird (*roter Wulst am Ende des Spatels*). Im Bild ist die Zunge etwas nach rechts abgeglitten; ggf. muss eine erneute Einstellung vorgenommen werden. **d** Vorschieben des Spatels in die epiglottische Falte. Danach wird der Spatel nach vorn oben gehoben, bis die Stimmbänder (*weiß, in der Tiefe*) sichtbar werden. Am Ende des Spatels ist die Epiglottis als Wulst sichtbar. **e** Sicherung des Tubus mit den Fingern gegen versehentliches Herausrutschen. Danach erfolgt die Lagekontrolle zunächst durch Auskultation des Magens und anschließend der beiden Lungen. Falls vorhanden wird eine Kapnometrie angeschlossen und anschließend die Beatmung mit Beatmungsbeutel oder Beatmungsgerät fortgeführt. **f** Das Anlegen einer Mullbindenschlaufe hat sich zur Fixation bewährt, da Pflaster bei Schweiß oder Erbrochenem keinen ausreichenden Halt bietet. **g** Festziehen der Mullbinde unter Einbeziehung eines Guedel-Tubus als Beißschutz. Abschließend erfolgt ein nochmaliges Auskultieren beider Lungen zur Feststellung seitengleicher Ventilationsverhältnisse. (GR)

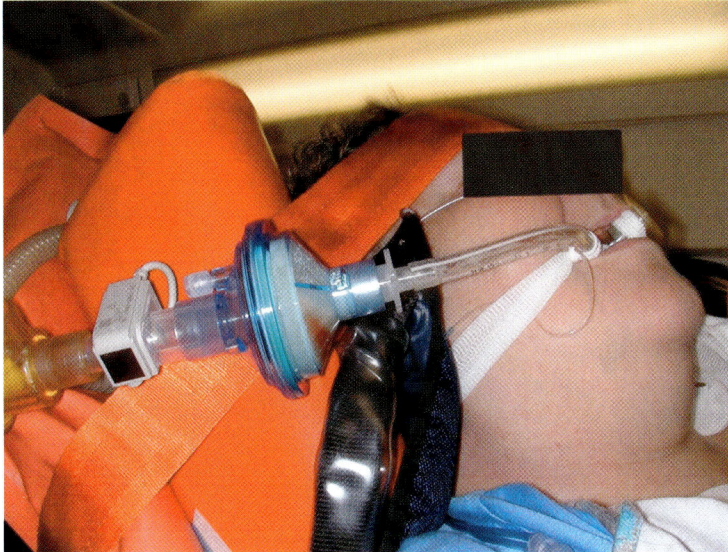

gereinigt. Mit der kontralateralen Gebrauchshand (also bei Rechtshändern links) wird das Laryngoskop unter Vermeidung von Zahnkontakt über die rechte Seite der Zunge in den Mund eingeführt, bis die Epiglottis erscheint. Der Spatel wird dann weiter in die epiglottische Falte vorgeschoben und das Instrument anschließend nach vorn-oben gezogen, bis der Larynxeingang sichtbar wird. Mit der Gebrauchshand wird dann der Endotrachealtubus eingeführt bis die Blockung unter der Stimmritze verschwindet und mit Luft geblockt. Die Beatmung wird über ein dazwischen geschaltetes Kapnometer (falls vorhanden) konnektiert.

Die Lage des Tubus wird durch Auskultation zunächst über dem Magen, anschließend über die beiden oberen sowie die beide unteren Lungenflügel kontrolliert. Danach erfolgt die Fixation des Tubus und die Übernahme an die Beatmung. Schließlich wird die korrekte Lage des Endotrachealtubus nochmals mittels der Auskultation beider Lungenseiten überprüft. Zum Transport sollte der Endotrachealtubus ausreichend fixiert sein. Im Einzelfall ist auch eine Fixation des Kopfes (■ Abb. 6.10) hilfreich.

## Kinderintubation

Zur Intubation bei Kindern werden spezielle Instrumente benötigt: Vorwiegend bei Neugeborenen und Säuglingen werden runde Beatmungsmasken an Säuglingsbeatmungsbeuteln (■ Abb. 6.11) und gerade Laryngoskop-Spatel nach Foregger (■ Abb. 6.12) benutzt. Der Foregger-Spatel wird jedoch nicht (wie zuvor bei der Erwachsenenintubation beschrieben) in die epiglottische Falte vorgeschoben, sondern mit ihm wird die Epiglottis aufgeladen. Einige Zentren präferieren darüber hinaus die nasale Intubation unter Zuhilfenahme einer Magillzange, was jedoch nicht zwingend ist.

Die Technik der Intubation bei Kindern ab dem 1. Lebensjahr (■ Abb. 6.13) entspricht der des Erwachsenen.

**Abb. 6.11.** Material zur Durchführung einer Kleinkinderintubation: Laryngoskop mit verschiedenen Spateln, Absaugkatheter, Mullbinde, Pflaster, Stethoskop, Gleitgel, Endotrachealtuben, Führungsdraht, Wendl- und Guedel-Tuben, ggf. Blockerspitze sowie Kleinkinderbeatmungsbeutel mit verschiedenen Masken. Die runden Masken eignen sich besonderes für sehr kleine Säuglinge. Eine Absaugpumpe ist zusätzlich erforderlich (nicht auf der Abbildung zu sehen). (GR)

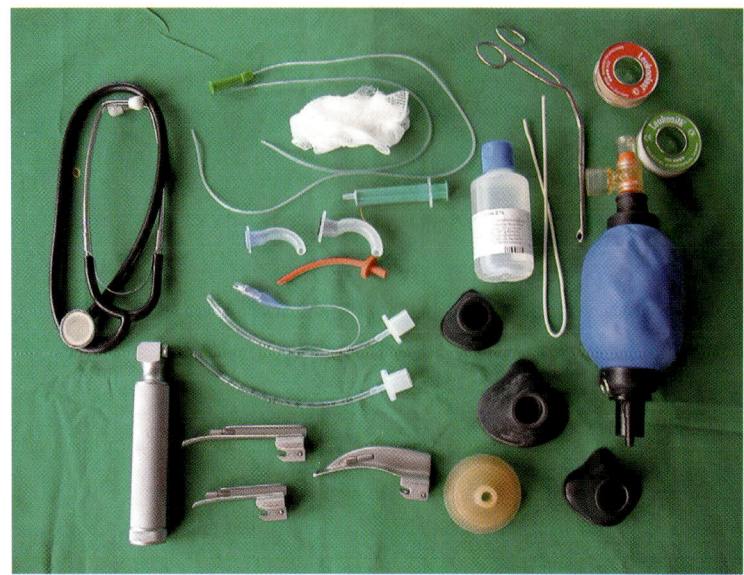

**Abb. 6.12.** Laryngoskop mit verschiedenen Spateln. Rechts oben gerade Spatel nach Foregger für Neugeborene, links Spatel nach Macintosh. (GR)

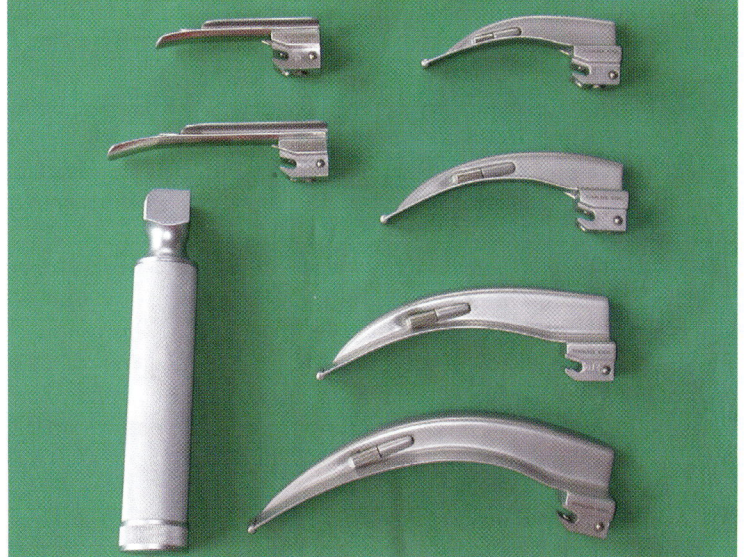

> **Die engste Stelle des Respirationstraktes und damit der entscheidende Unterschied zum Erwachsenen befindet sich subglottisch in Höhe des Ringknorpels und ist somit bei der Intubation nicht sichtbar** (**Abb. 6.14**).

Das Vorschieben des Tubus in die Trachea darf daher nur unter äußerster Vorsicht erfolgen. Im Zweifelsfall muss die Tubusgröße kleiner gewählt werden. Im Handel sind Tabellen erhältlich, die eine Abschätzung der jeweiligen Endotrachealtubusgröße anhand von Alter oder Gewicht zulassen.

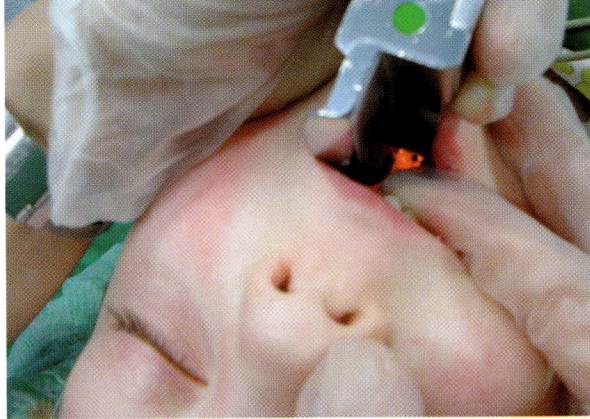

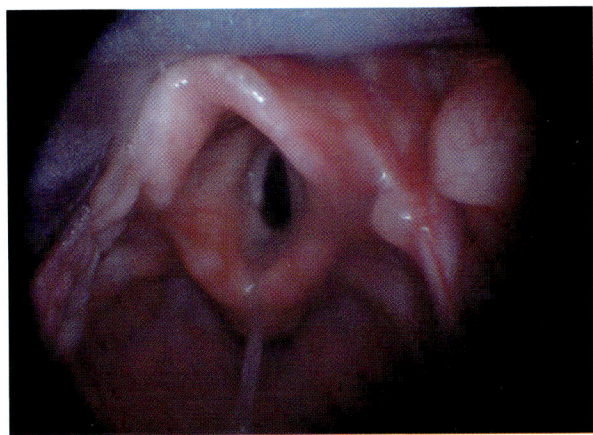

Bei Kindern bis zum 6. Lebensjahr werden bisweilen Endotrachealtuben ohne Blockung (■ Abb. 6.15) eingesetzt. Grund hierfür sind die vulnerable subglottische Stenose (s. oben, ■ Abb. 6.14) und die empfindliche Trachea, die durch die Blockung irreversible Schäden davontragen kann. Jedoch besteht dadurch Aspirationsgefahr. Abhilfe schafft eine Rachentamponade

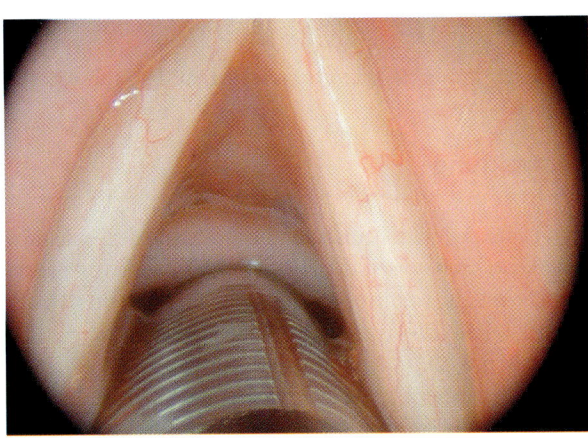

■ **Abb. 6.14.** Physiologische
subglottische Stenose bei
einem 2-jährigen Kind.
(HNO HRO)

**Abb. 6.15.** Neugeborentuben mit und ohne Blockung. (GR)

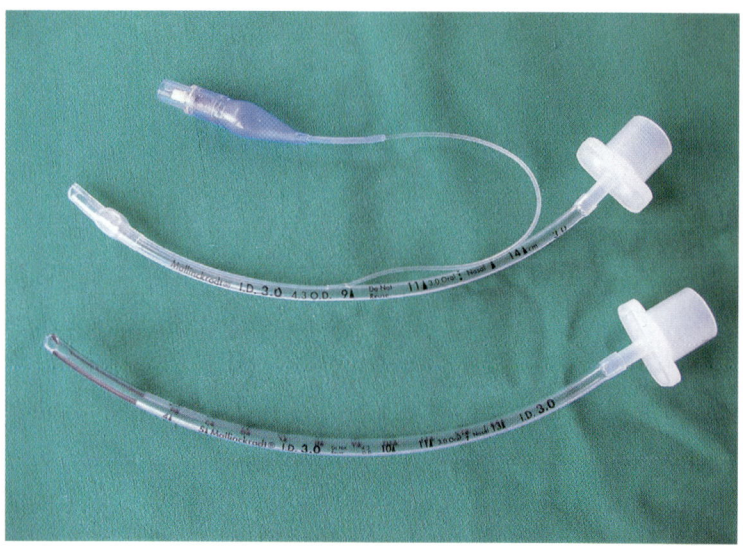

**Abb. 6.16.** Rachentamponade bei einem intubierten Säugling zur Tubusabdichtung und als Aspirationsschutz. (GR)

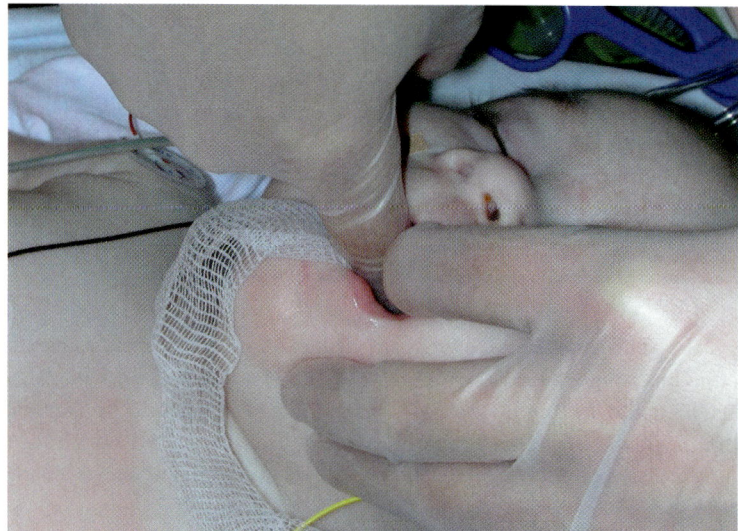

mit einer angefeuchteten Binde (■ Abb. 6.16), die zudem den Tubus gegen eine Leckage abdichtet.

## Aspirationsvermeidung

Zur Vermeidung von einer Aspiration, insbesondere während der Einleitung einer Intubationsnarkose, kann, soweit der Zustand des Patienten es zulässt, der Oberkörper leicht erhöht werden. Zusätzlich kann ein Helfer Druck auf den Ringknorpel (»Krikoid«) gegen die Wirbelsäule hin anwenden (Sellick-Handgriff, ■ Abb. 6.17), um damit den Ösophagus abzudichten. Der Handgriff darf nicht angewendet werden, wenn der Patient erbricht, da ansonsten die Gefahr einer Ösophagusruptur besteht.

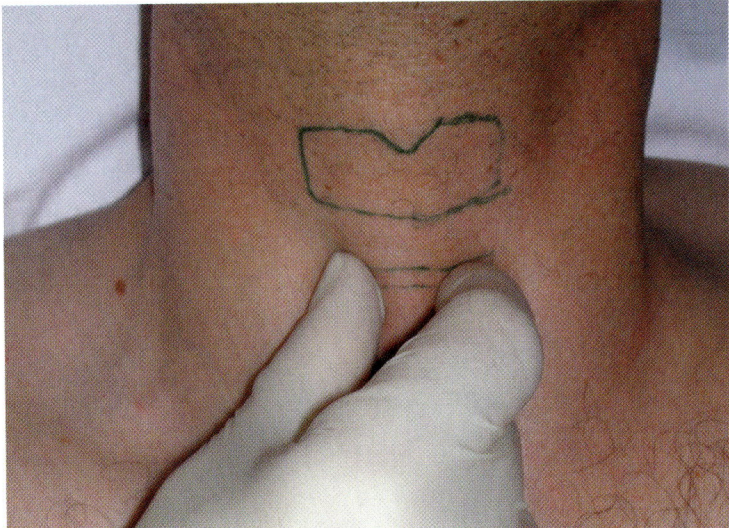

**Abb. 6.17.** Sellick-Handgriff. Durch Drücken des Ringknorpels in Richtung Wirbelsäule bei nichtnüchteren Patienten kann während einer Intubation der Ösophagus abgedichtet und damit das Aspirationsrisiko gesenkt werden. Der Handgriff darf nicht angewandt werden, wenn der Patient aktiv erbricht. (GR)

> ❗ **Cave**
> **Kein Krikoiddruck bei Erbrechen!**

## Die erschwerte Intubation

Die Intubation, die präklinisch nur bei vitaler Indikation durchgeführt wird, kann durch zahlreiche Faktoren erschwert werden. In dieser kritischen Situation sind daher Alternativtechniken unbedingt erforderlich, um die Situation zu beherrschen.

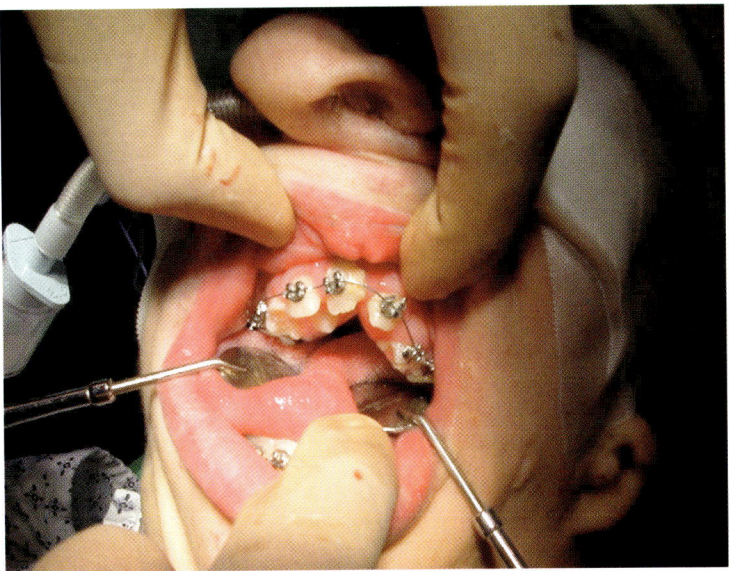

**Abb. 6.18.** Goldhar-Syndrom: Dieses angeborene Syndrom geht mit erheblichen Gesichts- und Kiefermissbildungen einher. Kiefermissbildungen lassen häufig eine erschwerte Intubation erwarten. (GR)

◘ **Abb. 6.19.** Spastische Tetraparese bei einem Kind. Der Hals kann nicht aus der hier gezeigten Achse bewegt werden. Eine Beatmung war mit der Maske möglich, die Intubation wurde fiberoptisch durchgeführt. (GR)

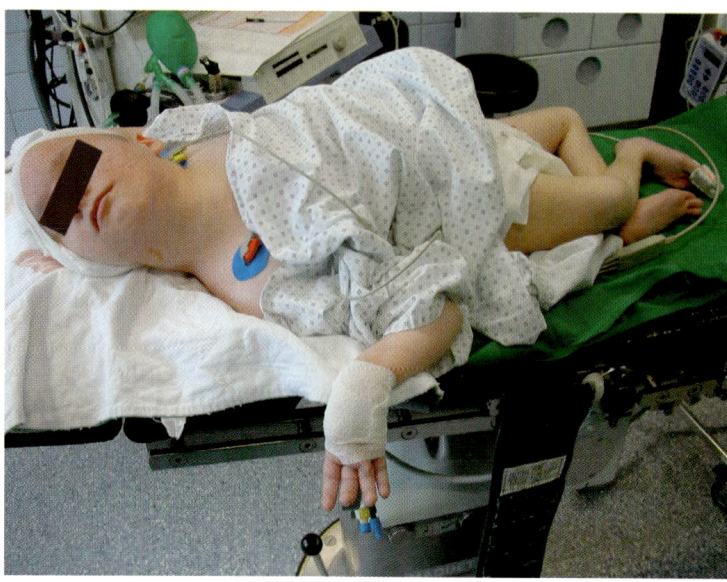

### Hinweise für eine zu erwartende erschwerte Intubation

Es gibt verschiedene Krankheitsbilder, bei denen eine erschwerte Intubation zu erwarten ist oder aber eine Bewegung des Kopfes im Sinne einer Überstreckung zu Schäden führen kann. Hierzu zählen:

- HWS-Verletzungen,
- Missbildungen im Gesichtsbereich,
- Missbildungen Zahnbereich und im Gaumen (◘ Abb. 6.18),
- Deformierungen der Halswirbelsäule, z. B. M. Bechterew,
- spastische Paresen (◘ Abb. 6.19),
- vergrößerte Schilddrüse (◘ Abb. 6.20),

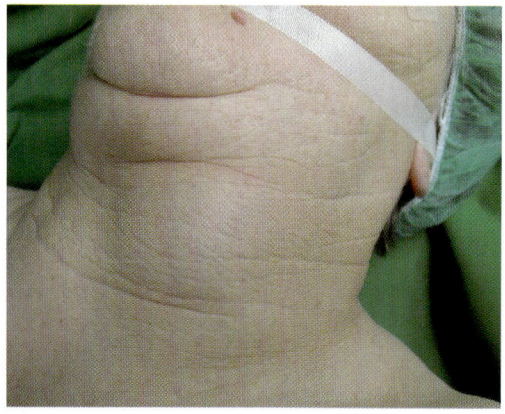

◘ **Abb. 6.20.** Struma: Durch die knotigen Verdickungen der Schilddrüse kann es zu Verschiebungen der Halsweichteile kommen, die eine Intubation erschweren können. (GR)

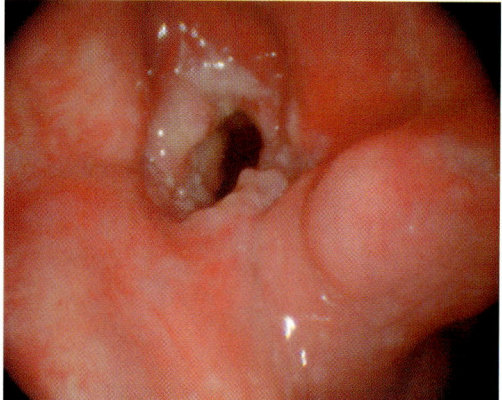

◘ **Abb. 6.21.** Larynxkarzinom: Der Patient klagte über Heiserkeit und Atemnot. Die Stimmbänder sind durch das Karzinom völlig destruiert. Das Lumen des Kehlkopfes ist eingeengt. Der Tubus muss hierbei sehr klein gewählt werden und die Intubation kann tumorbedingt schwierig werden. (HNO HRO)

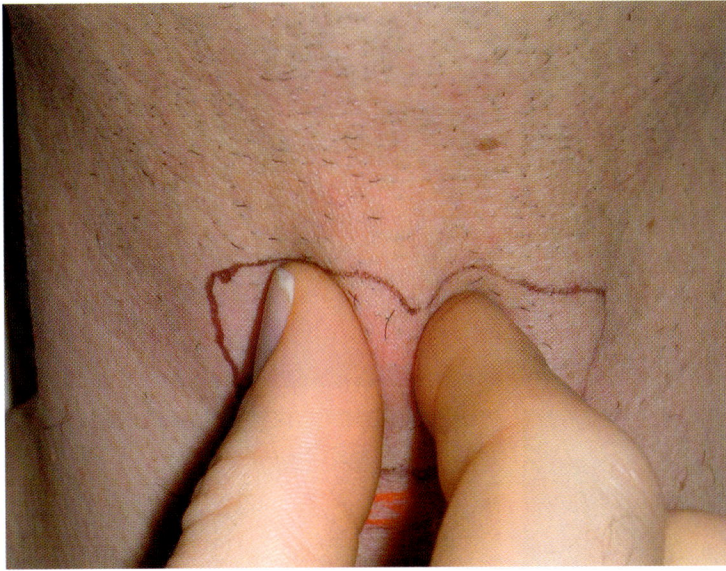

■ **Abb. 6.22.** BURP-Manöver (backwards upwards rightwards pressure). Bei anatomisch erschwerter Intubation kann zur Verbesserung der Sicht auf den Larynx der Kehlkopf nach hinten oben rechts gedrückt werden. (GR)

- kurzer Hals, Doppelkinn, fliehendes Kinn,
- Tumor im Mund- oder Halsbereich (■ Abb. 6.21),
- Zungenschwellungen.

Bei einer zu erwartenden erschwerten Intubation sollten bei der Indikationsstellung Nutzen gegen Schaden gründlich abgewogen werden.

### BURP-Manöver

Gelingt die Einstellung des Larynxeingangs bei der Intubation nicht, so kann ein BURP-Manöver versucht werden. Hierbei wird der Kehlkopf von einem Helfer während der Laryngoskopie durch Druck auf den Schildknorpel (■ Abb. 6.22) nach hinten, oben und rechts (*BURP*: backwards upwards rightwards pressure) gedrückt. Damit kommt der Larynxeingang besser zur Darstellung. Auch eine Positionsveränderung des Kopfes kann zu einer Verbesserung der Sichtverhältnisse beitragen.

### Alternativen zur Intubation bei Schwierigkeiten

Gelingt die Intubation nicht, sei es technisch, anatomisch oder aufgrund des Krankheitsbildes, so muss auf andere Methoden zur Sicherung der Atmung zurückgegriffen werden. Im Rahmen der notfallmedizinischen Tätigkeit müssen daher Spezialtechniken zur Sicherung der Atmung beherrscht und materielle technische Alternativen vorgehalten werden. Alle diese Prozeduren erfordern jedoch ständiges Training, sodass die primäre endotracheale Intubation und eine (Notfall)alternative hierzu schon im Vorfeld ausgewählt werden sollten.

### Larynxmaske

Die einfachste Möglichkeit ist die Maskenbeatmung (s. oben). Eine Larynxmaske (■ Abb. 6.23), vorwiegend in der Klink bei nüchternen Patienten ein-

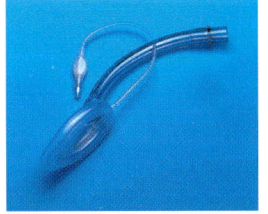

■ **Abb. 6.23.** Larynxmaske. (Fa. pfm AG)

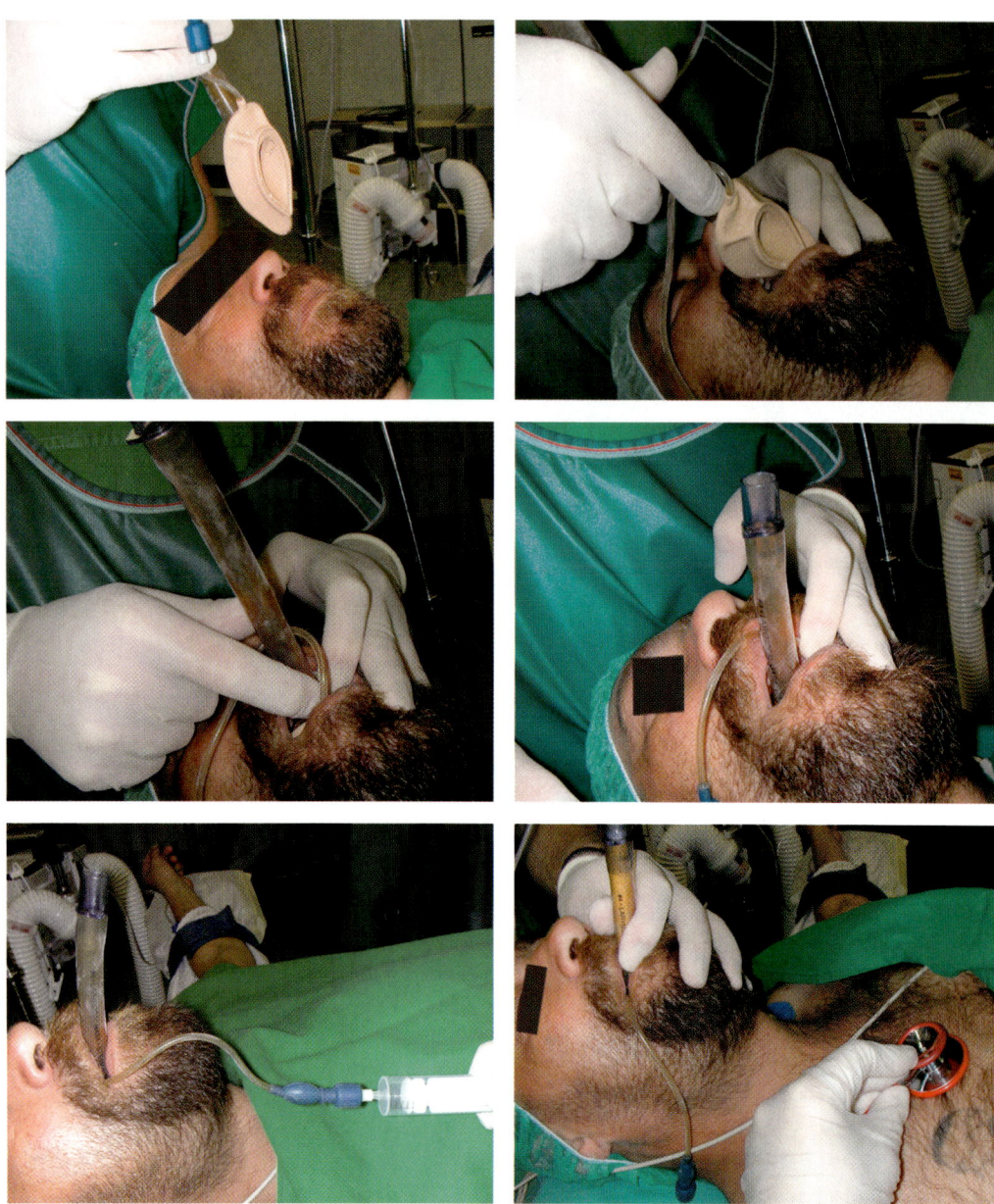

🔲 **Abb. 6.24a–f.** Einlage der Larynxmaske. **a** Die Einlage erfolgt mit der Gebrauchshand. **b** Öffnen des Mundes und Einführen der Maske. **c** Beim Anstoßen der Maske an der Rachenhinterwand ist gelegentlich ein Widerstand zu spüren , der durch Achsenveränderung überwunden werden kann. **d** Nach weiterem Vorschieben gleitet die Maske in die Endposition. **e** Blocken des Cuffs. Die Maske sollte hierbei nicht festgehalten werden, da sich die Lage unter der Blockung den anatomischen Verhältnissen anpasst. **f** Auskultation und Fixation. (GR)

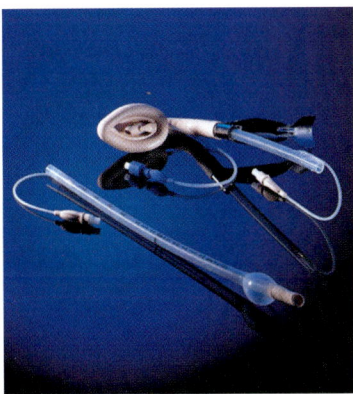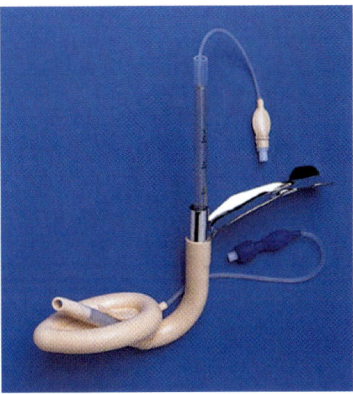

**▫ Abb. 6.25a,b.** Intubationslarynxmaske. **a** Die Komponenten der Intubationslarynxmaske: Larynxmaske und dazu kompatibler Endotrachealtubus. **b** Einführungsdemonstration der Intubationslarynxmaske: Der mitgelieferte Endotrachealtubus wird durch die Larynxmaske hindurch in Richtung Trachea eingeführt. Bei anatomisch korrekter Lage der Larynxmaske zielt der darauf abgestimmte Endotrachealtubus auf die Stimmritze. Nach weiterem vorsichtigem Vorschieben kann der Tubus endotracheal platziert werden. Anschließend wird die Larynxmaske entfernt. (Fa. LMA International Limited)

gesetzt, stellt eine weitere Option dar, bietet jedoch bekanntermaßen keinen Aspirationsschutz.

Zur Einlage wird die Larynxmaske über den Mund eingeführt, bis sich der Maskenanteil über den Larynxeingang gestülpt hat und dann geblockt. Durch die Blockung fügt sich die Maske in die anatomischen Verhältnisse ein. Die Einlage der Maske ist damit einfach, sie neigt jedoch zur Dislokation.

### Intubationslarynxmaske

Die weiterentwickelte Intubationslarynxmaske (▫ Abb. 6.25) stellt eine Alternative dar, erfordert jedoch einige Übung bei der etwas komplizierteren Einlageprozedur. Sie wird zunächst analog zur Larynxmaske eingelegt. Durch die Beatmungsöffnung wird dann ein spezieller Endotrachealtubus eingeführt, der exakt in das Lumen passt. Liegt die Larynxmaske richtig, so kommt der Tubus mittig aus der Maske und zielt damit direkt auf die Stimmritze. Nach weiterem Vorschieben kann der Tubus dann endotracheal platziert werden. Da bei der Einlage des Tubus bisweilen Widerstände auftreten (Reibung im Lumen, Austritt aus der Maske, Eintritt in die Stimmritze), sollte die Einlage klinisch geübt werden, um verfahrensbedingte Widerstände von einer Fehllage der Larynxmaske abzugrenzen. Wenn der Tubus korrekt liegt, wird die Larynxmaske unter Festhalten des Tubus wieder entfernt.

### Larynxtubus und Kombitubus

Weiterhin stehen noch der Larynxtubus und der Kombitubus zur Verfügung, die auch ohne Sicht eingelegt werden können.

Der *Larynxtubus* (▫ Abb. 6.26) verfügt über 2 blockbare Ballons. Der distale Ballon dichtet den Ösophagus ab, während der proximale Ballon im Rachenbereich zum Liegen kommt. Mehrere größere Öffnungen zwischen

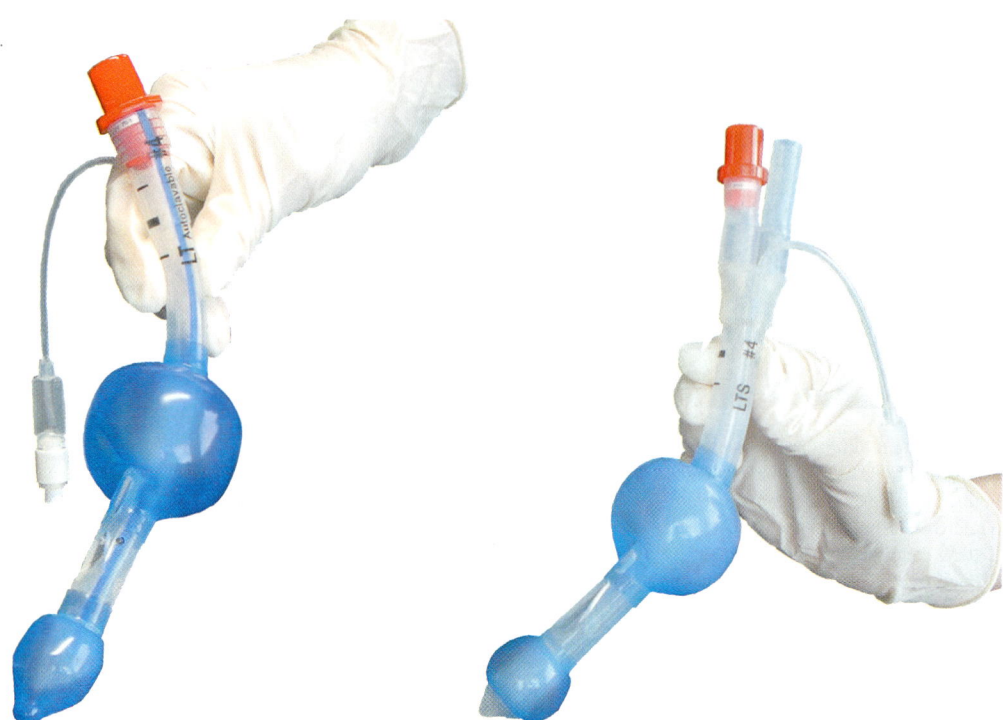

◻ **Abb. 6.26.** Larynxtubus. Der distale Ballon dichtet den Ösophagus ab, während der proximale Ballon im Rachenbereich zum Liegen kommt. Mehrere größere Öffnungen zwischen den beiden Ballons machen die Beatmung möglich. (Fa. VBM Medizintechnik)

◻ **Abb. 6.27.** Kombitubus. Der Tubus besitzt eine distale Öffnung und mehrere größere Öffnungen zwischen beiden Ballons. Die beiden Öffnungsorte münden in separate Tuben, die miteinander verschweißt sind. Damit kann durch die jeweilige Öffnung beatmet werden. (Fa. VBM Medizintechnik)

den beiden Ballons machen die Beatmung möglich. Es besteht jedoch kein sicherer Aspirationsschutz.

Der *Kombitubus* (◻ Abb. 6.27) besitzt 2 blockbare Ballons mit einer distalen Öffnung und mehreren größeren Öffnungen zwischen beiden Ballons. Die beiden Öffnungsorte münden in separate Tuben, die miteinander verschweißt sind. Damit kann durch die jeweilige Öffnung beatmet werden, je nach dem, ob die Tubusspitze ösophageal oder tracheal liegt. Bei trachealer Lage besteht durch die Blockung Aspirationsschutz, bei ösophagealer Lage durch die dortige kleine Blockung nur bedingt.

### Retrograde Intubation

Besteht die zwingende Notwendigkeit zu einer endotrachealen Intubation bei anatomischen Schwierigkeiten, so kann die retrograde Intubation angewandt werden. Zur Durchführung werden neben dem üblichen Intubationszubehör ein Seldinger-Draht, ein Dreiwegehahn, eine große Venenverweilkanüle und eine darauf aufgesetzte Spritze benötigt (◻ Abb. 6.28).

Zunächst wird das Lig. conicum zwischen Schild- und Ringknorpel aufgesucht (◻ Abb. 6.29). Es folgt die Perforation mit einer Venenverweilkanüle und aufgesetzter Spritze (◻ Abb. 6.30). Bei korrekter Lage ist Luftaspiration ohne Widerstand möglich. Danach wird ein Seldinger-Drahtes in die Ve

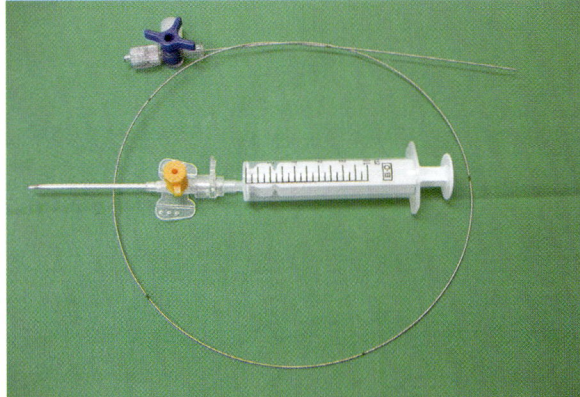

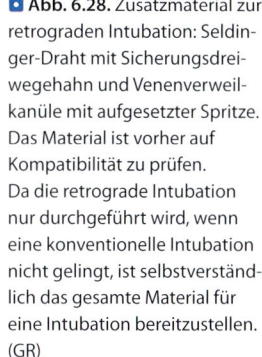

▣ **Abb. 6.28.** Zusatzmaterial zur retrograden Intubation: Seldinger-Draht mit Sicherungsdreiwegehahn und Venenverweilkanüle mit aufgesetzter Spritze. Das Material ist vorher auf Kompatibilität zu prüfen.
Da die retrograde Intubation nur durchgeführt wird, wenn eine konventionelle Intubation nicht gelingt, ist selbstverständlich das gesamte Material für eine Intubation bereitzustellen. (GR)

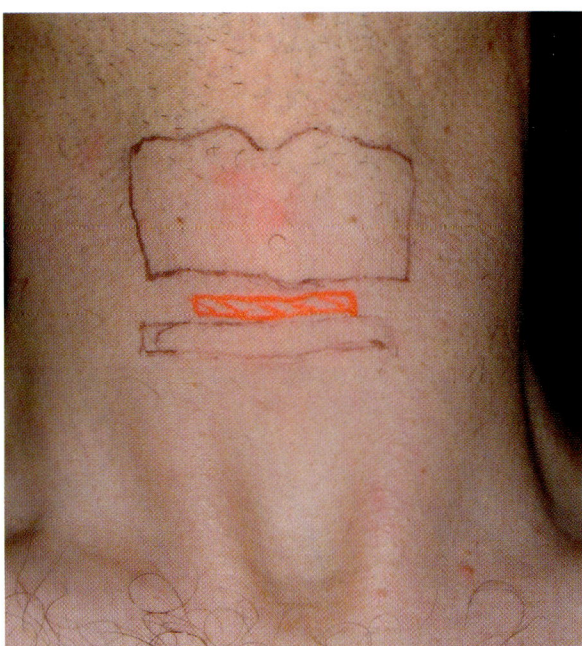

▣ **Abb. 6.29.** Anatomie des Kehlkopfes. Die obere äußere Grenze (*schwarz*) projiziert den Schildknorpel, die untere den Ringknorpel (*ebenfalls schwarz*). Beide Knorpel sind in der Mitte durch das Lig. cricothyroideum verbunden, das seitlich jeweils in den Conus elasticus ausläuft. In dieser Region (*rot schraffiert*) erfolgt der Notfallzugang zum Respirationstrakt. Der Eingriff wird deshalb als Koniotomie bezeichnet. (GR)

nenverweilkanüle eingeführt. Das Ende des Drahtes sollte mit einem Dreiwegehahn gegen versehentliches Durchziehen gesichert werden. Die Spitze des Seldinger-Drahtes wird mit der Magill-Zange im Rachen ergriffen und herausgezogen. Anschließend wird der Tubus über den Seldinger-Draht aufgefädelt (▣ Abb. 6.30).

Der Tubus sollte im Durchmesser nicht zu groß gewählt werden, damit er optimal durch die Stimmritze gleiten kann. Danach wird der Tubus bis zum Widerstand, ggf. unter laryngoskopischer Sicht, vorgeschoben (▣ Abb. 6.30). Beim Spüren eines federnden Widerstandes liegt die Tubusspitze am Eintrittsort des Seldinger-Drahtes durch das Lig. conicum. Jetzt wird der Draht entfernt und der Tubus gleichzeitig vorgeschoben. Es schließt sich die übliche Lageüberprüfung und Tubusfixation an (▣ Abb. 6.30).

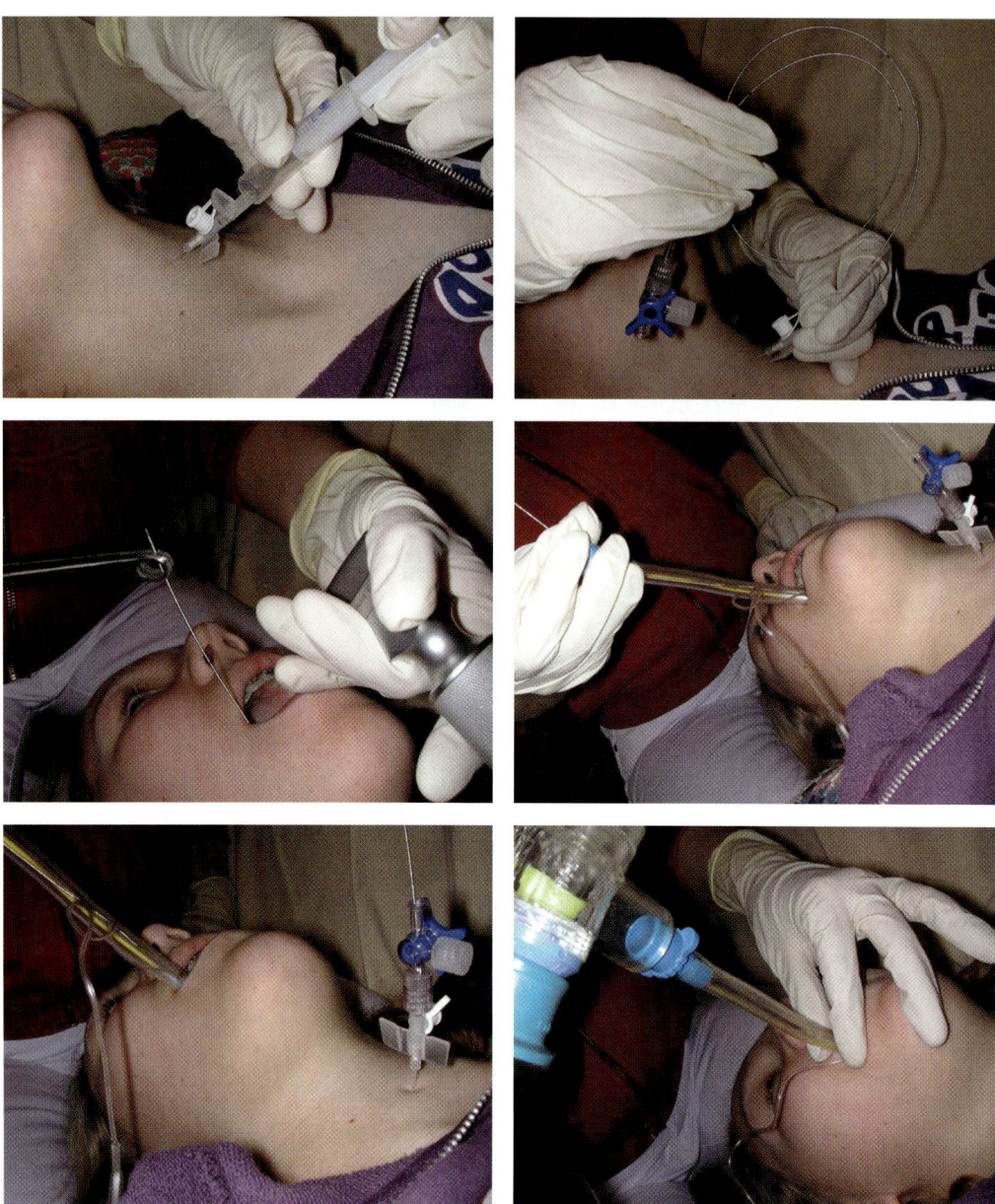

◘ **Abb. 6.30a–f.** Retrograde Intubation. **a** Perforation des Lig. cricothyroideum mit der Venenverweilkanüle und aufgesetzten Spritze. Luftaspiration ist ohne Widerstand möglich. **b** Einbringen des Seldinger-Drahtes in die Venenverweilkanüle. Das distale Ende des Drahtes ist mit einem Dreiwegehahn gegen versehentliches Hineinziehen in die Trachea gesichert. Als Seldinger-Draht dient hier ein 70 cm langer Draht eines Venenverweilkatheters, der von verschiedenen Herstellern in unterschiedlichen Größen separat angeboten wird. **c** Ergreifen und Herausziehen des Seldinger-Drahtes mit der Magill-Zange. **d** Einfädeln des Tubus über den Seldinger-Draht. Der Tubus sollte nicht zu groß im Durchmesser gewählt werden. Der Dreiwegehahn verhindert einen Durchzug. Danach wird der Tubus bis zum Widerstand, ggf. unter laryngoskopischer Sicht, vorgeschoben. Beim Spüren des Widerstandes liegt die Tubusspitze am Eintrittsort des Seldingerdrahtes in das Lig. cricothyroideum. **e** Vorschieben des Tubus, bis ein federnder Widerstand zu spüren ist. **f** Rückzug des Drahtes und Vorschieben des Tubus, anschließend Sicherung des Tubus mit 2 Fingern und Anschluss der Beamtung. Es folgt die Auskultation zur Feststellung der endobronchialen Tubuslage, anschließend die Fixation und – sofern vorhanden – Konnektion der Kapnometrie ($CO_2$-Testung). (GR)

Vor der Durchführung einer retrograden Intubation muss das Material überprüft werden, da die Dicke der Venenverweilkanüle, Länge und Dicke des Drahtes und Länge des Tubus aufeinander abgestimmt sein müssen.

### Endoskopie

In manchen Rettungsdienstbereichen mit primär klinisch-anästhesiologischer Besetzung der ärztlichen Rettungsmittel werden neuerdings tragbare,

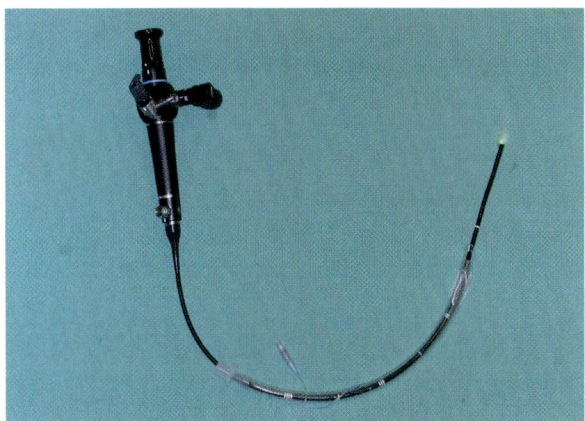

◻ **Abb. 6.31.** Batteriebetriebenes fiberoptisches Endoskop mit aufgefädeltem Endotrachealtubus (GR)

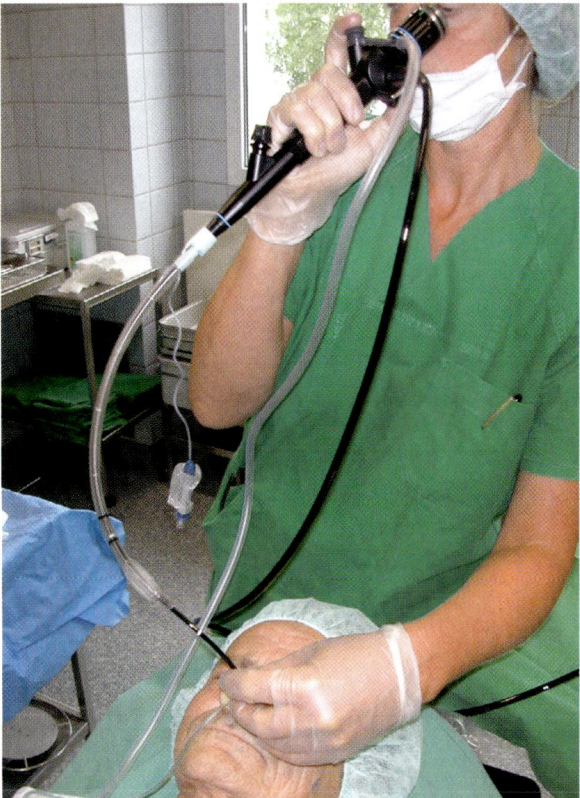

◻ **Abb. 6.32.** Fiberoptische Intubation (stationär) mit aufgezogenem Endotrachealtubus. (GR)

batteriebetriebene fiberoptische Endoskope (■ Abb. 6.31) mitgeführt, die eine primäre fiberoptische Intubation (■ Abb. 6.32) am Einsatzort gewährleisten. Hauptindikationen sind erschwerte Intubationen und HWS-Verletzungen. Die Geräte sind jedoch sehr teuer und bei unvorsichtigem Umgang ausgesprochen anfällig.

## Koniotomie

Sollte ein Zugang zu den Atemwegen nicht über den Gesichtsbereich erfolgen können, so besteht die Möglichkeit eines primär perkutanen Zugangs zu

■ **Abb. 6.33a–c.** Simulierte Notfallkoniotomie mit der Quicktrach-Kanüle. **a** Quicktrach-Kanüle. **b** Punktion des Lig. conicum. **c** Anschluss der Kanüle an einen Beatmungsbeutel über eine Verlängerung (»Gänsegurgel«) und Fixation der Kanüle mit einem mitgelieferten Bändchen. Durch die geringe Größe der Trachealkanüle und die fehlende Blockung ist jedoch kein Schutz vor einer möglichen Aspiration gegeben. (Fa. VBM Medizintechnik)

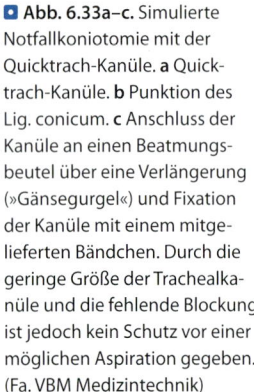
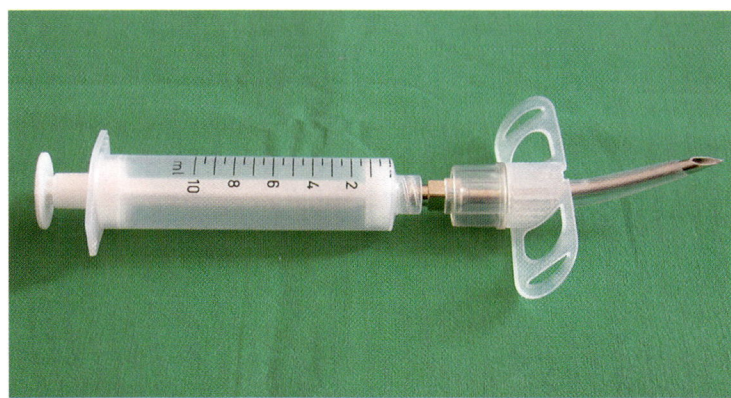
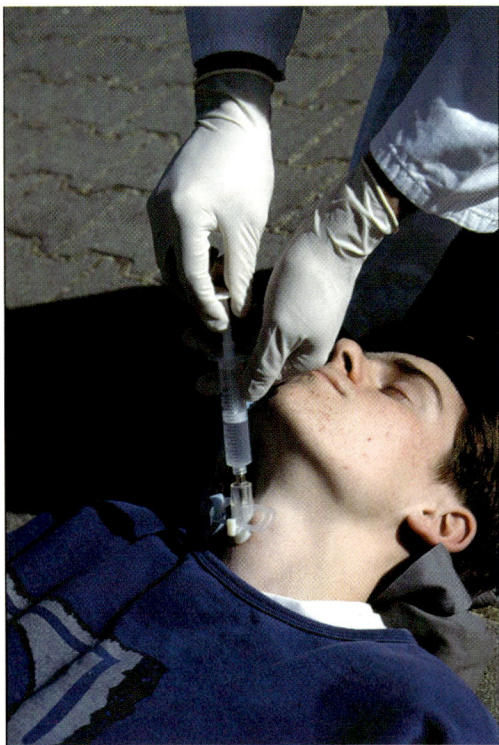
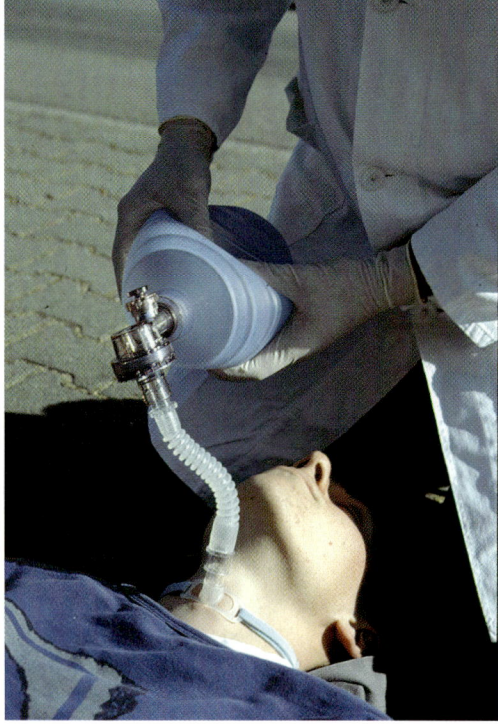

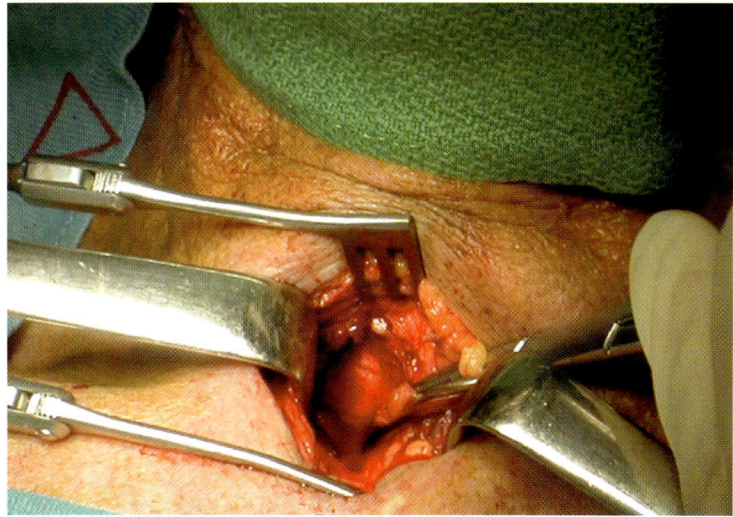

**Abb. 6.34.** Darstellung des Operationsgebietes während der Anlage eines Tracheostomas. Die Luftröhre ist bereits eröffnet und wird mit einer Pinzette offen gehalten. Es ist erkennbar, dass die Trachea sehr tief im Hals liegt und es damit zu Verletzungen von größeren Blutgefäßen kommen kann. Deshalb sollte bei einer Lebensbedrohung präklinisch die Koniotomie der Tracheotomie vorgezogen werde. (GR)

den Luftwegen durch eine Koniotomie. Hierbei wird das Lig. conicum zwischen Ring- und Schildknorpel (■ Abb. 6.29) als Zugangsort benutzt, da sich hier die oberflächlichste Stelle des inneren Atemtraktes befindet. Das Ligament kann entweder mit mehreren großlumigen (Venenverweil)kanülen gespickt (koniotomische Spickung) oder aber mittels Skalpell eröffnet werden. Durch den Schnitt wird anschließend ein kleiner Kinderendotrachealtubus eingeführt und geblockt. Ferner gibt es kommerzielle Punktionskanülen (■ Abb. 6.33), die jedoch keinen Aspirationsschutz bieten.

Eine Tracheotomie (■ Abb. 6.34) ist präklinisch nicht indiziert, da die Trachea zu tief im Halsgewebe liegt und eine lebensbedrohliche Schilddrüsenblutung ausgelöst werden kann, zumal durch die Koniotomie eine sehr gute Alternative zur Verfügung steht.

## Tracheostomakanülenwechsel

Gelegentlich kann der Wechsel einer Tracheostomakanüle (»Trachealkanüle«, ■ Abb. 6.35) erforderlich werden. Gelingt der Wechsel nicht oder aber es besteht nicht ausreichende Sicherheit, ob die Kanüle wieder eingesetzt werden kann, so kann der Wechsel über einen Guide erfolgen; es gibt hierfür kommerzielle Produkte. Falls ein solches nicht vorhanden ist, kann als Ersatz ein abgeschnittener Absaugkatheter verwendet werden.

Der Katheter wird dann über die liegende Kanüle eingeführt (■ Abb. 6.36), anschließend die Kanüle hierüber entfernt. Ist die Tracheostomakanüle beim Eintreffen bereits entfernt, kann auch nur mit dem Absaugkatheter (ohne Konnektor!) die Trachea sondiert werden. Die Patienten reagieren hierbei häufig mit Husten. Der Guide muss dabei festgehalten werden, damit er durch den Atemstoß nicht dislozieren kann. Anschließend wird über den Katheter die neue Kanüle aufgefädelt (■ Abb. 6.36) und hineingeschoben. Es tritt ebenfalls Hustenreiz auf. Die neu platzierte Kanüle wird nun noch mit dem beigefügten Bändchen um den Hals fixiert und

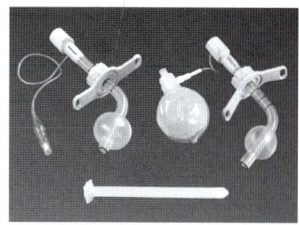

**Abb. 6.35.** Verschiedene Tracheostomakanülen. (GR)

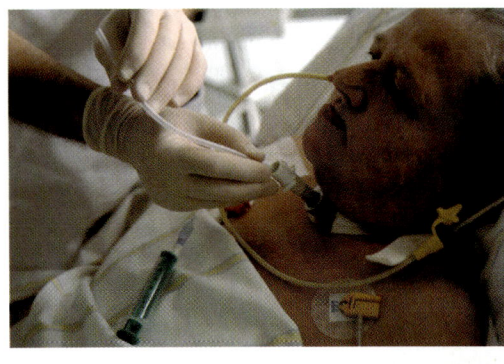
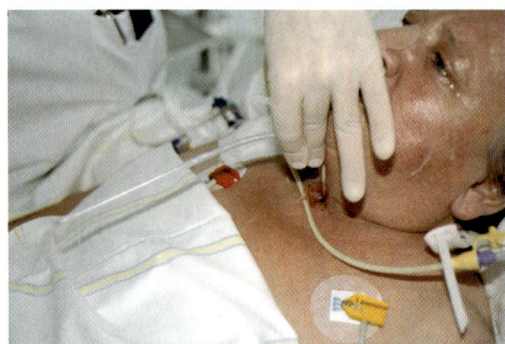
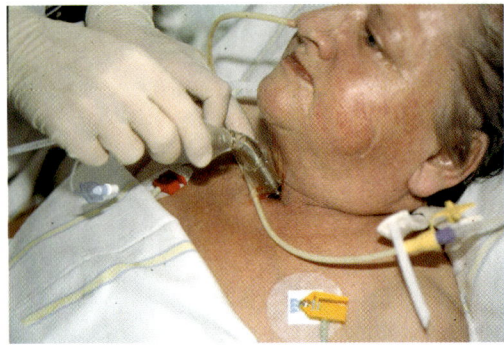
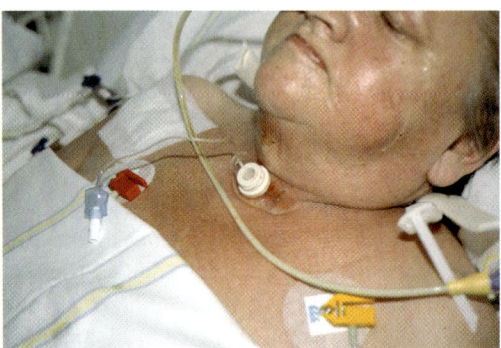
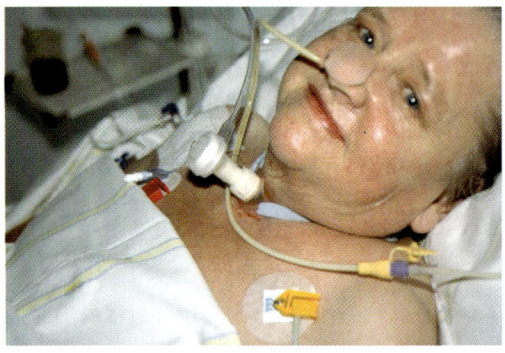

■ **Abb. 6.36a–e.** Tracheostomakanülenwechsel in der Guidetechnik. **a** Einführen eines sterilen Absaugkatheters, von dem zuvor der Ansatzkonnektor abgeschnitten wurde. **b** Entfernung der alten Tracheostomakanüle über den liegenden Absaugkatheter. Der Katheter steckt im freien Tracheallumen. Bei bereits entfernter Tracheostomakanüle kann auch nur mit dem Absaugkatheter (ohne Konnektor!) die Trachea sondiert werden. Üblicherweise wird hierbei ein Hustenreiz ausgelöst. Der Guide muss dabei festgehalten werden, damit er durch den Atemstoß nicht dislozieren kann. **c** Einführen der neuen Tracheostomakanüle über den liegenden Absaugkatheter. Es tritt ebenfalls Hustenreiz auf. **d** Eingelegte Tracheostomakanüle. **e** Mit Bändchen fixierte Tracheostomakanüle. Die aufsitzende »Feuchte Nase« (Schaumstoffaufsatz) dient der Anfeuchtung der Luft. Sie hat zusätzlich einen $O_2$-Anschluss. (GR)

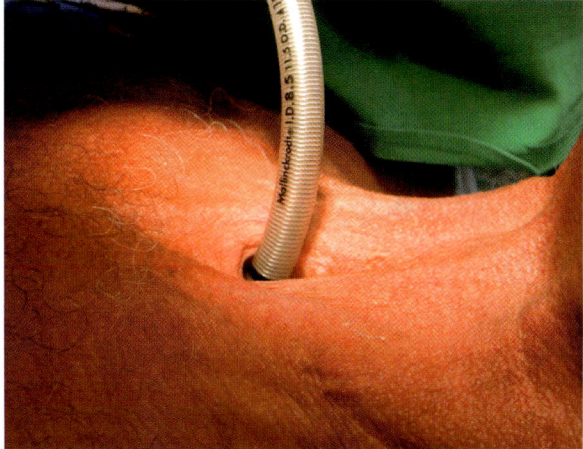

◨ **Abb. 6.37.** Falls keine Tracheostomakanüle zur Verfügung steht, kann ein Endotrachealtubus verwendet werden. (GR)

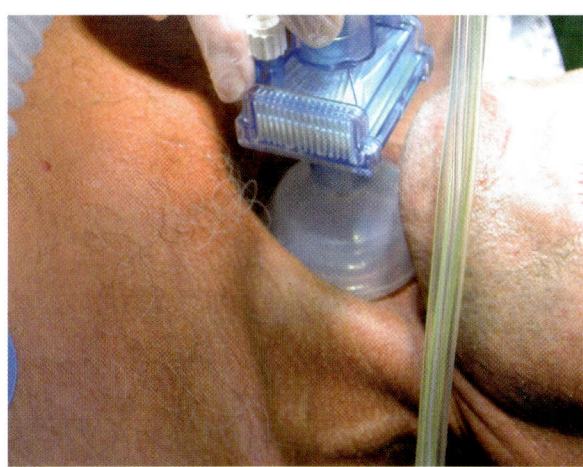

◨ **Abb. 6.38.** Im Falle des Scheiterns einer Intubation des Tracheostomas kann eine Neugeborenmaske auf den Beatmungsbeutel gesetzt werden, die durch ihre Form die Öffnung abdichtet. Im Einzelfall müssen hierbei Nase und Mund abgedichtet werden, da ansonsten hierüber die Beatmungsluft entweicht. (GR)

ggf. an eine »Feuchte Nase« (Schaumstoffaufsatz zur Anfeuchtung der Luft, ◨ Abb. 6.36) oder ein Beatmungsgerät angeschlossen.

Ein Endotrachealtubus kann eine Trachelkanüle ersetzen (◨ Abb. 6.37), falls keine solche als Ersatz zur Verfügung steht. Gelingt der Wechsel nicht, so kann zur Beatmung eine runde Neugeborernenbeatmungsmaske (◨ Abb. 6.38) verwendet werden, die durch ihre Form die Trachealöffnung abdichtet, jedoch müssen dabei im Einzelfall Mund- und Nasenöffnung gegen das Entweichen von Luft abgedichtet werden.

## Pleurapunktion und -drainage

Bei Thoraxtraumen oder Platzen einer präformierten Lungenblase kann sich ein (Hämato)pneumothorax entwickeln. Unter ungünstigen Umständen bildet sich dabei durch einen Ventilmechanismus ein Spannungspneumothorax aus, bei dem mit jedem Atemzug Luft in den Pleuraspalt gedrückt

**6**

**Abb. 6.39.** Punktion des
2. Interkostalraumes in der
Medioklavikularlinie zur Entlastung eines Spannungspneumothorax. (ND Bü)

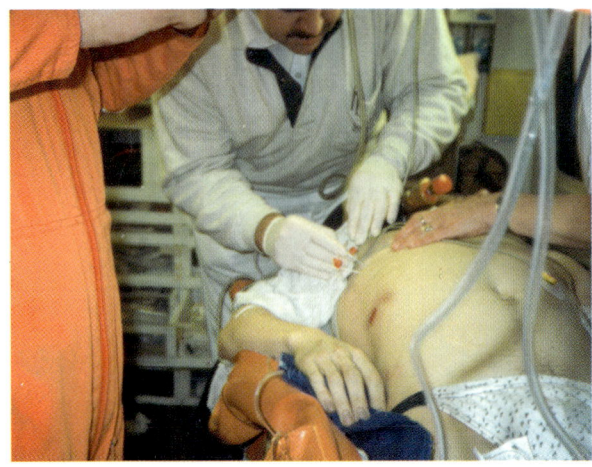

**Abb. 6.40.** Material für eine
Thoraxdrainage: Thoraxdrai-
nage, Ventil, Sekretbeutel,
Verbindungsstück, Klemme,
Spritzen, Kanülen, Skalpell, Tup-
fer, Platten und Nähte. (GR)

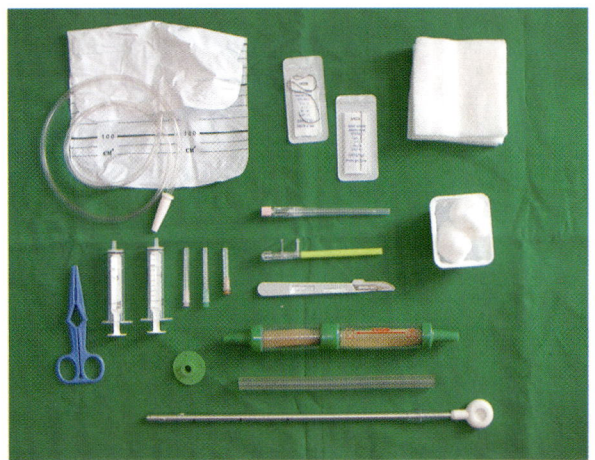

**Abb. 6.41.** Markierung
des 2. Interkostalraumes,
Medioklavikularlinie, zur
Entlastungspunktion eines
Spannungspneumothorax und
des 4. Interkostalraumes, vorde-
re Axillarlinie, dem Zugangsort
für die Anlage einer Pleuradrainage. (GR)

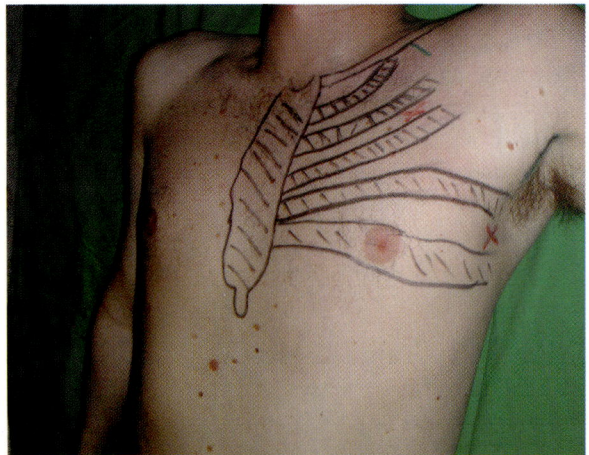

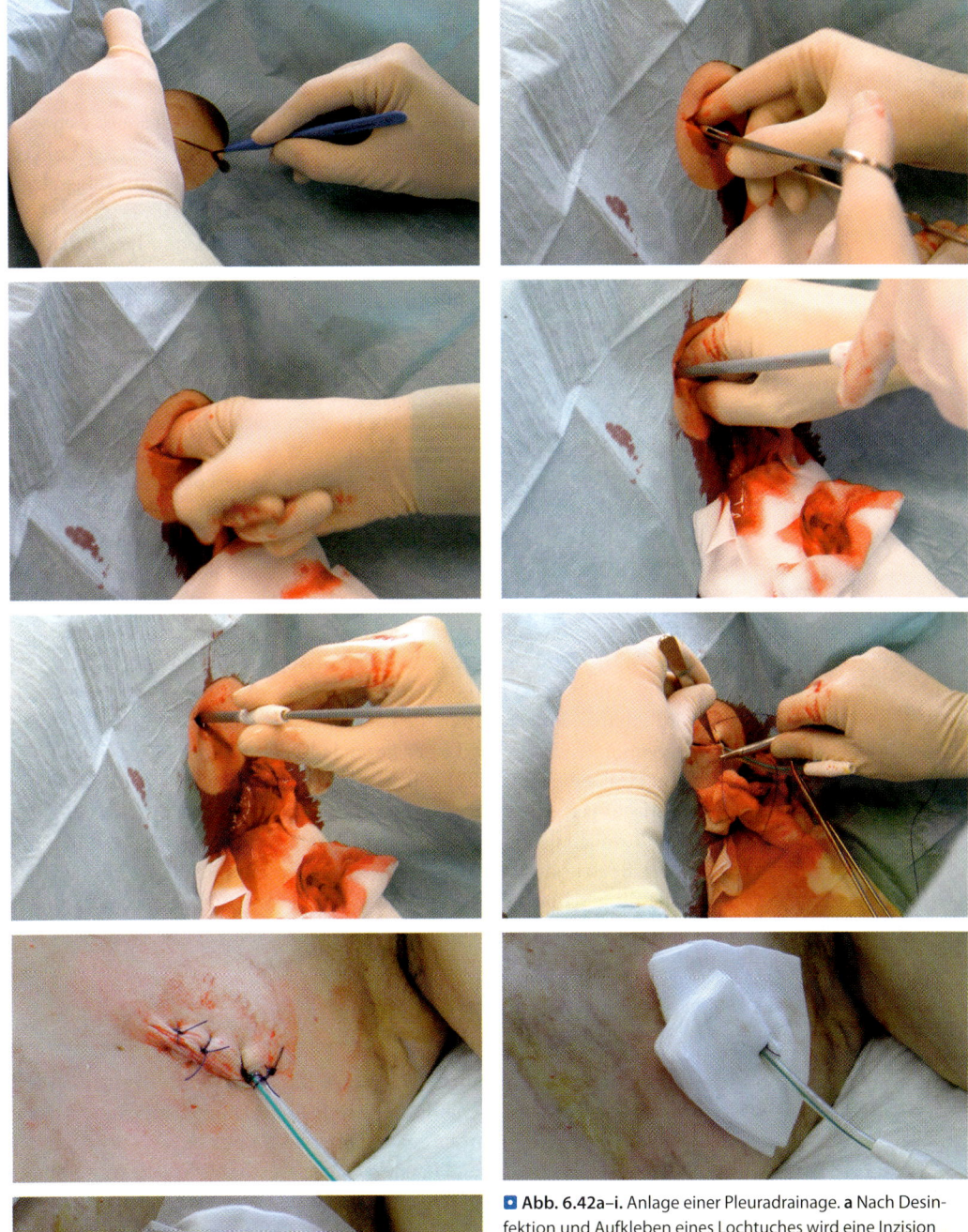

**◘ Abb. 6.42a–i.** Anlage einer Pleuradrainage. **a** Nach Desinfektion und Aufkleben eines Lochtuches wird eine Inzision parallel zur Rippe durchgeführt. **b** Spreizen der Interkostalmuskulatur am Rippenoberrand mit der Präparierschere. **c** Stumpfes Perforieren der Pleura mit dem Finger. **d** Einlage der Drainage auf dem Finger. **e** Rückzug des Trokars. Die Drainage kann in dieser Technik auch ohne Trokar gelegt werden. **f** Tabaksbeutel- oder alternativ U-Naht. **g** Abdichten der Drainage mit Nähten und Konnektion mit Beutel oder Absaugung. **h** Verband mit geschlitzten Platten. **i** Fixation der Wunde mit Klebeflies. (GR)

wird, die nicht mehr entweichen kann. Der dadurch entstehende Überdruck führt zu einer Verschiebung der mediastinalen Organe mit Abscherung der zuführenden Gefäße. Dieser Zustand kann ohne sofortige Entlastung innerhalb kürzester Zeit zum Tod führen.

Zur Akutentlastung muss der Überdruck im Pleuraspalt abgelassen werden. Am schnellsten gelingt dieses mit 1–3 dicken Venenverweilkanülen evtl. unter vorheriger Lokalanästhesie. Die Punktion erfolgt mit aufgesetzter Spritze im 2. Interkostalraum (ICR) in der Medioklavikularlinie (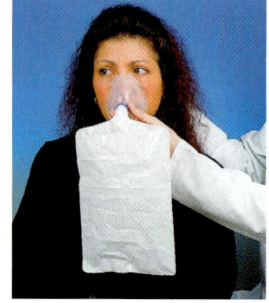 Abb. 6.39, s. auch ◘ Abb. 6.41). Die Verweilkanüle sollte möglichst am Rippenoberrand eingestochen werden, da am Rippenunterrand die Interkostalnerven verlaufen und die Punktion damit sehr schmerzhaft sein kann. Aspiration von Luft bei leichtgängigem Spritzenstempel ist ein Hinweis für die korrekte Lage. Nach Entfernen des Mandrins entweicht bei entsprechendem Überdruck die Luft hörbar.

Zur Anlage einer Pleuradrainage werden kommerzielle Sets angeboten, die alle benötigten Materialien enthalten (◘ Abb. 6.40). Die Einlage erfolgt unter sterilen Kautelen und vorzugsweise im 4. Interkostalraum in der vorderen Axillarlinie (VAL, ◘ Abb. 6.41). Bei wachen Patienten muss der Eingriff in Lokalanästhesie erfolgen.

Nach Markierung der Punktionsstelle wird die Region mit Desinfektionsmittel abgewaschen und steril abgedeckt. Anschließend erfolgt eine Inzision mit dem Skalpell parallel zu den Rippen (◘ Abb. 6.42). Mit der Präparierschere wird nun die Interkostalmuskulatur am Rippenoberrand gespreizt, da am Unterrand die Interkostalgefäße und -nerven liegen. Danach wird mit dem Finger stumpf die Pleura perforiert und auf Organstrukturen ausgetastet. Die auf dem Finger liegende Thoraxdrainage wird nun in den Pleuraspalt eingelegt. Falls die Drainage mit einem Trokar (Stahlseele in der Drainage) gelegt wurde, wird dieser nun entfernt. Anschließend wird die Wunde mit einer Tabaksbeutel- oder U-Naht vernäht, verschlossen und mit einem Beutel oder einer Saugung verbunden. Zum Schluss wird die Drainage mit geschlitzten sterilen Platten abgedeckt und mit Klebeflies fixiert (◘ Abb. 6.42).

## Rückatmung bei Hyperventilation

Im Falle einer Hyperventilation kann eine Rückatmung erforderlich werden, da ein Abfall des $CO_2$ eine Hyperventilationstetanie auslösen kann. Eine Erhöhung der $CO_2$–Konzentration kann durch Rezirkulation der Atemluft herbeigeführt werden. Eine handelsübliche Plastiktüte schafft hier Abhilfe, falls keine kommerziellen Produkte (◘ Abb. 6.43) zur Verfügung stehen.

◘ **Abb. 6.43.** Kommerzielle Maske zur $CO_2$-Rückatmung bei Hyperventilation. (Fa. Söhngen)

# Maßnahmen zur Erhaltung und Wiederherstellung des Kreislaufes

Die wichtigsten Maßnahmen zur Erhaltung und Wiederherstellung des Kreislaufes sind Blutstillung, Infusionsgabe und kardiopulmonale Reanimation (CPR). Pharmakotherapie und Volumensubstitution sollen in diesen Zusammenhang unberücksichtigt bleiben, obwohl sie wichtige Säulen der Therapie darstellen.

## Hypovolämie

Der Kreislauf kann durch verschiedene Ursachen gefährdet sein. Die *Leitsymptome* hierfür sind:
- Hypotonie und
- Tachykardie.

Eine Tachykardie tritt auf, wenn das Herz versucht, über einen Frequenzanstieg das Herzzeitvolumen aufrecht zu erhalten. Hypotonie und Tachykardie sind die Maßparameter zur Einschätzung, ob es sich um einen Schock handelt. Wichtig ist hierbei die Unterscheidung einer hypovolämen von einer normovolämen Kreislaufsituation.

Zu den *hypovolämen Notfällen* zählen:
- Blutungen,
- Orthostase,
- Exsikkose,
- bestimmte Formen der Anaphylaxie (Urtikaria),
- Verbrennungen,
- Stoffwechselerkrankungen (Coma diabeticum),
- Hyperthermie,
- Sepsis.

Diese Zustände benötigen neben der jeweiligen speziellen Therapie Flüssigkeit. Die Flüssigkeit kann in Form von Blut (Autotransfusion durch Anheben der Beine oder Schocklagerung, ▸ Kap. 11) und in Form von Infusionslösungen bereitgestellt werden. Blutkomponenten stehen präklinisch nicht zur Verfügung und sollen daher hiermit nur am Rande erwähnt bleiben.

## Blutungen

Bei den Blutungen steht die Blutstillung, insofern überhaupt möglich, im Vordergrund. Daher werden akute Blutungen in präklinisch stillbare und präklinisch unstillbare Blutungen eingeteilt. Stillbare Blutung sind in der Regel oberflächlich gelegen und damit gut zugänglich. Zusätzlich werden venöse von arteriellen Blutungen unterschieden.

Die schnellste Maßnahme bei arteriellen Blutungen ist das Abdrücken der herznäheren versorgenden Arterie. Bei fast allen oberflächlichen Wunden führt ein Druckverband zur passageren Blutstillung. Wenn die Wunde an einer Extremität durch Erstmaßnahmen bereits mit Verbandmaterial o. ä. unter Druck gehalten wird, kann eine Wundinspektion auch in Manschettenabbindung (◘ Abb. 7.1) vorgenommen werden.

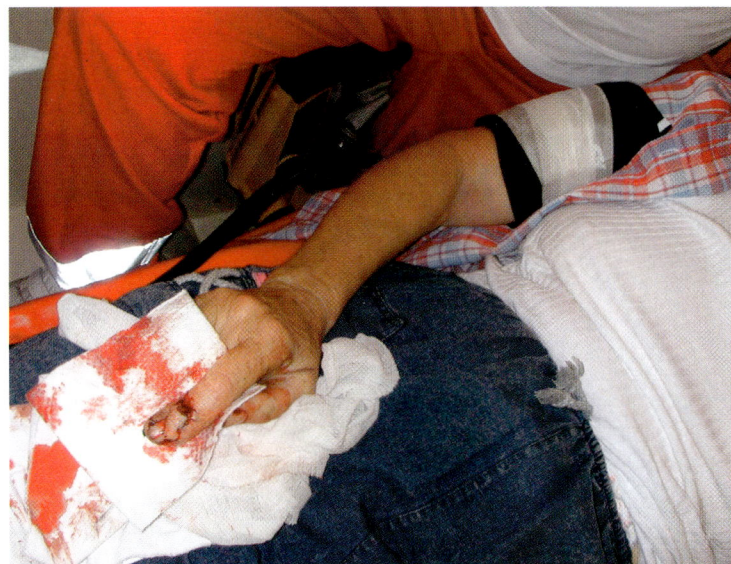

**Abb. 7.1.** Blutdruckmanschettenabbindung zur Inspektion einer Fingeramputationsverletzung nach Rasenmäherunfall. Die Manschette des Blutdruckmessgerätes muss mit einem zirkulären Pflasterstreifen gesichert werden. Der Druck sollte mindestens 50 mmHg über dem systolischen Blutdruck liegen. Die Abbindung sollte nur kurz dauern. (GR)

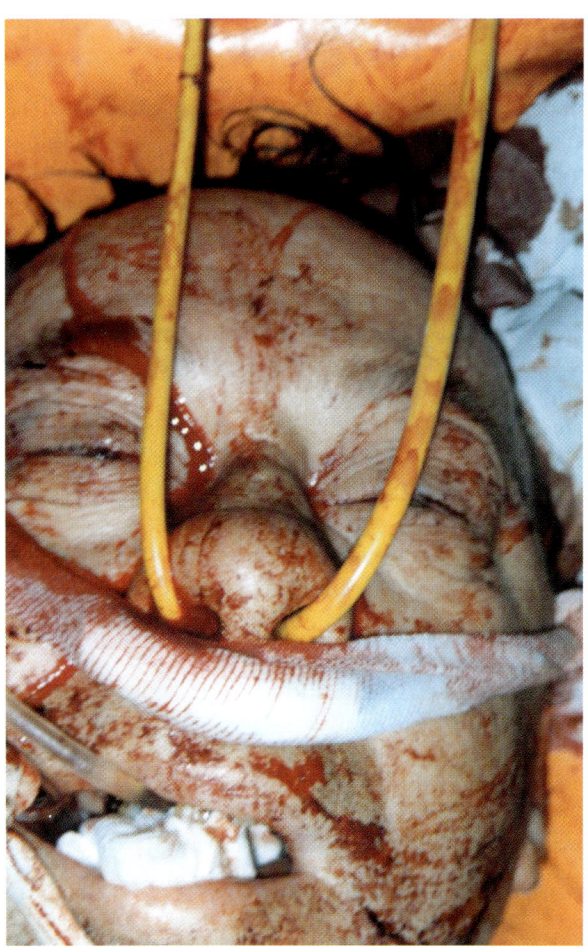

**Abb. 7.2.** Blutstillung im Nasenbereich durch 2 Blasenkatheter. Eine massive arterielle Blutung machte die Maßnahme erforderlich. (ND Bü)

■ **Abb. 7.3.** Arterielle Blutung im Pharynxbereich nach operativer Kehlkopfentfernung bei einem Larynxkarzinom. Der Patient hustete Blut. Die Intubation erfolgte durch das Tracheostoma. Anschließend wurde eine Tamponade mit Binden im Pharynxbereich zur Blutstillung durchgeführt. (GR)

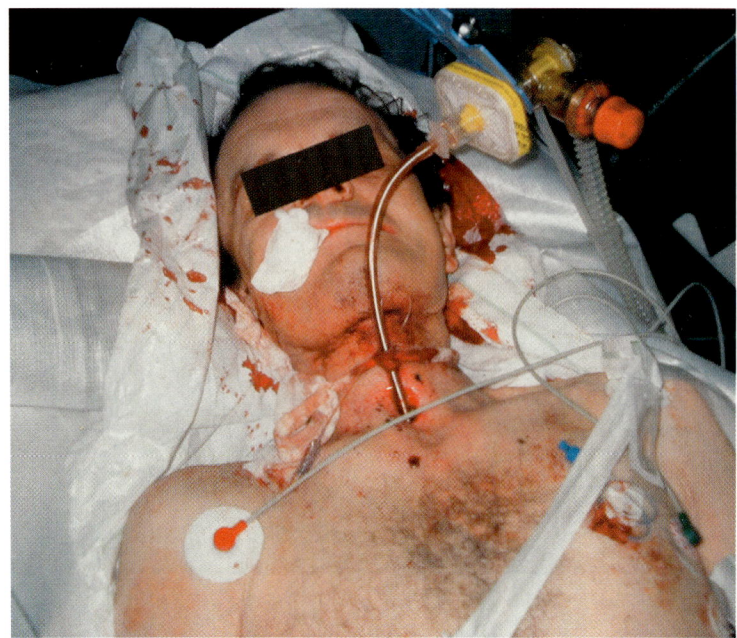

Zur Durchführung wird ein manuelles Blutdruckmessgerät angelegt. Die Manschette (bei entsprechendem Umfang am Bein sind auch 2 Gegenläufige möglich) wird mit mehreren Gängen Klebestreifen gegen unbeabsichtigtes Aufgehen gesichert. Dann wird das Manometer mindestens 50 mmHg über den systolischen Blutdruck aufgepumpt und die Wunde inspiziert. Anschließend erfolgt die vorübergehende Wundversorgung, ggf. mittels Druckverband. Eine Manschettenabbindung sollte nur solange angelegt bleiben, wie zur Versorgung unbedingt erforderlich, damit die aufnehmende Klinik die Ischämietoleranz der Extremität zur endgültigen Versorgung voll ausnutzen kann.

Wenige innere Blutungen können auch präklinisch gestillt werden. Hierzu zählen Ösophagus- und Mageneingangsblutungen, die mit einer Senkstaken-Blakemore- oder Linton-Nachlas-Sonde (▶ Kap. 8, ■ Abb. 8.4 und 8.5) kontrolliert werden können.

Blutungen im Nasenbereich können mit einem dort eingelegtem Blasenkatheter (■ Abb. 7.2) gestillt werden, wenn keine kommerziell aufblasbare Blutstillungstamponade vorhanden ist. Das Verfahren wird als eine Bellocq-Tamponade bezeichnet.

Blutungen im Zungen- und Rachenbereich können mit einer unter Druck eingelegten Binde (■ Abb. 7.3) gestillt werden, insofern der Patient narkotisiert ist, da er ansonsten die Binde nicht toleriert.

Präklinisch unstillbare Blutungen werden nach dem »Load-and-go«-Prinzip (Einladen und Losfahren) der Klinik zugeführt, die nach Vorinformation den Patienten mit den entsprechenden Fachabteilungen erwarten sollte.

## Normovoläme Kreislaufstörungen

Normovoläme Kreislaufstörungen können zahlreiche Gründe haben:
- Zentrale Störungen,
- Herzerkrankungen,
- Gefäßdysregualtionen (falls nicht durch Orthostase bedingt),
- Medikamente,
- Stoffwechselerkrankungen,
- Lungenembolien,
- Dekompensation verschiedener Erkrankungen,
- Hypoglykämie,
- Intoxikationen.

Die Therapie erfolgt in den meisten Fällen pharmakologisch. Dennoch sollte im Einzelfall auch eine Volumensubstitution erwogen werden, da viele kritisch Kranke einen erhöhten Stoffwechsel haben.

## Kardiopulmonale Reanimation (CPR)

Die bedrohlichste Herz-Kreislauf-Störung ist der Herz-Kreislauf-Stillstand. Eine Liste der Gründe für einen Herz-Kreislauf-Stillstand wäre endlos, gemeinsam ist jedoch der sofortige Handlungsbedarf, insofern ethisch vertretbar (Ausnahme u. a. Tumorerkrankung im Endstadium). Nach Stellung der Diagnose müssen sofort geeignete Maßnahmen ergriffen werden, da ansonsten ein irreversibler Zelltod eintritt. Die zu ergreifenden Maßnahmen hängen von der Art des Herz-Kreislauf-Stillstandes, der vermeintlichen Ursache, aber auch von den jeweiligen Einzelumständen ab.

Bei Kammerflimmern steht die Defibrillation im Vordergrund, bei sofort beseitigbarer Ursache die Behebung ebendieser (z. B. Bolusaspiration), ansonsten die Einleitung einer kardiopulmonalen Reanimation mit Beatmung

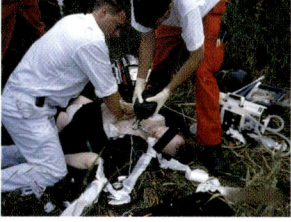

◻ **Abb. 7.4.** Kardiopulmonale Reanimation nach Verkehrsunfall. (GR)

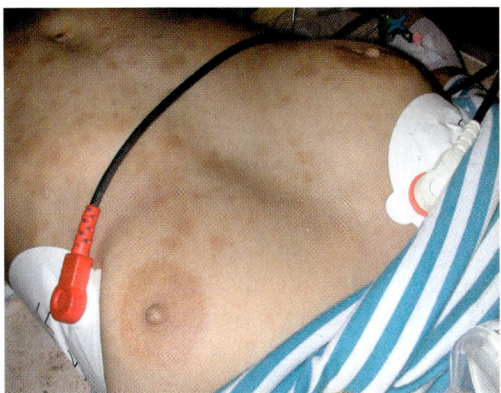

◻ **Abb. 7.5.** Sternumfraktur nach Reanimation. Die Eindrückung in Höhe des Brustbeines entstand unter der Reanimation und ist nicht zu verwechseln mit einer angeborenen Trichterbrust. (GR)

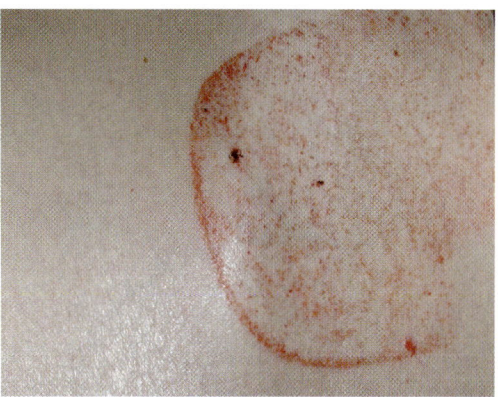

◻ **Abb. 7.6.** Verbrennung durch Defibrillationselektroden. Es wurde zu wenig Kontaktgel aufgetragen. (GR)

und mechanischer Kompression des Thorax (◘ Abb. 7.4). Bei der mechanischen Komponente der Thoraxkompression sind die Auswahl des Druckpunktes, Kompressionstiefe und vollständige Entlastung sowie die Frequenz von entscheidender Wichtigkeit. Hilfreich zur Beurteilung der Effizienz der Maßnahme ist das Kontrollieren des Herzauswurfes durch Tasten des Pulses (A. femoralis) oder elektronisch durch die Pulsoxymetrie (u. U. durch Zentralisation nicht möglich). Die CPR wird dabei nach internationalen Standards und Algorithmen durchgeführt.

Eine Kontraindikation zur CPR gibt es nicht, abgesehen von ethischen Gründen oder aus Gründen des Selbstschutzes bei Gefahrenlagen. Durch die CPR können Komplikationen eintreten, die angesichts des ansonsten eintretenden Todes in Kauf genommen werden müssen.

Die *häufigsten Komplikationen* sind Rippen- und Sternumfrakturen (◘ Abb. 7.5), die in der Regel harmlos sind. Seltener kommt es hierdurch zu Lungenverletzungen, auch ein (Spannungs)pneumothorax ist möglich. Wird bei einer Defibrillation nicht ausreichend Gleitgel auf die Defibrillationselektroden (engl. »Paddel«) aufgetragen oder nicht richtig verteilt, kann es zu Verbrennung (◘ Abb. 7.6) kommen, die jedoch ebenfalls meist harmlos sind. Unter Verwendung von Aufklebeelektroden (▶ Kap. 4, ◘ Abb. 4.4) werden solche Verbrennung meist vermieden, zumal es bei einer Seriendefibrillation am exakt gleichen Stromeintrittsort zu einer spezifischen Thoraximpedanzsenkung kommt und damit ein höherer Wirkungsgrad der Defibrillation erreicht wird.

Bei besonderen Konstellationen können im Rahmen einer Notrettung Sekundärschäden entstehen (Wirbelsäulenverletzte, eingeklemmte Fahrzeuginsassen), die aber ebenfalls in Kauf genommen werden müssen.

# Magensonden, gastrale und ösophageale Ballonsonden

## Magensonden

Magensonden erfüllen in der präklinischen Notfallmedizin 2 Aufgaben. Zum einen dienen sie dem Absaugen von Mageninhalt, um das Aspirationsrisiko zu minimieren. Zum anderen können damit unter Umgehung des Schluckaktes Medikamente gegeben werden. Hierzu zählt die Gabe von Aktivkohle bei Intoxikationen (■ Abb. 8.1). Die hierfür erforderliche Menge ist so groß, dass eine Aspirationsgefahr ausgeschlossen sein muss; bei somnolenten Patienten besteht daraufhin ein gravierendes Aspirationsrisiko.

> ❗ Aktivkohle darf nur dann gegeben werden, wenn der Patient nicht aspirationsgefährdet ist, also bei wachen oder intubierten Patienten.

Die Magensonde wird in der Regel nasal gelegt. Die nasale Einlage darf nicht erfolgen, wenn sich Hindernisse und Verletzungen in Bereich der Nase befinden:
— Tumore,
— Nasenscheidewandabweichungen,
— Polypen,
— Nasenbeinfrakturen,
— Schädelbasisfrakturen.

Bei intubierten Patienten kann die Magensonde auch oral eingelegt werden. Eine Einlage über den Mund bei wachen Patienten wird in der Regel nicht toleriert und löst Würge- oder Brechreiz aus.

## Einlagetechnik

Zur Einlage einer Magensonde werden die Magensonde, Gleitgel, eine Spülspritze, ein Stethoskop und ein Auffangbeutel benötigt (■ Abb. 8.2). Die Ma-

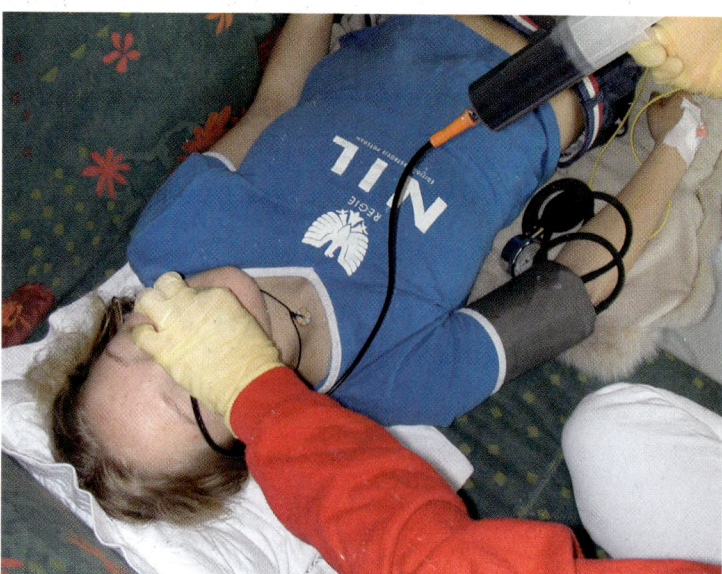

■ **Abb. 8.1.** Gabe von Aktivkohle über die Magensonde als Adsorber bei einer Intoxikation. (GR)

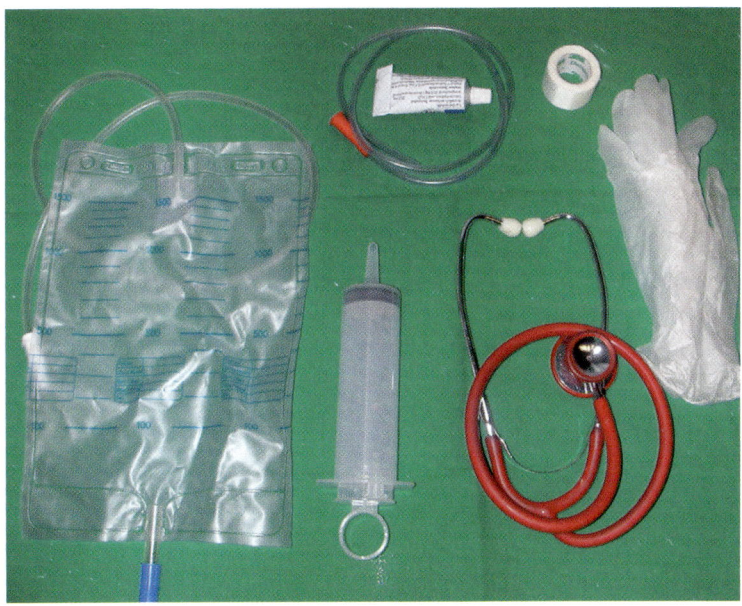

gensonde wird zunächst durch Schätzung der Strecke von der Nasenspitze bis zum Magen abgemessen. Zur Einlage einer Magensonde werden die beiden Nasenöffnungen auf Engstellen inspiziert. Eine mit Gleitgel präparierte Magensonde wird dann im rechten Winkel zur Körperhauptachse und damit parallel zur harten Gaumenoberwand in den unteren Nasengang eingeführt (■ Abb. 8.3). Winkelabweichungen in Richtung Schädelgrube sind strikt zu vermeiden, damit die Sonde nicht durch den oberen Nasengang intrazerebral vorgeschoben werden kann. Die Lamina cribosa des Siebbeines befindet sich im oberen Nasengang und liegt in enger topographischer Beziehung zum Gehirn. Sie könnte bereits mit geringer Kraft perforiert werden. Deshalb darf nur der untere Nasengang zur Sondeneinlage benutzt werden.

Häufig erfordert das Vorschieben eine leichte Überwindung eines Hindernisses, nämlich den Umschlag der Sonde an der Rachenhinterwand in Richtung Speiseröhre. Sie darf jedoch nicht mit grober Gewalt vorgeschoben werden.

Bei Scheitern des Vorschiebens kann das andere Nasenloch probiert werden. Falls die Sonde trotz Passage durch die Nase nicht weiter vorschiebbar ist, kann der Kopf nach vorne gebeugt werden und damit ein erneuter Versuch unternommen werden (■ Abb. 8.3). Diese Manipulation ist bei Patienten mit HWS-Erkrankungen oder -Verletzungen zu unterlassen. Kooperative Patienten sollten zum Schlucken während des Vorschiebens aufgefordert werden. Bei intubierten Patienten kann die Einlage auch unter laryngoskopischer Sicht und unter Zuhilfenahme einer Magillzange erfolgen.

Nach Einlage wird die korrekte Lage der Sonde überprüft. Hierfür wird Luft mittels einer Spülspritze durch die Sonde gedrückt und in der Magengrube auskultiert (■ Abb. 8.3). Leichtgängiger Spritzenstempel und Blubbern in der Magengrube zeigen die richtige Lage an.

◻ **Abb. 8.3a–c.** Einlage einer Magensonde. **a** Die mit Gel präparierte Sonde muss in den unteren Nasengang und parallel zum harten Gaumen eingeführt werden, damit sie nicht aberiert. **b** Falls sich die Sonde nicht vorschieben lässt, kann versucht werden, den Kopf nach vorne zu beugen, insofern es gegen diese Manipulation keine Kontraindikation (HWS-Schäden) gibt. **c** Überprüfung der Magensondenlage mittels Spülspritze und Stethoskop. (GR)

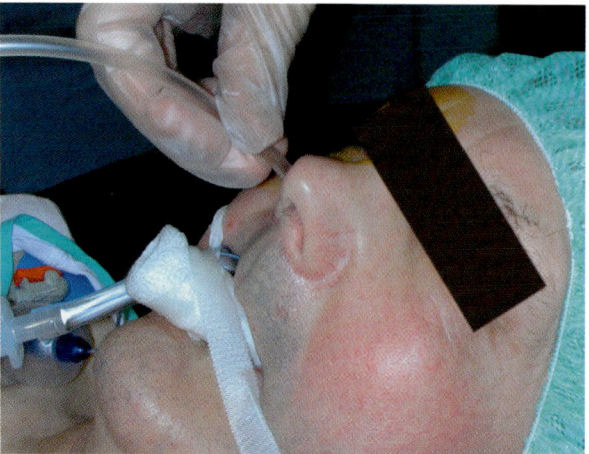

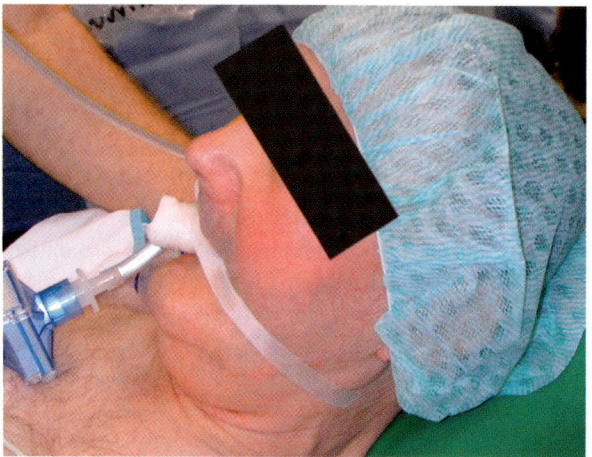

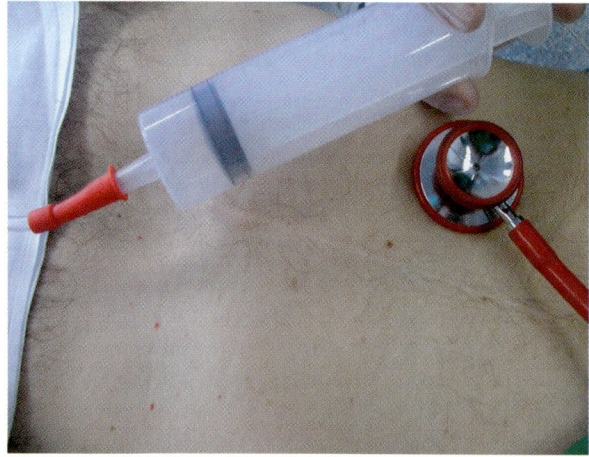

## Gastrale und ösophageale Ballonsonden

Hauptindikation der präklinisch verwendeten Ballonsonden sind lebensbedrohliche Blutungen im Bereich des Ösophagus und Magens. Mit Hilfe eines aufgeblasenen Ballons können damit Blutungsquellen durch Kompression gestoppt werden (■ Abb. 8.4). Es werden 2 Typen von Sonden unterschieden: die Senkstaken-Blakemore-Sonde (■ Abb. 8.5) und die Linton-Nachlas-Sonde (■ Abb. 8.6). Die Senkstaken-Blakemore-Sonde wird hauptsächlich bei Ösophagusvarizenblutungen eingesetzt, die Linton-Nachlas-Sonde bei Magenfundus- und Ösophagusvarizenblutungen. Welche der beiden Sonden zum Einsatz kommt, hängt von der Lokalisation ab, wobei die Senkstaken-Blakemore-Sonde eine größere Blutungsregion abdeckt.

### Einlagetechnik

Die Technik des Einlegens ist bei beiden Typen gleich: Falls ein Oberflächenanästhetikum vorhanden ist, kann damit zuvor die Nasen- und Rachen-

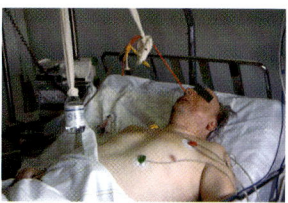

■ **Abb. 8.4.** Patient mit Senkstaken-Blakemore-Sonde. Durch den Ballon wurde eine Ösophagusvarizenblutung komprimiert, die in der Endoskopie wegen massiver Blutung nicht exakt zu lokalisieren war. Als Gewicht diente eine 250-ml-Glasinfusionsflasche auf Zug über den Bettgalgen. Erst am Folgetag konnte die Blutungsquelle endoskopisch lokalisiert und sklerosiert werden. (GR)

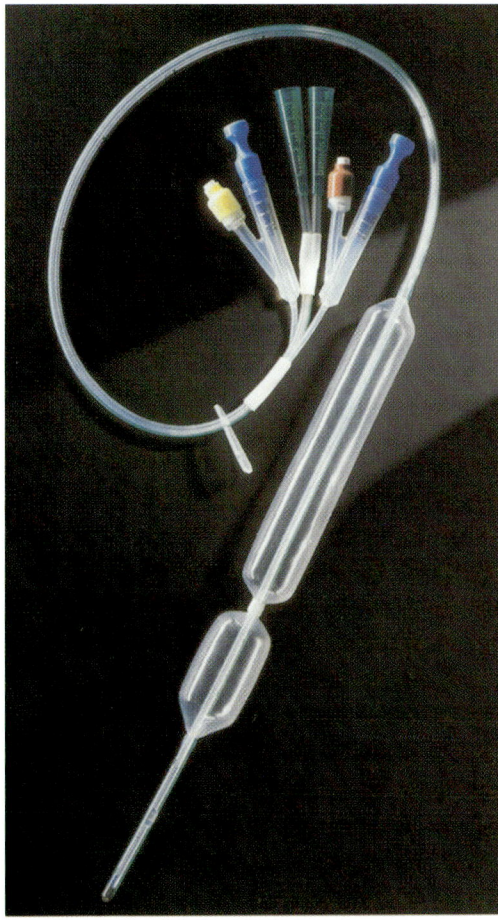

■ **Abb. 8.5.** Senkstaken-Blakemore-Sonde. (Fa. tyco Healthcare)

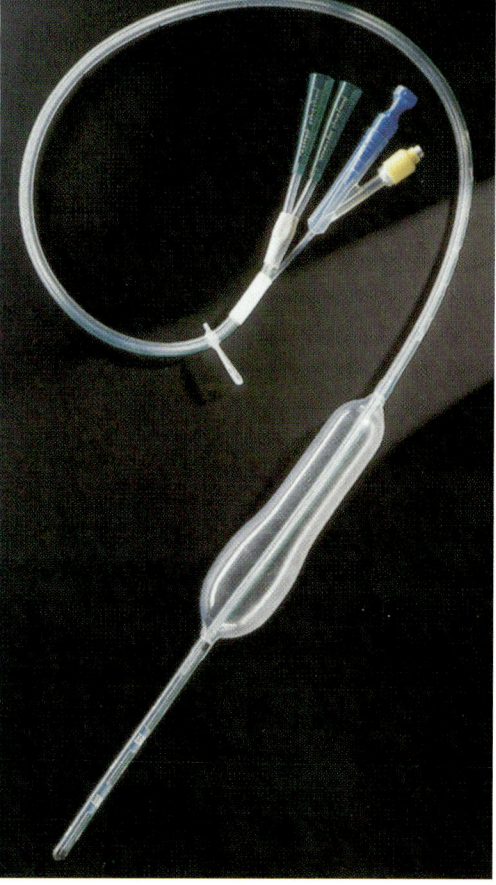

■ **Abb. 8.6.** Linton-Nachlas-Sonde. (Fa. tyco Healthcare)

schleimhaut anästhesiert werden. Die mit reichlich Gleitgel eingeschmierte Sonde wird analog der Technik zum Einführen von Magensonden im Magen platziert (▶ oben) und die Lage mittels Spülspritze und Auskultation überprüft. Die Sonde kann nur nasal eingeführt werden, da der Patient die Sonde nicht oral toleriert.

Bei der *Senkstaken-Blakemore-Sonde* wird zunächst der distale (Magen-) Ballon nach Angaben des Herstellers aufgeblasen. Anschließend wird die Sonde zurückgezogen, bis ein federnder Widerstand zu spüren ist. Danach erfolgt unter Zug der Sonde das Aufblasen des proximalen (Ösophagus-) Ballons und das Aufhängen mit einem 500-g-Gewicht. Im Rettungsdienst hat sich hierfür eine 500-ml-Plastikinfusionsflasche bewährt.

Bei der *Linton-Nachlas-Sonde* wird der Ballon direkt nach Platzierung im Magen und Lagekontrolle durch Auskultation nach Angaben des Herstellers aufgeblasen. Anschließend wird die Sonde zurückgezogen, bis ein federnder Widerstand zu spüren ist. Danach erfolgt unter Zug der Sonde das Aufhängen mit einem 500-g-Gewicht.

Der Rachenraum des Patienten sollte wiederholt abgesaugt werden, da es zu Speichelstau kommt. Der Patient darf nach der Einlage der Sonden nicht unbeaufsichtigt bleiben, da sofortiges Ersticken bei Dislokation des Sondenballons in den Rachen auftreten kann. Die Gefahr besteht besonders bei Patienten mit mangelnder Kooperation. Zur Sicherheit ist daher eine Spritze zum Entblocken des Ballons griffbereit in der Nähe der Sonde vorzuhalten.

❶ **Patienten mit gastralen oder ösophagealen Ballonsonden dürfen wegen Erstickungsgefahr niemals alleine gelassen werden. Eine Entblockungsspritze für den Ballon ist immer bereitzuhalten.**

# Magenspülung

## Indikation

Eine präklinische Magenspülung bei Intoxikationen darf nur bei besonderen Indikationen und unter Einhaltung strenger Voraussetzungen erfolgen. Bei kardialen Risikopatienten oder Patienten mit Niereninsuffizienz ist strengste Indikationsstellung geboten, da die Spülmenge in den Kreislauf übertreten und eine kardiale Dekompensation auslösen kann. Daher kann eine forcierte Diurese, im ungünstigen Fall eine akute Dialyse im Anschluss erforderlich werden.

Bei der Indikation sind die Art, Menge und der Zeitpunkt der Ingestion von besonderer Relevanz. Bei Aspirationsgefahr, z. B. bei bewusstseinsgetrübten Patienten, ist eine Intubation zur Sicherung der Atemwege Voraussetzung. Selbst bei wachen und kooperativen Patienten ist Intubationsbereitschaft herzustellen und die Patienten sind engmaschig zu überwachen.

❶ Magenspülung nur unter engmaschiger Überwachung und in Intubationsbereitschaft durchführen.

## Material und Durchführung

Für eine Magenspülung werden der Magenspülschlauch mit Trichteransatz (◻ Abb. 9.1), ein Beißschutz, zwei 10-l-Eimer, ein 500-ml-Messbecher, Gleitgel, eine Spülspritze und ein Stethoskop zum Auskultieren der gastralen Lage benötigt. Falls ein Oberflächenanästhetikumspray vorhanden ist, kann damit zunächst die Rachenschleimhaut anästhesiert werden. Der Pa-

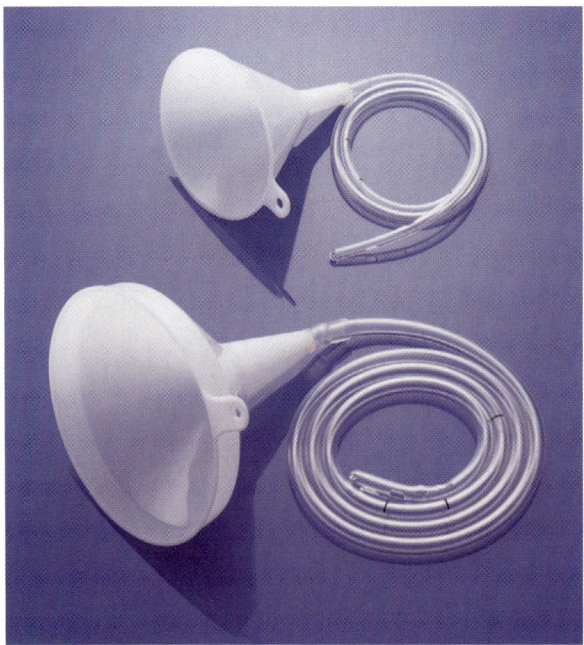

◻ **Abb. 9.1.** Magenspülschläuche mit Trichteransatz für Kinder und Erwachsene. (Fa. pfm AG)

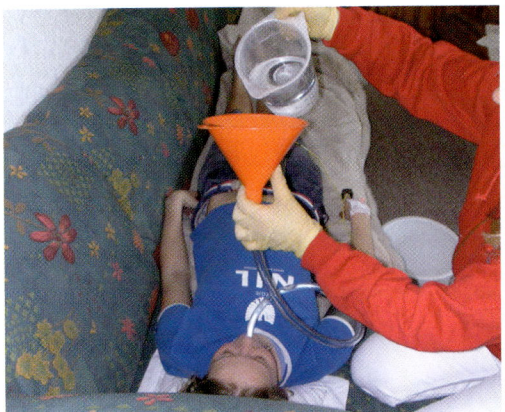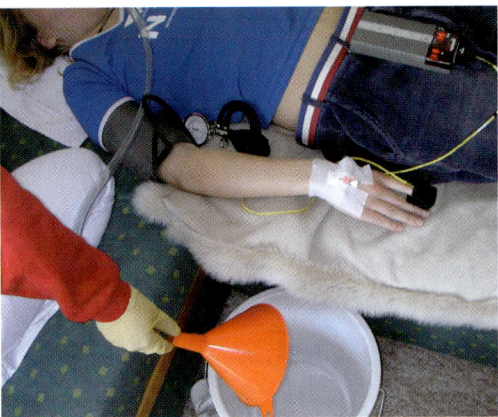

**◘ Abb. 9.2a,b.** Magenspülung. **a** Eingießen der Magenspülflüssigkeit über einen Trichteransatz. Die Spülflüssigkeit folgt der Schwerkraft. **b** Absenken des Trichters unter das Patientenniveau. Die Spülflüssigkeit ergießt sich in einen bereitgestellten Eimer. (GR)

tient wird vorzugsweise halbsitzend oder in Linksseitenlage gelagert. Es empfiehlt sich die Verwendung eines Beißschutzes. Bei intubierten Patienten kann hierfür ein Guedel-Tubus verwendet werden. Der Magenschlauch wird anatomisch abgemessen, mit Gleitmittel versehen, an der Spitze leicht gebogen und bei kooperativen Patienten unter Mithilfe des Schluckens durch den Mund eingeführt. Anheben des Kopfes in Richtung Brust kann den Einlagevorgang erleichtern. Bei intubierten Patienten kann die Einlage des Magenschlauches auch unter laryngoskopischer Sicht erfolgen. Die Lagekontrolle erfolgt mittels Spülspritze und Auskultation in der Magengrube.

Es werden nun ein 500 ml-Messbecher und 2 schadstofffreie 10-l-Eimer für Spülflüssigkeit, falls kein Wasserhahn in der Nähe ist, und für das Ausspülwasser benötigt. Zur Spülung wird lauwarmes Wasser benutzt. Dieses wird mit dem Messbecher – bei Erwachsenen in Fraktionen von jeweils ca. 300 ml – über den hochzuhaltenden Einlauftrichter (◘ Abb. 9.2) gegeben (bei Kindern entsprechend weniger). Durch Absenken des Schlauches unter das Patientenniveau (◘ Abb. 9.2) läuft die Spülflüssigkeit über den Trichter, der Schwerkraft folgend, in den Eimer ab. Der Schlauch sollte während der gesamten Spülung mit Wasser befüllt bleiben, da sonst die Spülflüssigkeit erschwert abläuft (Unterstützung des sog. Hebereffektes von Flüssigkeitssäulen).

Die erste Spülprobe kann zur Untersuchung (Asservatgewinnung) mit der Spülspritze separiert werden (◘ Abb. 9.3), falls keine alternative toxikologische Untersuchung (Serum, Urin) zu Verfügung steht oder die Substanz gänzlich unbekannt ist. Danach erfolgen weitere Spülungen bis das Spülwasser klar wird, in der Regel nach einer Spülmenge von ca. 15 l. Die eingebrachte Menge an Wasser sollte dabei in etwa der ausgespülten Menge entsprechen.

Je nach Art der Intoxikation sollte sich nach durchgeführter Spülung die Einlage einer Magensonde und ggf. die Gabe von Adsorbern (z. B. Aktivkohle, ▶ Kap 8, ◘ Abb. 8.1) oder Laxantien (z. B. Glaubersalz) anschließen.

**◨ Abb. 9.3.** Erstes Asservat nach Magenspülung. Die Patientin hatte 80 Tabletten 2 h zuvor geschluckt. Zwischen den Speiseresten finden sich weiße Tablettenfragmente. (GR)

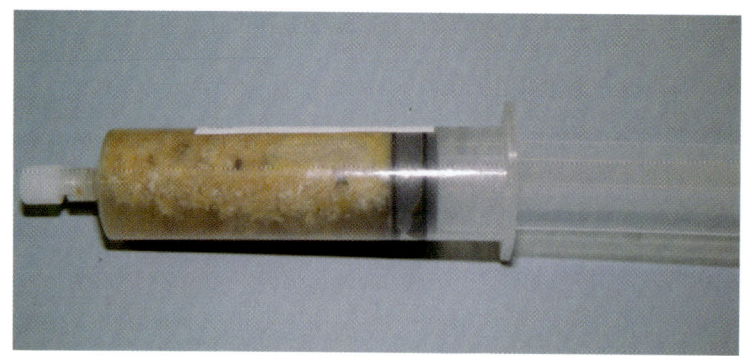

# Blasenkatheter

Gelegentlich ist die Einlage eines Blasenkatheters erforderlich. Die Indikationen hierfür können ein akuter Harnverhalt, Katheterwechsel (z. B. bei Verstopfung in der häuslichen Krankenpflege) oder Harnableitung bei forcierter Diurese sein.

Es gibt jedoch auch präklinische Kontraindikationen, die unbedingt eingehalten werden müssen:

— Prostataerkrankungen,
— Tumore,
— Stenosen und
— Verletzungen der harnableitenden Wege.

Auch bei Frakturen im Beckenbereich ist äußerste Vorsicht geboten. Eine Blutung aus der Harnröhre bzw. blutiger Spontanurin sind ebenfalls keine Indikation zur präklinischen Anlage.

Zur Blasenkatheterisierung werden meist fertige Abdecksets (■ Abb. 10.1) angeboten. Sie beinhalten die gesamten Einmalverbrauchmaterialien inklusive Desinfektionsmittel und Handschuhe, jedoch ohne Katheter. Dieser muss entsprechend der erforderlichen anatomischen Gegebenheiten ausgewählt werden (■ Abb. 10.2).

## Durchführung

Zur Durchführung der Blasenkatheterisierung wird das Set zunächst auf einer Ablagefläche geöffnet (■ Abb. 10.1). Die umgebende Verpackung ist so gefaltet, dass die zu verwendeten Handschuhe obenauf liegen. Diese werden steril angezogen und anschließend das Set vorbereitet. Hierzu gehören das Übergießen der Tupfer mit Desinfektionsmittel, Füllen der Blasenblocker-

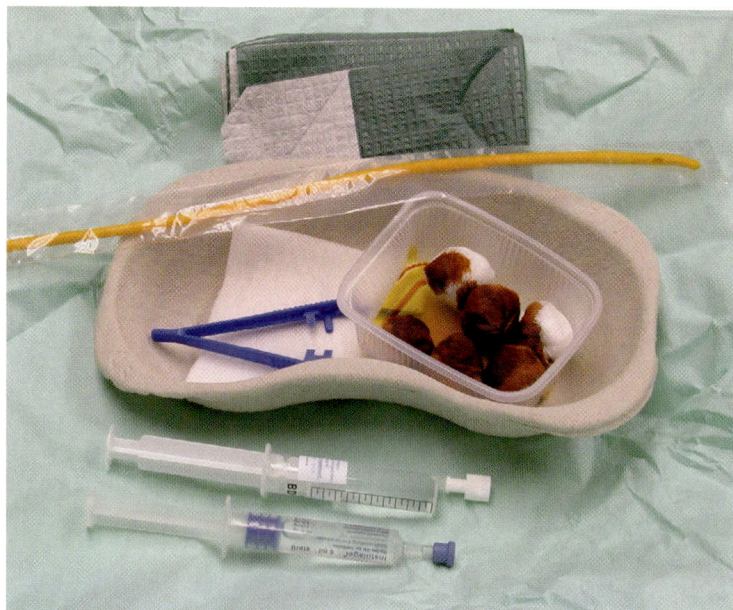

■ **Abb. 10.1.** Set zur Blasenkatherisierung: Handschuhe, Blasenkatheter, Lochtuch, Desinfektionslösung, Pinzette, Tupfer, Kochsalz, Spritze, Gleitgel und Auffangbeutel. (GR)

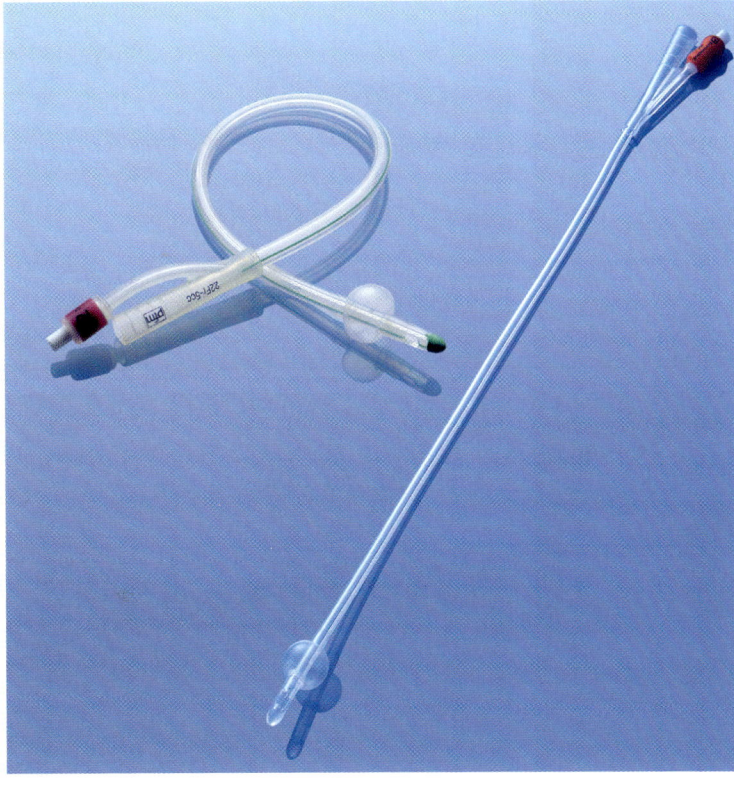

◘ **Abb. 10.2.** Geblockte Blasenkatheter. (Fa. pfm AG)

spritze mit Kochsalzlösung und Überprüfen des steril angereichten Blasenkatheters auf Funktionstüchtigkeit des blockbaren Ballons.

　Der Genitalbereich wird nun mit dem Lochtuch abgedeckt. Es schließt
sich eine 3-malige Desinfektion mit Tupfern an: Beim *Mann* wird mit der
Nichtgebrauchshand (also bei Rechtshändern links) die Vorhaut zurückgezogen und der Penis festgehalten. Während der gesamten folgenden Proze-
dur bleibt diese Hand am Penis, damit das Set nicht unsteril wird. Die Eichel
wird zweimal vom Rand nach innen mit den Tupfern desinfiziert, die Öffnung der Urethra einmal (◘ Abb. 10.3). Bei der *Frau* werden mit der Nichtgebrauchshand die Labien gespreizt. Die Desinfektion erfolgt hier 2-mal in
Richtung Anus, einmal nur die Urethra.

　Das Gleitgel wird zu einem Drittel auf den Katheter, einen Tropfen auf die Mündung der Urethra und der Rest in die Harnröhre gegeben
◘ Abb. 10.3). Nach der Injektion muss die Harnröhre komprimiert werden,
damit das Gel nicht zurückfließt. Beim *Mann* wird nun der Penis senkrecht
gehalten und damit geringfügig elongiert, um Schleimhautfalten in der
Harnröhre zu glätten. Der Blasenkatheter wird mit einer Pinzette oder der
Hand ergriffen und eingeführt (◘ Abb. 10.3). Das Ende des Katheters wird
dabei zwischen Ring- und kleiner Finger gehalten, um eine Kontamination
des langen Katheters zu vermeiden, und eingeführt.

　Der Katheter muss beim *Mann* auf dem Weg zur Blase 2 Richtungswechsel (Eintritt in den Schambereich und Eintritt ins Becken) und eine mögliche
Engstelle in der Prostata überwinden. Nach dem Einführen des Katheters

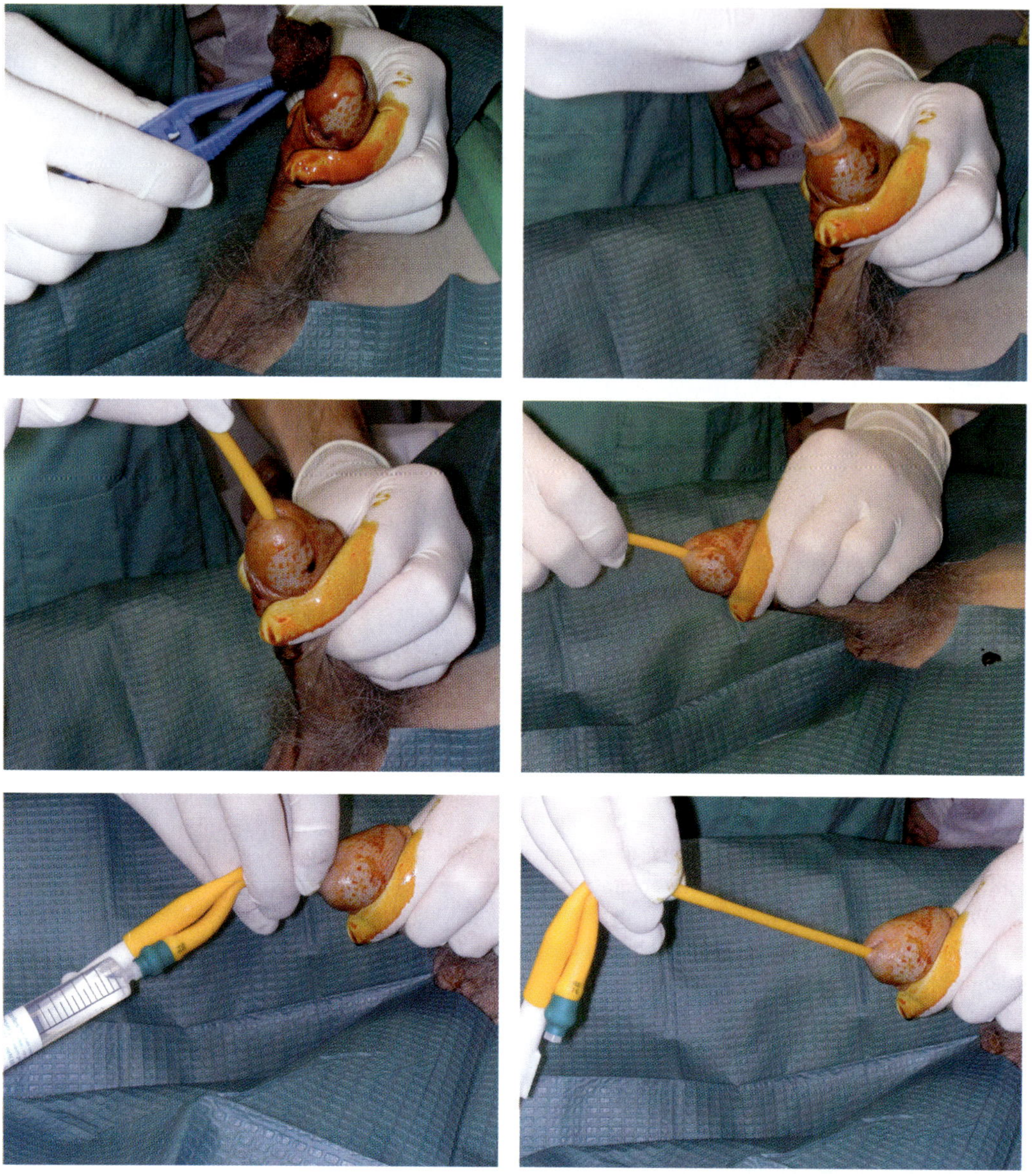

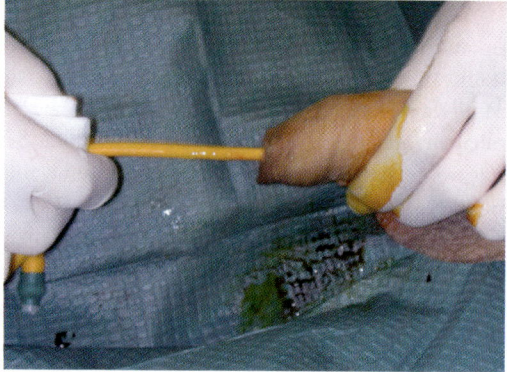

◻ **Abb. 10.3a–g.** Einlage eines Blasenkatheters beim Mann.
**a** Desinfektion. Nach Zurückziehen der Vorhaut 3-malige
Desinfektion der Glans penis mit dem beigefügten Antisep-
tikum: 2-mal vom Rand nach innen, einmal nur die Öffnung
der Harnröhre. **b** Gelapplikation. Nach Präparation des
Blasenkatheters mit einem Drittel des beigefügten Gels wird
ein Tropfen Gel auf die Harnröhrenöffnung gegeben und der
Rest in die Harnröhre injiziert. **c** Aufrichten und Strecken des
Penis zum Einführen des Blasenkatheters. **d** Absenken des
Penis nach ca. 10 cm zur Überwindung des ersten Richtungs-
wechsels innerhalb der Harnröhre. **e** Blocken des Katheters mit
Kochsalzlösung nach Herstellerangaben. **f** Zurückziehen des
Katheters. **g** Zurückziehen der Vorhaut. (GR)

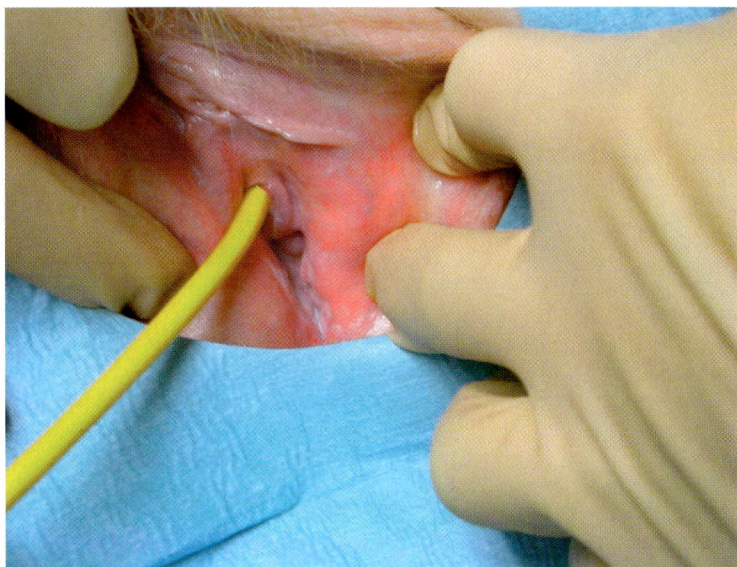

■ **Abb. 10.4.** Blasenkatheter in der Harnröhre einer Frau. Die Identifikation der Harnröhre kann bisweilen schwierig sein. Die wichtigsten Orientierungsstrukturen sind: nach vorne hin die Klitoris (im Bild oben unter einer Schleimhautfalte als Gewebevorsprung mit kleinem Randwall), dahinter die Harnröhre (im Bild mit Katheter) und die Vagina (direkt darunter gelegen). Die Strukturen liegen normalerweise in einer Linie, sind jedoch durch das manuelle Spreizen der Labien seitlich verlagert. (GR)

kommt nach ca. 10 cm der erste Richtungswechsel in Höhe des Schambereiches. Hier sollte der Penis abgesenkt werden, um diesen zu überwinden (■ Abb. 10.3). Nach Passage dieser Stelle wird der Katheter weiter vorgeschoben, bis die Spitze die Blase sicher erreicht hat. Der Katheter sollte sich stets leicht vorschieben lassen. Gegebenenfalls muss die Lage des Penis verändert werden.

Bei der *Frau* erfolgt das Vorschieben problemloser, da die Harnröhre erheblich kürzer ist, jedoch kann die Identifikation der Harnröhre Schwierigkeiten bereiten (■ Abb. 10.4).

Verursacht die Einlage Schmerzen oder ist ein unüberwindbarer Widerstand zu spüren, so sind weitere Manipulationen zu unterlassen.

Es erfolgt nun die Blockung mit Kochsalzlösung in der vom Hersteller angegebenen Menge, die meist auf dem Blockerkonus aufgedruckt ist (■ Abb. 10.3). Anschließen wird der Katheter mit dem Urinbeutel konnektiert und zurückgezogen, bis ein leicht federnder Widerstand zu spüren ist (■ Abb. 10.3). Beim *Mann* wird ggf. die Vorhaut wieder über die Eichel gezogen. Treten Schmerzen bei der Blockung auf, so liegt der Ballon noch in der Harnröhre. Dann muss der ungeblockte Katheter weiter vorgeschoben werden. Es sollte sich nach kurzer Zeit Urin sammeln, was die richte Lage des Katheters beweist. Bei einer übervollen Blase darf zunächst nicht mehr als 800 ml Urin abgelassen werden. Es kann sonst zu einem Blasenkollaps kommen, bei dem sich die Eingeweide in die Delle der Blase drücken können.

# Lagerungsarten

Eine wichtige Komponente des Transportwesens ist die Lagerung. Durch eine dem Krankheitsbild angepasste Lagerung werden Schäden verhindert, Beschwerden gelindert und das Transporttrauma minimiert.

## Stabile Seitenlagerung (SSL)

Bei Eintritt einer Bewusstlosigkeit besteht die Gefahr einer Erstickung durch Zurückfallen der Zunge oder Aspiration. Nicht immer stehen sofort geeignete Mittel zur Verfügung, um dieses zu verhindern (Intubation) oder die Bewusstlosigkeit zu beseitigen (z. B. Glukosegabe bei Hypoglykämie). In diesen Fällen hat sich die stabile Seitenlagerung als die effizienteste Lagerung bei Bewusstlosigkeit erwiesen. Sie ist jedoch nur dann indiziert, wenn der Patient über ausreichende Spontanatmung verfügt und nicht reanimationspflichtig ist. Bei HWS- oder Rückmarksverletzungsverdacht muss Nutzen gegen Schaden situativ abgewogen werden.

❗ **Die stabile Seitenlage ist eine Überbrückungsmaßnahme bis Mittel zur Therapie und technischen Sicherung der Atemwege zur Verfügung stehen.**

## Durchführung

Die Durchführung der stabilen Seitenlagerung ist weitläufig etabliert und wird standardisiert durchgeführt (◻ Abb. 11.1):

- Der Helfer kniet neben dem Patienten.
- Der helfernahe Arm wird unter das Gesäß geschoben.
- Das helfernahe Bein wird aufgestellt.
- Der helferferne Arm wird zur helfernahen Schulter gelegt.
- Der Patient wird an Schulter- und Beckengürtel zum Helfer hingedreht.
- Der Kopf wird überstreckt und mit Patientenhand so fixiert, dass der Mundwinkel den tiefsten Punkt bildet (Ablauf von Sekret oder Blut).
- Der Arm hinter dem Patienten wird abgewinkelt und Beinlage kontrolliert.

Anschließend muss der Patient ständig auf Atmung und Kreislauf kontrolliert werden, damit jederzeit entsprechende Maßnahmen (ggf. Drehen in Rückenlage und Beatmung oder CPR) eingeleitet werden können.

❗ **Stabile Seitenlagerung nur bei ausreichender Spontanatmung unter ständiger Kontrolle der Vitalparameter!**

## Transportlagerungsarten

Bei diversen Krankheitsbildern verschafft eine jeweils bestimmte Haltung des Patienten eine Linderung der Beschwerden. Zahlreiche Patienten bevorzugen daher von sich aus bestimmte Lagerungen, denen Rechnung getragen werden sollte, da sie dem Krankheitsmechanismus aktiv entgegenwirken

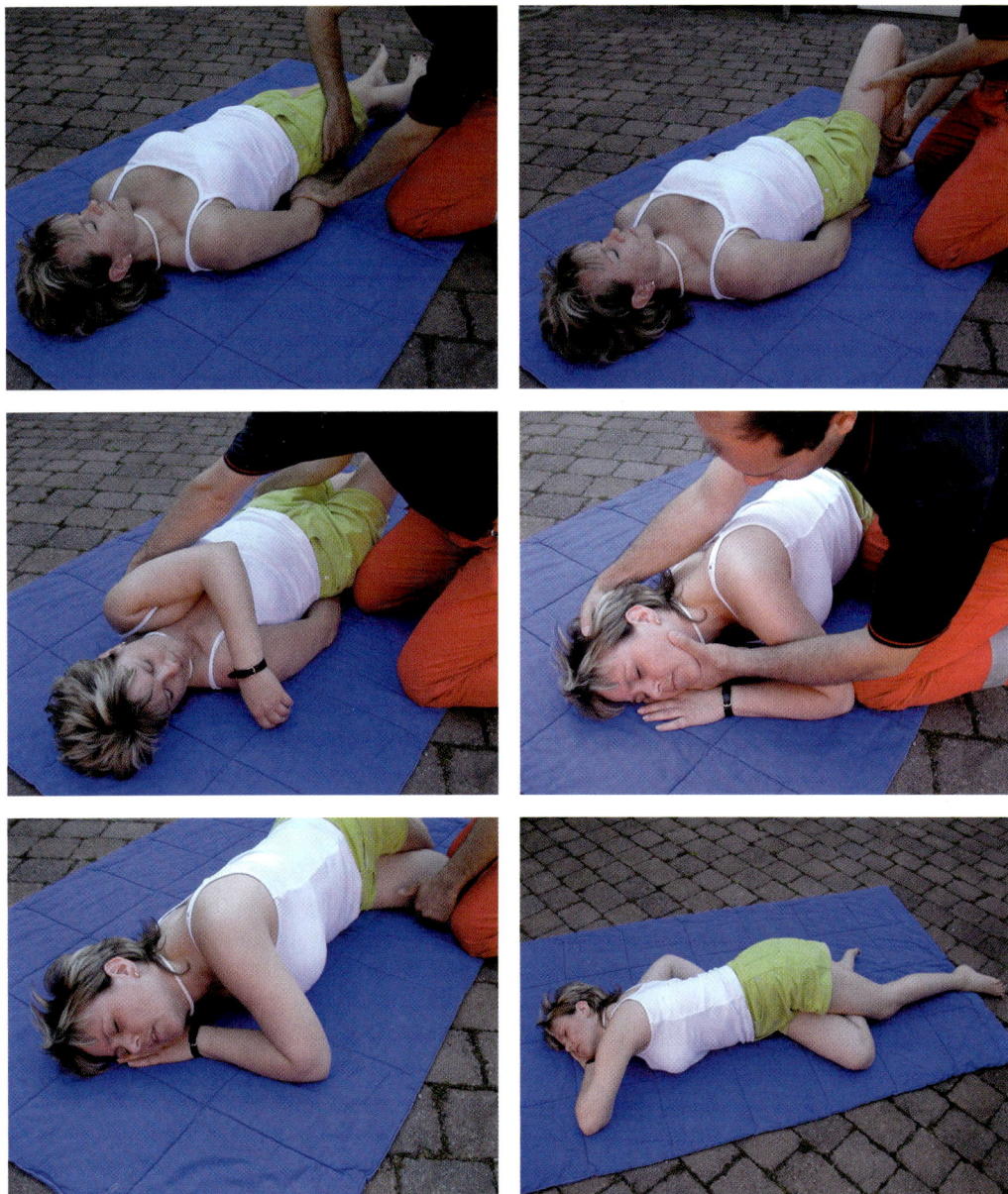

■ **Abb. 11.1a–f.** Durchführung der stabilen Seitenlagerung (SSL). **a** Der Helfer kniet neben dem Patienten, der helfernahe Arm wird unter das Gesäß geschoben. **b** Das helfernahe Bein wird aufgestellt. **c** Der helferferne Arm wird zur helfernahen Schulter gelegt und der Patient wird an Schulter- und Beckengürtel zum Helfer hin gedreht. **d** Der Kopf wird überstreckt und mit Patientenhand so fixiert, dass der Mundwinkel den tiefsten Punkt bildet (Ablauf von Sekret oder Blut). **e** Der Arm hinter dem Patienten wird abgewinkelt und die Beinlage kontrolliert. **f** Durchgeführte stabile Seitenlagerung. (GR)

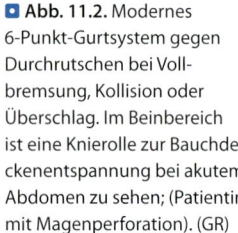

■ **Abb. 11.2.** Modernes 6-Punkt-Gurtsystem gegen Durchrutschen bei Vollbremsung, Kollision oder Überschlag. Im Beinbereich ist eine Knierolle zur Bauchdeckenentspannung bei akutem Abdomen zu sehen; (Patientin mit Magenperforation). (GR)

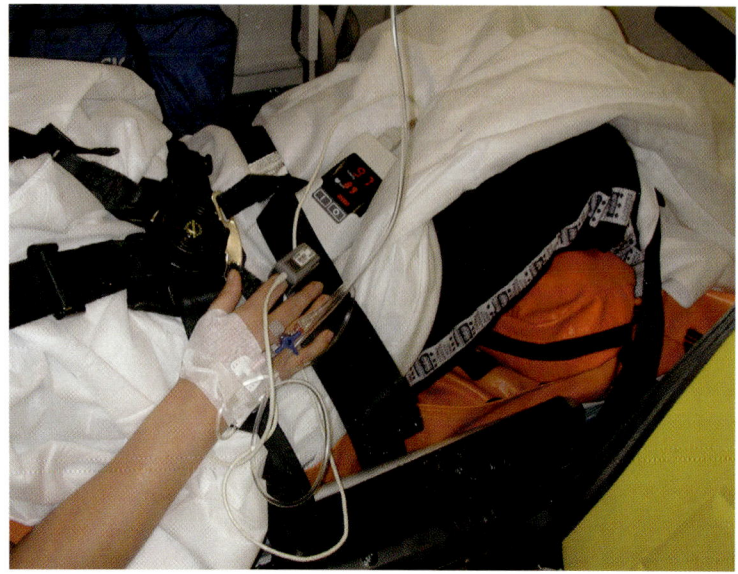

können. Wird durch die Lagerung die Symptomatik verbessert und der Pathophysiologie Rechnung getragen, so bezeichnet man dieses auch als eine ideale Lagerung. Dabei muss auf das ordnungsgemäße Angurten des Patienten (■ Abb. 11.2) geachtet werden.

## Neutral- und Schocklagerung

Als *Neutrallagerung* (■ Abb. 11.3) wird die Position des Patienten im Rückenlage bezeichnet, in der sich die Hauptkörperachse mit allen Körperteilen parallel zum Boden befindet. Sie wird bei Rückenmarksschäden und

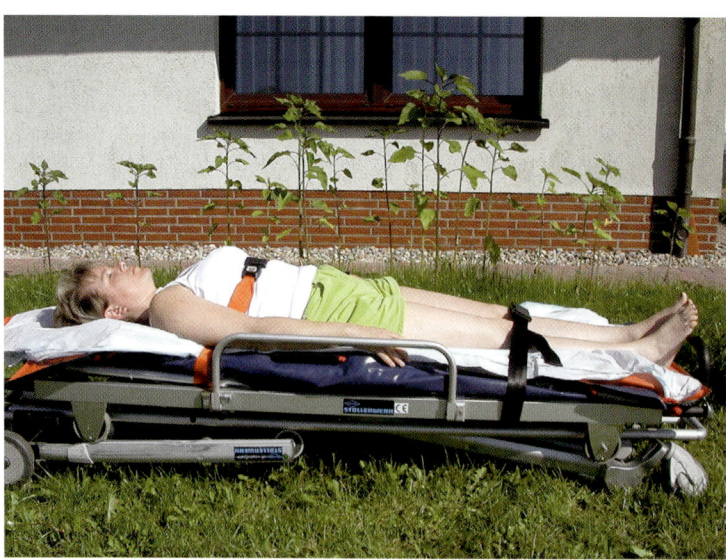

■ **Abb. 11.3.** Neutrallagerung. (GR)

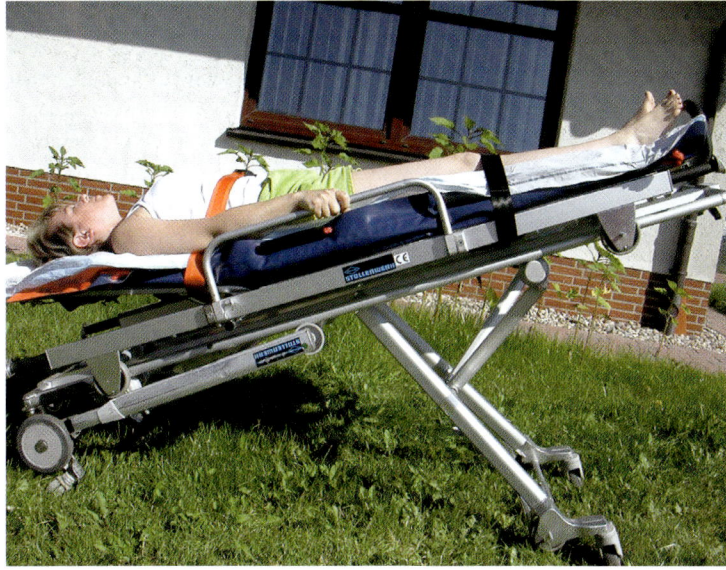

■ **Abb. 11.4.** Schocklagerung.
(GR)

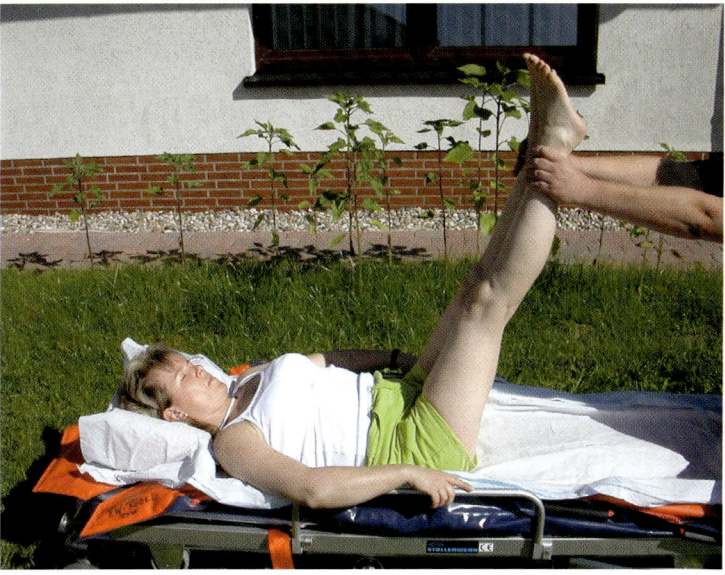

■ **Abb. 11.5.** Taschenmesserposition zur Autotransfusion.
(GR)

Polytraumatisierten präferiert, in der Kombination mit einer Kopfhochlage-
rung auch bei Frakturen großer Röhrenknochen.

Wird der Patient in der gesamten Achse kopfwärts tief oder beinwärts
hoch gekippt (je nach technischer Voraussetzung der Trage oder der Tra-
geaufnahmeeinrichtung), so bezeichnet man dieses als *Schocklagerung*
(■ Abb. 11.4). Dieser Effekt kann auch mit der Taschenmesserposition (Anheben beider Beine zur Autotransfusion, ■ Abb. 11.5) erzielt werden, die jedoch aus sicherheitstechnischen Gründen während der Fahrt nicht durch
einen Helfer, sondern durch Einstellung an der Trage vorgenommen werden
sollte.

## Winkel- oder Oberkörperhochlagerungen

Die Neutrallagerung wird von zahlreichen Patienten subjektiv als unbequem empfunden. Abhilfe schaffen hier die Winkel- oder Oberkörperhochlagerungen. Dabei wird die Abweichung des Oberkörpers zur Hauptkörperachse in Grad angegeben. Man spricht in diesem Zusammenhang auch von einer bequemen Winkellagerung, wenn der Patient sich subjektiv nach Austestung verschiedener Winkel am bequemsten fühlt. Eine moderate Anwinkelung wird bei isolierten Schädel-Hirntraumatisierten, aber auch bei der Apoplexia cerebri eingesetzt, wenn nicht bekannt ist, ob sie durch eine Blutung oder Durchblutungsstörung ausgelöst wurde (◘ Abb. 11.6). Man spricht auch von einer hirnprotektiven Lagerung.

◘ **Abb. 11.6.** 30°-Lagerung zur Hirnprotektion. (GR)

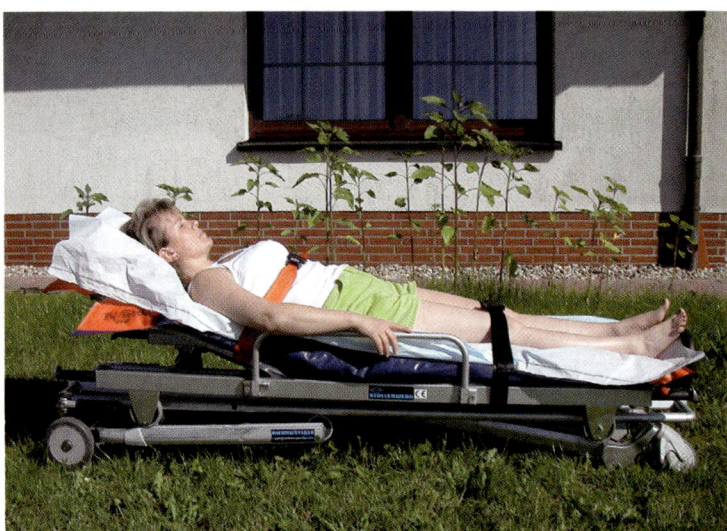

◘ **Abb. 11.7.** 45°-Lagerung, als sog. bequeme Oberkörperhochlagerung oder im kardiogenen Schock. (GR)

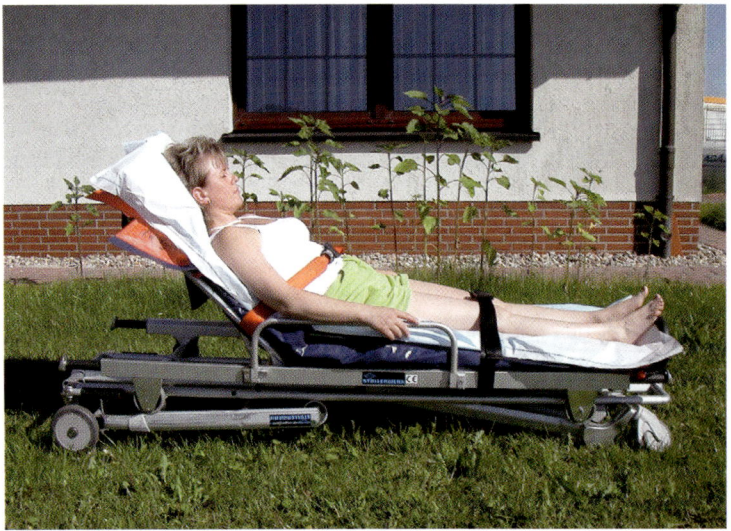

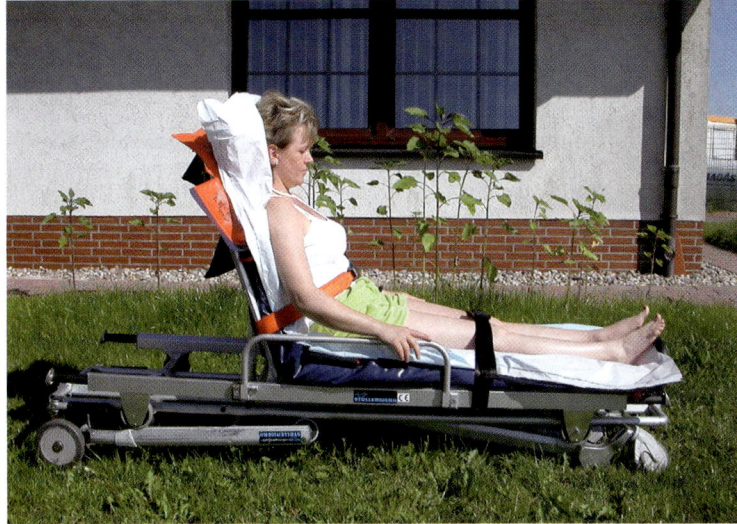

**Abb. 11.8.** Halbsitzende Lagerung bei Orthopnoe. (GR)

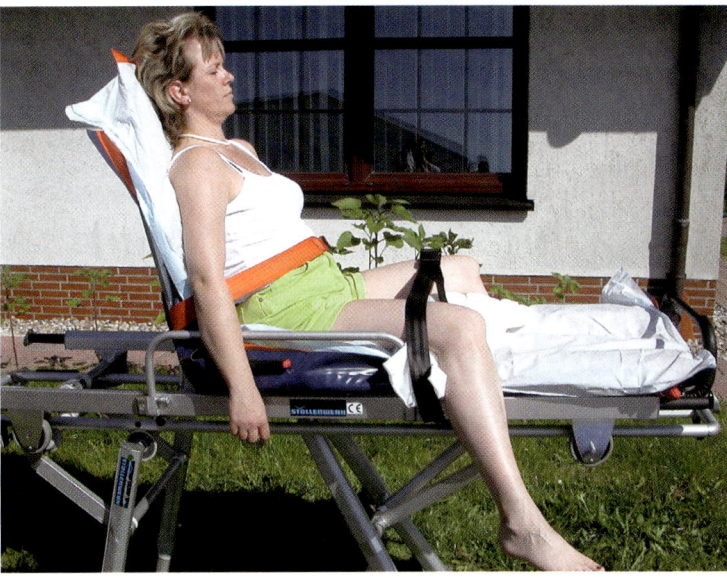

**Abb. 11.9.** Sitzende Lagerung bei Lungenödem ohne Hypotension. (GR)

Eine leichte Oberkörperhoch-Lagerung wird auch im kardiogenen Schock eingesetzt, wenn der venöse Rückfluss zum Herzen bei bestehenden niedrigen Blutdrücken gesenkt werden soll (Abb. 11.7). Ein großer Winkel wird bei hypertonen Patienten eingestellt. Die extremste Einstellung ist dabei die 90°-Lagerung (Abb. 11.8), die auch als halbsitzende Lagerung (»halb«- wegen der Beinstellung auf der Trage) bezeichnet wird. Bei Orthopnoe ist dieses die Lagerung der ersten Wahl.

Werden Arme und Beine herunterhängen gelassen, so spricht man von sitzender Position mit Arm/Bein-Tieflagerung (Abb. 11.9). Da hiermit der venöse Rückfluss zum Herzen gesenkt wird, ist die Hauptindikation das kardiale Lungenödem, insofern keine Hypotonie vorliegt (kardiogener Schock,

◨ **Abb. 11.10.** Lagerung bei akutem arteriellen Extremitätenverschluss. (GR)

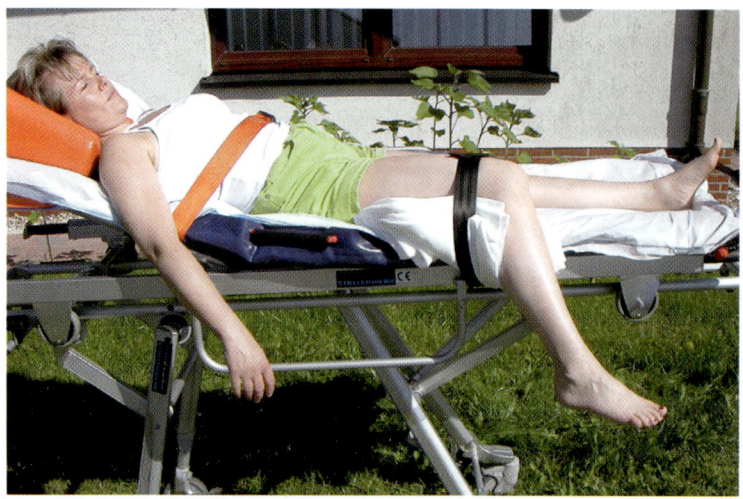

◨ **Abb. 11.11.** Lagerung bei venösem Extremitätenverschluss. (GR)

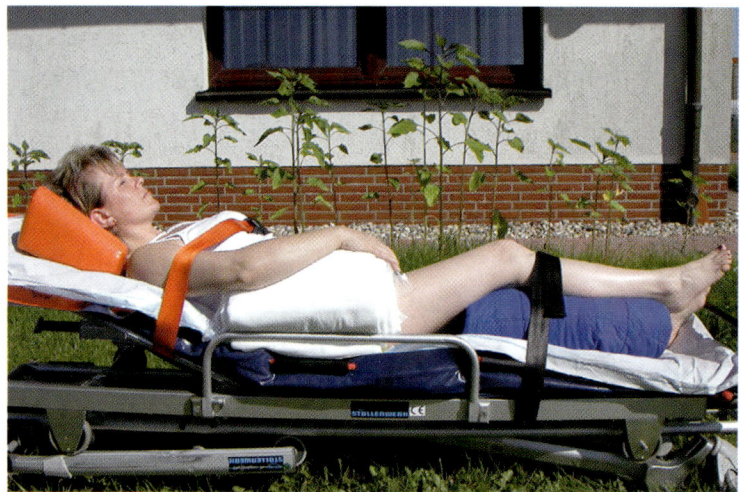

◨ **Abb. 11.12.** Lagerung mit Knierolle zum Entspannen der Bauchdecke bei akutem Abdomen. (GR)

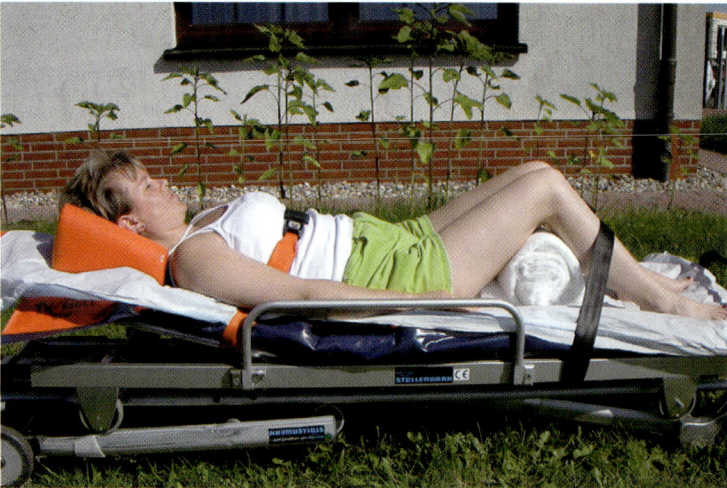

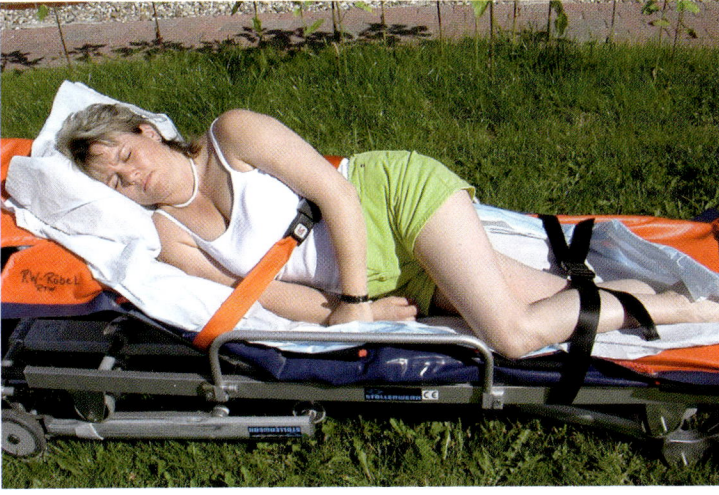

▶ oben). Dasselbe Prinzip wird bei arteriellen Durchblutungsstörungen angewandt, in dem nur die betroffene Extremität bei bequemer Winkellagerung tief gelagert wird (◘ Abb. 11.10).

Der umgekehrt Fall, eine Extremitätenhochlagerung, sollte bei Arm- oder Beinthrombosen angewandt werden (◘ Abb. 11.11).

Eine bequeme Winkellagerung mit einer Knierolle unter den Beinen schafft bei einem akuten Abdomen Entlastung des intraabdominellen Druckes und damit Schmerzreduktion (◘ Abb. 11.12). Eine besondere Variante ist die seitliche Winkellagerung (◘ Abb. 11.13), die auch bei Thoraxverletzungen eingesetzt werden kann, wobei der Patient klassischerweise auf die verletzte Seite gelegt wird. Da hierbei manche Patienten eine Zunahme der Schmerzen verspüren, sollte diese Lage nicht erzwungen werden.

❶ **Nicht gegen den Willen des Patienten lagern!**

## Speziallagerungen

*Bewusstlose* sollten in der stabilen Seitenlage transportiert werden (◘ Abb. 11.14), wenn nicht die Möglichkeit weiterführender Maßnahmen (z. B. Intubation) zur Verfügung steht (bei Rettung aus unwegsamen Gelände, Schnellrettung etc.).

*Schwangere* sollten in Linkseitenlage mit moderatem Anstellwinkel transportiert werden (◘ Abb. 11.15), da die V. cava inferior in Rückenlage durch den Uterus komprimiert werden kann (V.-cava-Kompressionssyndrom). Kommt es zur Geburt, so wird die Geburtstellung mit angezogenen und angewinkelten Beinen eingenommen (◘ Abb. 11.16).

*Kinder* müssen mit speziellen Rückhaltesystemen gesichert werden, damit das Kind im Falle einer Bremsung nicht durch die Gurte rutschen kann (◘ Abb. 11.17).

◼ **Abb. 11.14.** Stabile Seitenlagerung auf der Trage. (GR)

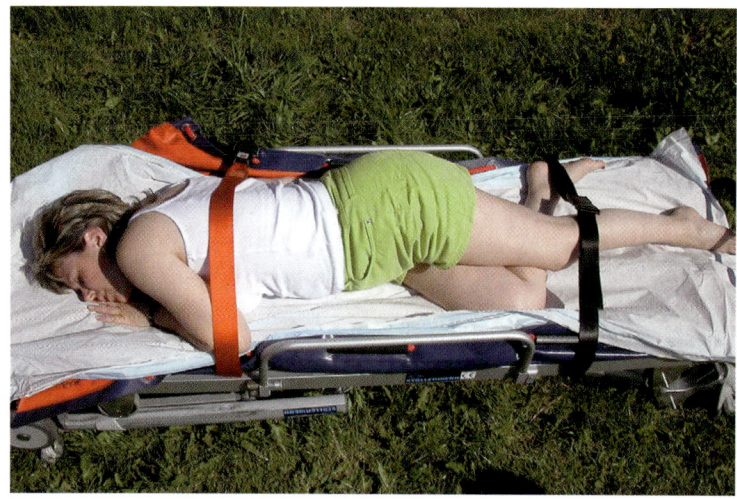

◼ **Abb. 11.15.** Linksseitenlagerung zur Vermeidung eines V.-cava-Kompressionssyndroms in der fortgeschrittenen Schwangerschaft. (GR)

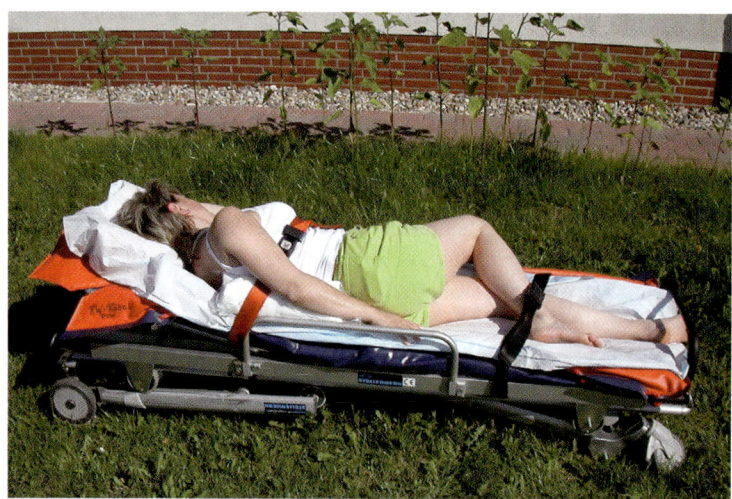

◼ **Abb. 11.16.** Lagerung zur Geburt auf der Trage. (GR)

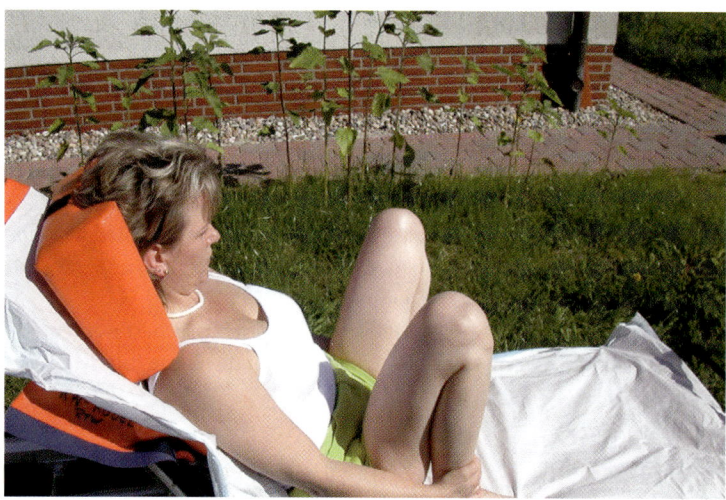

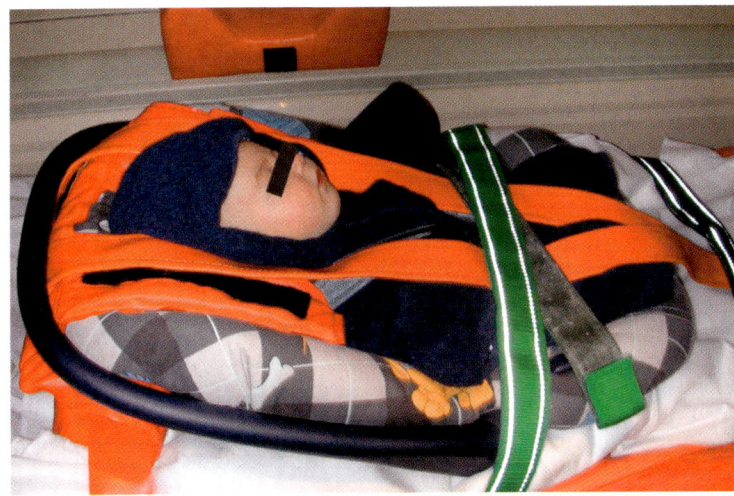

□ **Abb. 11.17.** Babysitzrückhal-
tesystem. (GR)

# Teil III    Krankheitsbilder

# Symptome

Die Erkennung einer Krankheit ist ein komplexer Vorgang, der ein fundiertes Wissen erfordert. Um zur Diagnose zu gelangen, ist zunächst das Befragen des Patienten oder seines Umfeldes (Anamnese), dann das Untersuchen des Patienten und schließlich das Erkennen von Abweichungen in der Abgrenzung zum Normalen hin erforderlich. Im Mittelpunkt steht dabei das Symptom (*griech.* Begleiterscheinung) und dessen Wertigkeit.

Zwar ist ein Symptom nur einer von vielen Bausteinen auf dem Weg zur Diagnosestellung, jedoch ist das Symptom einer effizienten Therapie zwingend vorangestellt. Ihm gebührt die ganze Aufmerksamkeit des Behandelnden, denn nur so kann er erhobene Befunde richtig einschätzen und das Mosaik der Symptome zum – in wahrsten Sinne des Wortes – Krankheitsbild zusammensetzen.

## Wertigkeit von Symptomen

Da es laut Statistik der WHO fast 20.000 Krankheiten gibt, muss der Behandelnde die entsprechenden Symptome zuordnen können. Die Anzahl und Ausprägungen der Symptome sind jedoch so umfangreich, dass jede Auflistung hierüber nur unvollständig sein kann. Glücklicherweise kommen in der präklinischen Notfallmedizin nicht sehr viele relevante Erkrankungen vor, die einer sofortigen Intervention bedürfen. Andererseits aber sind es hier wenige Krankheitssymptome, die dafür aber ein sofortiges Handeln erfordern. Im Gegensatz zu anderen medizinischen Gebieten kann hier nicht im Lehrbuch nachgesehen werden, da der Patient durch den Zeitverzug ansonsten zusätzlich zu Schaden kommen kann. Deshalb müssen diese Symptome bereits im Vorfeld bekannt sein, um zeitgerecht reagieren zu können.

Nach Erkennung und Zuordnung des Symptoms zu dem entsprechenden Krankheitsbild folgt die Diagnose, zunächst als vorläufige Arbeitsdiagnose und in der Abgrenzung zu anderen, aber weniger wahrscheinlichen Krankheitsbildern, den sog. Differenzialdiagnosen, im Volksmund »was es außerdem noch sein könnte«. Das ist für die Einordnung der Wertigkeit dieses Symptoms besonders wichtig. Wenn ein Patient z. B. eine periphere Zyanose hat, so kommen zahlreiche Krankheiten als Ursache in Frage: Er könnte an einer akuten Kreislauf- oder Atemstörung leiden, ein Befund, der sofortige, aggressive Behandlung nach sich ziehen muss; es könnte aber auch sein, dass es einfach nur eine kältebedingte Durchblutungsstörung ist oder aber auch eine seltene Autoimmunreaktion, die zu tief-blau marmorierten Fingern führt, ohne dass es einer ausgedehnteren präklinischen Behandlung bedürfte. Es gilt also, die Wertigkeit des Symptoms herauszufinden.

Eine gut erhobene Anamnese leistet hier unschätzbare Dienste und ebnet den Weg zur richtigen Diagnose. Auch soziale und ethische Komponenten müssen hier Berücksichtigung finden. Selbstverständlich stellt dabei die Akutizität der Erkrankung eine Grenze zur Ausführlichkeit dieser Vorüberlegungen dar. Aus der Summe dieser Betrachtungen leitet sich dann die individuelle Therapie des Patienten ab.

Es gibt innerhalb fast jeder Krankheit Stadien der Ausprägung, die letztendlich zum Tode führen können und damit notfallmedizinisch relevant werden können. Viele dieser Erkrankungen können jedoch präklinisch nicht ohne weitergehende Untersuchungen erkannt werden. Sie werden laborche-misch, radiologisch oder histopathologisch diagnostiziert. Sie sind dann nur symptomatisch therapierbar. Ebenfalls steht hierbei das Symptom im Mittel-punkt, nur wird im Hinblick auf die Therapie die Diagnose ausgespart und direkt auf eine streng symptombezogene Therapie übergegangen.

## Allgemeine und typische Symptome

Symptome können nach verschiedenen Qualitäten eingeteilt werden. Es gibt sichtbare, hörbare, riechbare und tastbare Symptome. Andererseits gibt es eine Einteilung nach allgemeinen, typischen und richtungsweisenden Sym-ptomen.

### Allgemeine Symptome

Der Ausdruck »allgemein« bedeutet in diesem Zusammenhang, dass das Krankheitszeichen keiner bestimmten Krankheit zugeordnet werden kann, sondern so zu interpretieren ist, dass sich überhaupt ein Krankheitsprozess abspielt. Zu den zahlreichen Allgemeinsymptomen zählen:

- Zittern,
- Kaltschweißigkeit,
- Zyanose,
- Bewusstlosigkeit.

Die Bewusstlosigkeit und Zyanose (◘ Abb. 12.1) sind hierbei sicherlich die Wichtigsten. Sie zeigen sehr deutlich die Kritizität einer Erkrankung an, ohne jedoch einen Hinweis auf die Ursache zu geben. Der Grad einer Zya-nose kann auch mit Hilfe der Pulsoxymetrie quantifiziert werden.

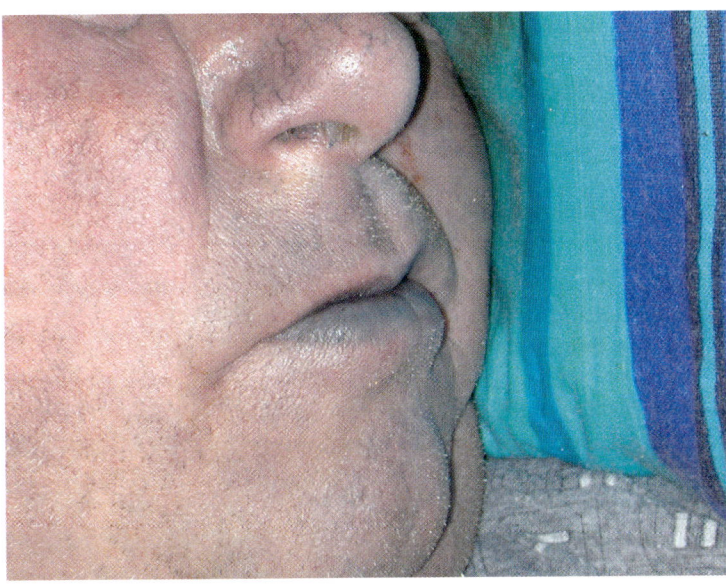

◘ **Abb. 12.1.** Lippenzyanose. Die Zyanose ist ein Allgemein-symptom, das bei einer Vielzahl von lebensbedrohlichen Erkrankungen vorkommt. (GR)

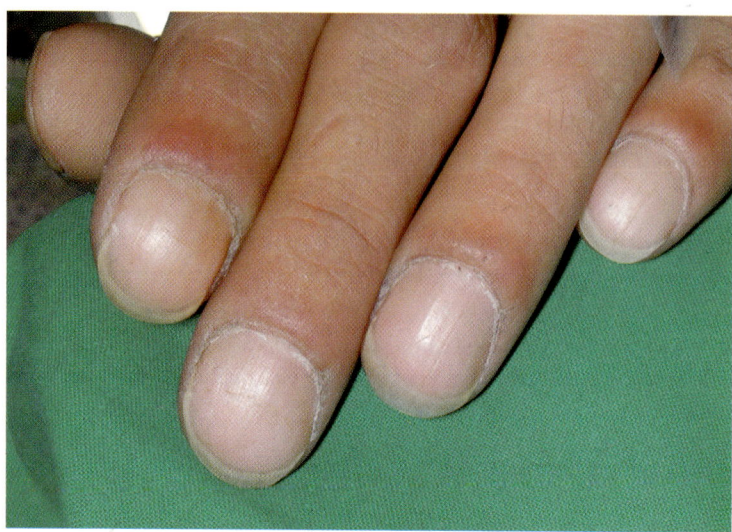

## Typische Symptome

Demgegenüber gibt es typische Symptome, die einen direkten Hinweis auf das betroffene Organsystem geben. Statt des Begriffes »typisch« werden auch die Synonyme charakteristisch, spezifisch und pathognomonisch verwandt. Als ein *Herdsymptom* bezeichnet man ein Krankheitszeichen, das auf den Krankheitsherd hinweist (z. B. bestimmte Nervenausfälle bei umschriebenen Hirnprozessen oder regionale Druckschmerzen bei Appendizitis). Von einem *Kardinalsymptom* wird gesprochen, wenn das Krankheitszeichen besonders häufig im Rahmen einer Erkrankung vorkommt (z. B. Auftreten eines Lungenödem bei Linksherzinsuffizienz oder Hautausschläge bei Allergien).

Der Frakturschmerz, Verbrennungswundschmerz und Schonhaltung einer Extremität sind typische Symptome der betreffenden Verletzungen. Bei chronischen Herz- oder Lungenerkrankten kann es zu Trommelschlegelfingern (Auftreibung der Fingerendglieder) und Uhrglasnägeln (gewölbt-ovale Fingernägel, ◘ Abb. 12.2) durch chronische $O_2$-Minderversorgung der Fingerendglieder kommen. Auch diese Symptome sind für beide Organsysteme (Herz oder Lunge) spezifisch.

## Richtungsweisende Symptome

Schließlich gibt es noch Symptome, die als beides imponieren können, sog. richtungsweisende Symptome. Diese sind nicht typisch, werden jedoch unter bestimmten Voraussetzung richtungsweisend für die Diagnosestellung.

Luftnot im Sinne einer Orthopnoe mit Einsatz der Atemhilfsmuskulatur wäre ein direkter Hinweis auf eine Atemwegserkrankung, kann aber auch bei Herzerkrankungen vorkommen. Angezogene Beine bei einem akuten Abdomen oder Nackensteifigkeit bei einer Meningitis sind ebenfalls diagnostisch richtungsweisend.

Das Aussehen, Größe und Lichtreagibilität von Pupillen und Unterschiede zueinander können ebenfalls differenzialdiagnostisch eingesetzt werden.

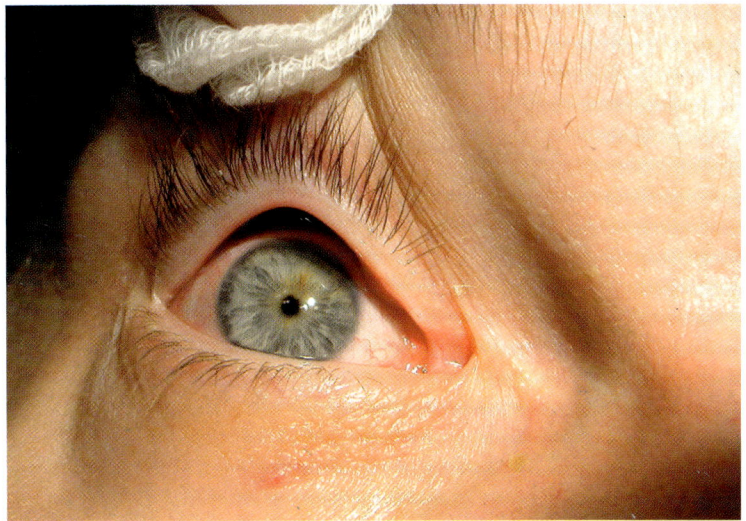

**Abb. 12.3.** Miosis. Sie kommt bei Opiatge- und missbrauch, aber auch bei Organophosphatintoxikationen (Pflanzenschutzmittel) vor. Diese Stoffgruppe ist auch für Helfer gefährlich, da die Substanzen durch die Haut diffundieren können. (GR)

Die Miosis (»stecknadelkopfgroße Pupillen«, ■ Abb. 12.3) kommt durch eine Kontraktion des M. sphinkter pupillae oder durch eine Lähmung des M. dilatator pupillae zustande. Typische Ursachen sind:

- Physiologische Licht- und Konvergenzreaktion,
- Behandlung oder Intoxikation mit Opiaten oder Opioiden,
- Behandlung mit Parasympathomimetika,
- Behandlung mit Ophthalmologika,
- Augenerkrankungen,
- Intoxikationen mit Organophosphaten.

Eine Intoxikation mit Organophosphaten (Pflanzenschutzmittel) ist auch für den Helfer gefährlich. Diese Substanzen sind sehr stark lipophil und damit können daher durch die ungeschützte Haut diffundieren.

> ❗ **Cave**
> **Die Miosis bei Verdacht auf eine Organophosphatvergiftung ist ein absolutes Warnsignal zum Helfer-Selbstschutz!**

Beidseitige Mydriasis (weite Pupille ■ Abb. 12.4) kann von einer ophthalmologischen Behandlung herrühren, kann aber auch Ausdruck einer schwersten Azidose sein, wie sie bei einer Reanimation oder bei der Metformin-induzierten Laktatazidose auftritt. Beidseits weite und entrundete Pupillen im Rahmen einer Reanimation sind ggf. reversibel und lassen keine Aussagen bezüglich des späteren neurologischen Outcome des Patienten zu. Auch Intoxikationen mit Kokain, Designerdrogen oder Tollkirsche (Belladonna) lösen dieses Symptom aus. Einseitige wie auch beidseitige Mydriasis oder Pupillendifferenz kommt außerdem bei verschiedenen Hirnprozessen und –verletzungen vor.

Daher sind solche Symptome stets im Zusammenhang zu interpretieren und in das gesamte diffenzialdiagnostische Kalkül einzubeziehen.

> ❗ Moderne Glasaugen sind fast nicht mehr von echten Augen zu unterscheiden.

**Abb. 12.4.** Einseitige Mydriasis nach Ophthalmologika-Behandlung. Ein solcher Pupillenbefund tritt auch ein Rahmen einer Reanimation auf, ist ggf. reversibel und ohne Aussagekraft für das spätere neurologische Outcome. Intrazerebrale Prozesse und Hirnverletzungen führen gelegentlich zu einer ein- oder beidseitigen weiten Pupille. (GR)

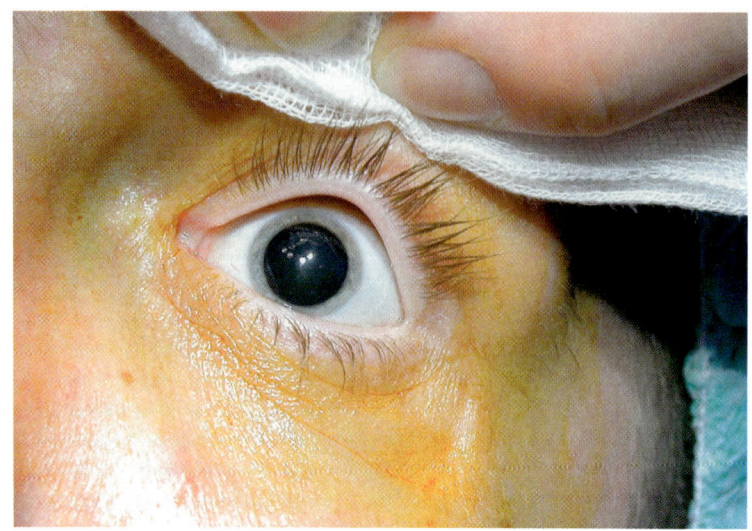

**12**

# Erkrankungen des respiratorischen Systemes

Patienten mit Erkrankungen der Atemwege sitzen häufig aufrecht und benutzen die Atemhilfsmuskulatur (Orthopnoe). Zur Diagnosestellung werden die Anamnese und Auskultation herangezogen.

Es ist zweckmäßig, die Störungen 3 Abschnitten zuzuordnen:

- Oberer Respirationstrakt von der Nase bis zum Rachen,
- mittlerer Respirationstrakt vom Kehlkopf bis zu den Bronchien und
- unterer Respirationstrakt bis zur Alveolarebene.

Ein inspiratorischer Stridor liefert den Hinweis, dass es sich um eine Stenose im Bereich des Kehlkopfes oder der Luftröhre handeln kann. Auch interkostale Einziehungen können hierauf hindeuten. Die starke mechanische Behinderung in der aktiven Einatemphase führt zu einem Unterdruck in der Lunge, der sich bis in Pleurakuppel, Zwerchfell und die Interkostalräume fortsetzt. Man spricht in diesem Fall auch von thorakalen Einziehungen.

Ein expiratorischer Stridor weist auf eine vorwiegend im Bereich der Bronchien vorkommende asthmoide Komponente hin.

## Oberer Respirationstrakt

Mechanische Behinderungen des oberen Respirationstraktes sind am einfachsten zu diagnostizieren. Erwachsene sind nicht auf die Nasenatmung angewiesen. Daher sind Notfälle in dieser anatomischen Region selten.

Bei Erwachsenen dürfte das *Nasenbluten* die häufigste Störung sein. Wenn eine hypertensive Krise der Auslöser hierfür ist, kommt die Blutung häufig nach einer Blutdrucksenkung zum Stehen. Bei einem ungehinderten Blutabfluss dürfte der Transport zu einer HNO-Abteilung problemlos sein. Bei Bewusstseinsgetrübten ist höchste Gefahr durch Aspiration gegeben, zumal das Blut agglutinieren kann und durch den Blutpfropf eine lebensbe-

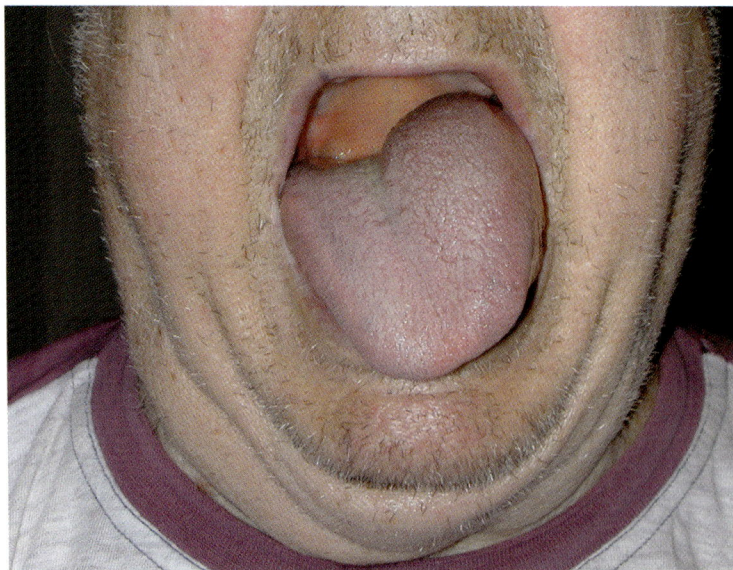

◻ **Abb. 13.1.** Akutes einseitiges Zungenödem nach Einnahme eines ACE-Hemmers. (GR)

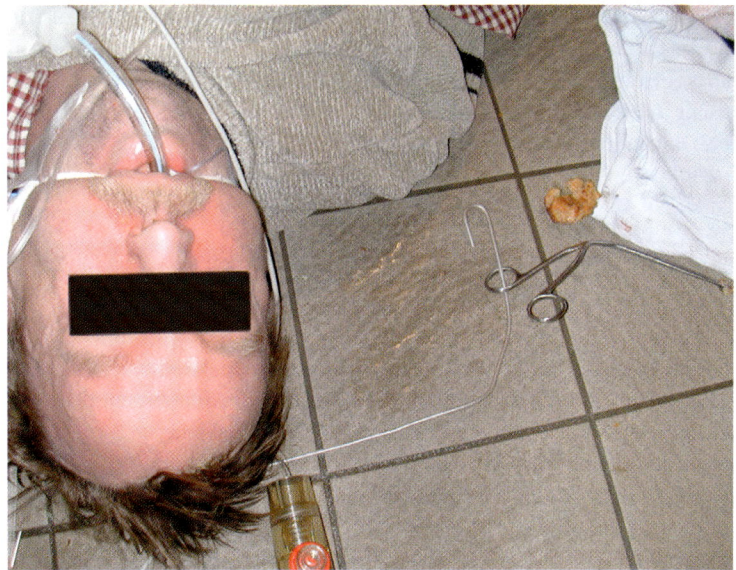

**Abb. 13.2.** Bolusgeschehen durch Hackfleischbällchen. Der Patient hatte versucht, diese im Ganzen zu schlucken und dabei eine komplette Atemwegs-verlegung erlitten. Durch die Erstickung war es zur Asystolie gekommen. Das Hackbällchen (*oben rechts*) wurde mit einer Magill-Zange entfernt und der Patient primär erfolgreich reanimiert. (GR)

drohliche Atemstörung resultieren kann. Eine Bellocq-Tamponade (▶ Kap. 7, ▪ Abb. 7.2) kann hier Abhilfe schaffen.

Ebenfalls lebensbedrohlich ist ein akutes *Quincke-Ödem* (▪ Abb. 13.1 und ▶ Kap. 24, ▪ Abb. 24.8), das durch eine massive Schleimhautschwellung entsteht. Ursachen hierfür sind:

- Allergische Reaktionen,
- Medikamente (u. a. ACE-Hemmer),
- Tumorerkrankungen (paraneoplastisches Syndrom),
- angeborener Defekt des C1-Esterase-Inhibitors,
- erworbener C1-Esterase-Inaktivator-Mangel,
- idiopathisch (ohne fassbare Ursache).

Als ultima ratio kann bei lebensbedrohlichen Störungen des oberen Respirationstraktes eine Koniotomie erforderlich werden (▶ Kap. 6).

Ein *Bolusgeschehen* ist bei Erwachsenen meist einfach zu eruieren. Die typische Anamnese und die daraufhin perakut einsetzenden Beschwerden zwingen zu einer schnellen Intervention. Der Fremdkörper kann durch direkte Laryngoskopie detektiert werden. Liegt der Fremdkörper im Rachen, so kann er mit einer Magill-Zange entfernt werden (▪ Abb. 13.2).

## Mittlerer Respirationstrakt

**❶ Störungen in Bereich des Kehlkopfes und der Trachea sind häufig lebensbedrohlich.**

Tumore können Stenosen verursachen (▶ Kap. 6, ▪ Abb. 6.21) oder Blutungen auslösen. Hier kann eine abweichende Anatomie durch Tumormassen eine Intubation unmöglich machen.

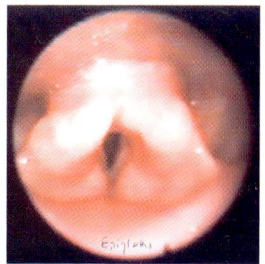

**Abb. 13.3.** Glottisödem: Schwellung der Aryknorpel des Kehlkopfes bei akuter Allergie. Das Lumen ist erheblich eingeengt. (HNO HRO)

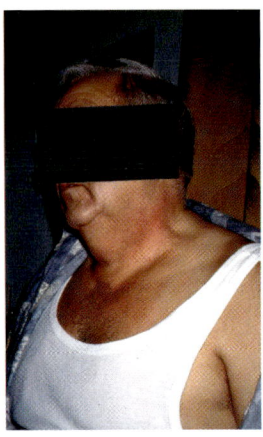

**Abb. 13.4.** Würgemal am Hals nach familiärer Streitigkeit. Eine klinische Einweisung ist obligat, da sich Schwellungen im Halsbereich auch noch nach Stunden entwickeln können. (GR)

Unter einem Glottisödem (■ Abb. 13.3) werden alle Schwellungszustände des Kehlkopfes zusammengefasst. Ursache kann ein Quincke-Ödem sein, aber auch mechanische Manipulationen. Gründe hierfür wären die traumatische Intubation (bei zahlreichen Fehlintubationsversuchen) oder Kompression von außen.

> ⊗ **Cave**
> **Würgeversuche (■ Abb. 13.4) und Strangulationen im Halsbereich können selbst nach Stunden noch zu einer erheblichen Schwellung der Halseingeweide führen und sind daher immer überwachungspflichtig.**

Kleine Fremdkörper können leicht aspiriert werden. Wenn sie in der Trachea liegen und lebensbedrohlich sind, kann versucht werden, diese mit einem angesaugten Absaugkatheter zu extrahieren. Wenn dieses misslingt, bleibt nur der Versuch, den Fremdkörper mittels Katheter oder Tubus in einen der beider Hauptbronchien vorzuschieben und damit wenigstens eine Lungeseite zu ventilieren. Eine notfallmäßige Eröffnung der Trachea bringt in solchen Fällen nur selten Erfolg, da der Fremdkörper tiefer sitzen kann als der Zugang zum Hals.

## Unterer Respirationstrakt

Rasselgeräusche über den Lungen können verschiedenen Krankheitsbildern zugeordnet werden.

Die Frage nach dem Auswurf kann hier Klärung bringen: glasiges, gelbliches oder grünes Exspektorat (■ Abb. 13.5) weist auf eine respiratorische Erkrankung hin. Die Färbung erklärt sich durch eine bakterielle Besiedlung. Es muss immer auch an ein kardiales Lungenödem (▶ Kap. 14, ■ Abb. 14.5) gedacht werden.

Bei vigilanzgeminderten Patienten kommt auch eine Aspiration von Mageninhalt (Sondenkost, Alkoholintoxikation, Milchaspiration bei Säuglingen) in Frage. Situativ lassen sich noch das toxische Lungenödem oder eine Ertrinkungssituation abgrenzen.

Tumorblutungen im Bereich der Lunge können ebenfalls als Rasselgeräusch imponieren. Hämoptoe (Bluthusten) setzt jedoch nicht zwingend vo-

**Abb. 13.5.** Bronchoskopisch gewonnenes Sekret bei massiver Bronchopneumonie (Staphylococcus epidermidis), das als Rasselgeräusch in der Auskultation imponierte und nicht mit einem Lungenödem verwechselt werden darf. (GR)

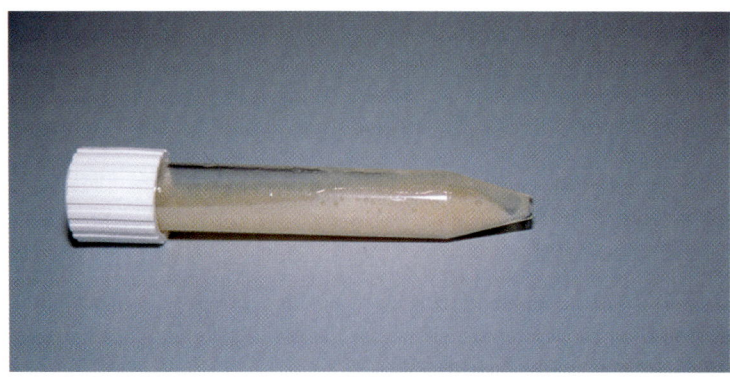

raus, dass die Blutungsquelle im Respirationstrakt angesiedelt sein muss. Das Blut kann auch von der Nase oder aus dem Gastrointestinaltrakt ausgehend aspiriert worden sein und wird dann sekundär abgehustet.

## Intrapleurale Prozesse

Verschiedene Krankheitsbilder in Bereich der Lunge können zu Flüssigkeitsansammlungen in der Pleura führen. In erster Linie sind hier Entzündungen und Tumorerkrankungen (■ Abb. 13.6) zu nennen, deren Exsudate oder Transsudate die Lunge komprimieren und dadurch symptomatisch werden.

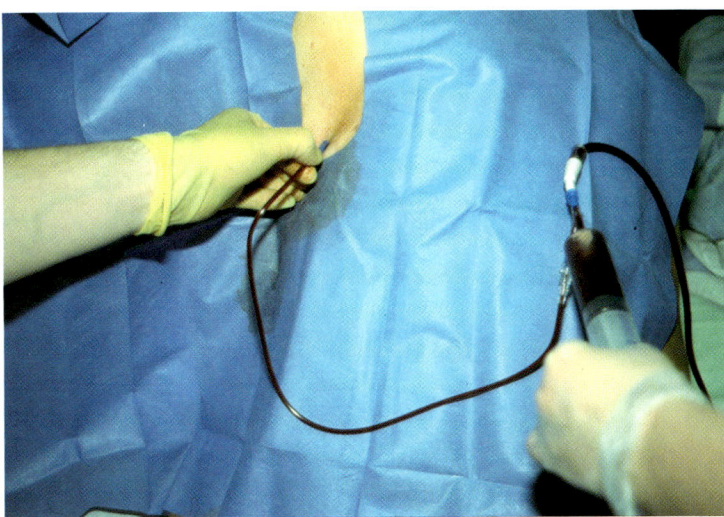

■ **Abb. 13.6.** Pleurapunktion. Bei diesem Patienten fanden sich 1,5 l tumorzelldurchsetzte Flüssigkeit, die akut zur Atemnot geführt hatte. (GR)

# Kardiale Erkrankungen

Die Diagnose kardialer Erkrankungen wird indirekt über die Anamnese, aktuelle Beschwerden, EKG, Blutdruck, Herztöne und Pulsverhalten gestellt, da das Herz nicht ohne aufwendige Technik direkt zu untersuchen ist. Es kommen einige wenige typische Krankheitszeichen vor, die wichtige sichtbare Hinweise für Herzerkrankungen liefern.

Die beiden Herzhälften versorgen durch ihre Pumpleistung getrennte Kreisläufe mit Blut. Die linke Herzseite versorgt den sog. großen oder Körperkreislauf, die rechte Seite den kleinen oder Lungenkreislauf. Dementsprechend unterschiedlich sind die Symptome.

## Rechtsherzinsuffienz

Bei einer Rechtsherzbelastung kommt es durch den venösen Rückstau in den Körperkreislauf zu einem erhöhten Venendruck. Diese Druckzunahme führt zu einem Übertritt von Flüssigkeit aus dem Blut in das Gewebe. Solche Wassereinlagerungen treten aufgrund der Schwerkraft vorwiegend an der unteren Extremität im Bereich der Knöchel und des Unterschenkels als *Beinödeme* auf. Drückt man dort mit einem Finger auf das Ödem, so bleibt für ca. 30 s die Eindellung bestehen (◘ Abb. 14.1).

Durch das Fortschreiten der Erkrankung oder bei einer akuten Rechtsherzinsuffizienz kann es zu einem weiteren Druckanstieg im venösen System kommen. Äußerlich am Hals gelegene Venen (V. julares externae) können dabei deutlich sichtbar hervortreten. Diese *Halsvenenstauung* (◘ Abb. 14.2) ist damit ein Symptom der kardialen Einflussbahnstauung (»Einflussstauung«), die nicht selten durch ein tief-violettes Hautkolorit im Gesichtbereich (◘ Abb. 14.3) komplettiert wird. Diese Zeichen finden sich auch häufig bei Reanimationen.

❶ Eine gestaute V. jugularis externa eignet sich im Notfall sehr gut als venöser Zugang.

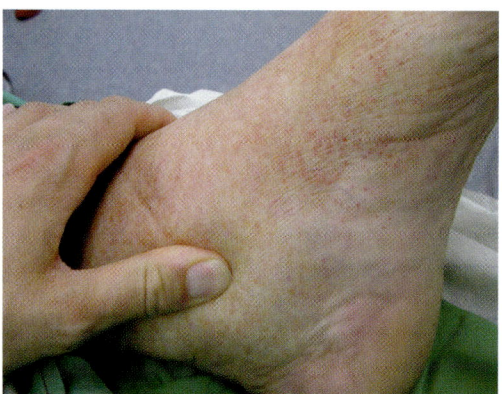 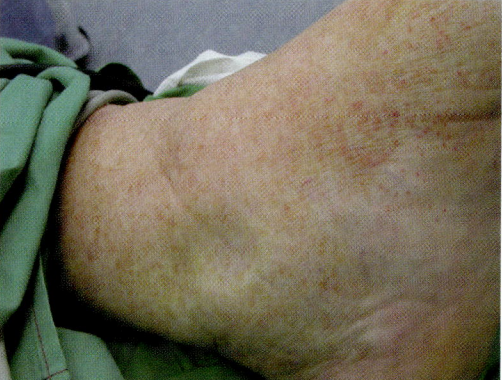

◘ **Abb. 14.1a,b.** Beinödem bei Rechtsherzinsuffizienz. **a** Die Prüfung auf das Ödem erfolgt mit dem Druck eines Fingers auf das Gewebe. **b** Nach Druck mit dem Finger bleibt die Eindellung für ca. 30 s bestehen. (GR)

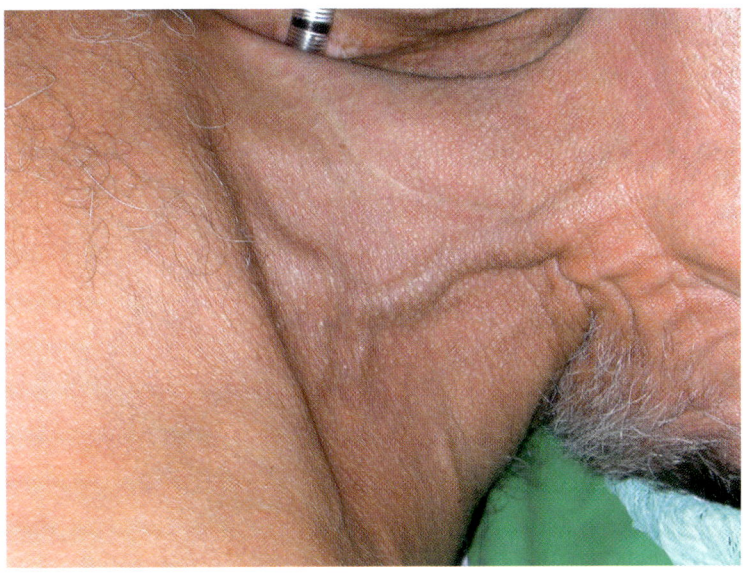

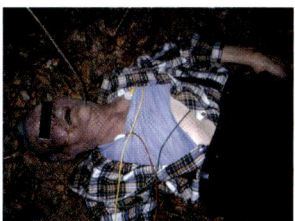

**▪ Abb. 14.3.** Massive Einflussstauung. Die dunkel-violette
Verfärbung im Gesichts- und
Halsbereich hebt sich farblich
deutlich von der weißen Bauch-
haut ab. (GR)

**▪ Abb. 14.2.** Gestaute V. jugularis externa bei chronischer Rechtsherzinsuffizienz. Dieses
Gefäß eignet sich auch zu einer venösen Punktion im Notfall. (GR)

## Linksherzinsuffienz

Eine Linksherzinsuffizienz ist präklinisch schwierig zu diagnostizieren. Sie
wird meist dann erst demaskiert, wenn der Patient aufgrund eines Lungen-
ödemes fleischwasserfarbenes Transsudat hustet, das durch einen Druckanstieg im kleinen Kreislauf aus der Gefäßstrombahn in die Alveolarräume ab-
gepresst wird. Ist der Patient intubiert, so erscheint diese Flüssigkeit biswei-

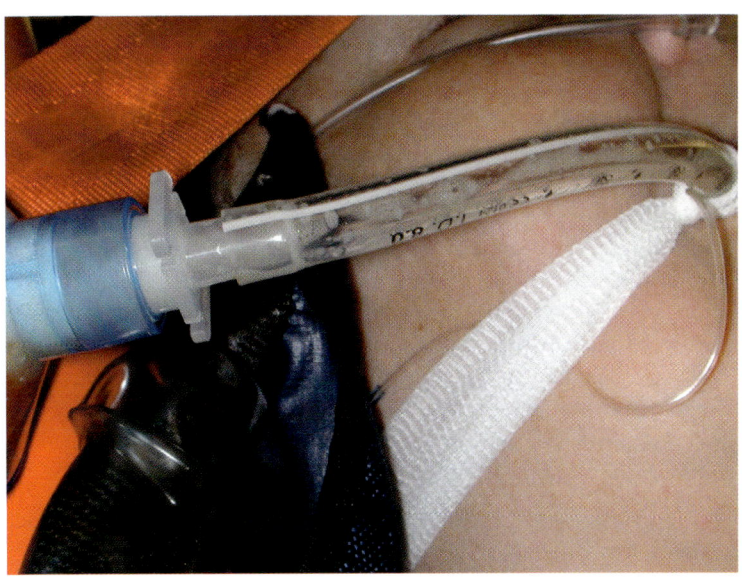

**▪ Abb. 14.4.** Lungenödem.
Die Luftzirkulation sorgt für die
Verquirlung des Transsudates
zum typischen Schaum, der
bisweilen abgehustet wird. (GR)

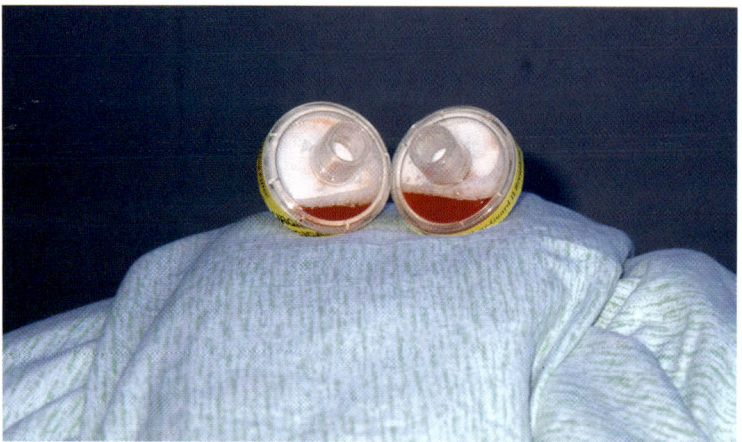

**Abb. 14.5.** Atemwegsfilter bei Lungenödem. Die Atemwegsfilter können durch das fleischwasserfarbene Transsudat sehr schnell verstopfen. Deshalb sind ausreichend Ersatzfilter vorzuhalten. (GR)

len im Tubus (■ Abb. 14.4) und im Atemwegsfilter (■ Abb. 14.5), der dadurch verstopfen kann.

> ❗ **Cave**
> **Beim Lungenödem kann der Atemwegsfilter verstopfen und die Beatmung erschweren.**

## Globale Herzinsuffizienz

Rechtsherz- und Linksherzinsuffizienz können auch nebeneinander als globales Herzversagen oder globale Herzinsuffizienz vorkommen. Es findet sich dann meistenteils eine Kombination der oben genannten Symptome.

### Ursachen

Die Ursachen für die unterschiedlichen Formen der Herzinsuffizienz können vielfältig sein: Hypertonie führt z. B. zu einer Zunahme der Pumpleistung des linken Herzventrikels. Bei manchen Lungenerkrankungen kommt es durch einen erhöhten Gefäßwiderstand in der Lunge zu einer Mehrarbeit des rechten Herzventrikels. Arteriosklerose der Herzkranzgefäße führt zu einer Verminderung der Blut- und $O_2$-Versorgung und mit Fortschreiten der Erkrankung zu einer abgeschwächten Pumpfunktion. Bei einem akuten Myokardinfarkt sind diejenigen Areale von einer Minderdurchblutung betroffen, in deren Einstromgebiet die versorgenden und nunmehr verschlossenen jeweiligen Herzkranzgefässe liegen.

Entsprechend unterschiedlich kann die Auswirkung für das Herz sein. Herzklappenfehler, eine Herzbeutelentzündung oder Störungen des Herz-Reizleitungs-Systems sind weitere der zahlreichen kardialen Ursachen für eine mögliche Minderleistung des Herzens.

> ❗ **Die Ursache einer kardialen Dekompensation lässt sich präklinisch nur selten eruieren.**

# Erkrankungen des Abdomens

Die meisten abdominalen Erkrankungen kündigen sich durch allgemeine Symptome wie Unwohlsein, Übelkeit, Erbrechen oder Durchfall an. Eine genauere Eingrenzung kann durch die Lokalisation und die Qualität von Schmerzen (dauerhaft oder wiederkehrend) vorgenommen werden. Meist erfolgt die Diagnosestellung erst durch technische oder direkte Inspektion. Die Behandlung kann sich daher präklinisch meist nur auf die Symptome beschränken.

## Akute gastrointestinale Blutung (GI-Blutung)

Die akute gastrointestinale Blutung ist sehr einfach zu erkennen, obwohl die Ursachen hierfür zahlreich sind. Die häufigsten Gründe sind Ösophagus- oder Magenvarizenblutungen, Ulkusblutungen, Hämorrhoiden, Tumore, Gerinnungsstörungen und Lebererkrankungen.

Durch den unterschiedlichen Ort der Blutungsquellen im Gastrointestinaltrakt und den Verdauungsprozess werden Blutungen vorwiegend in 4 Formen sichtbar:
- Unverdautes Blut oral (Hämatemesis),
- verdautes Blut oral (Hämatemesis),
- unverdautes Blut rektal (Hämatochezie),
- verdautes Blut rektal (Melaena).

Hämatemesis kommt vorwiegend bei Blutungen des oberen Gastrointestinaltraktes vor. Eine größere Ansammlung von Blut im Magen kann durch den hohen Eiweißanteil zu Erbrechen führen. Unverdautes Blut erscheint dann meist als Bluterbrechen im Schwall mit Blutgerinnsel (◨ Abb. 15.1). Blut, das längere Zeit im Magen verbleibt, wird von der Magensäure und Enzymen denaturiert und hat ein Aussehen wie Kaffeesatz (◨ Abb. 15.2). Man spricht auch von »kaffeesatzartigem Erbrechen«.

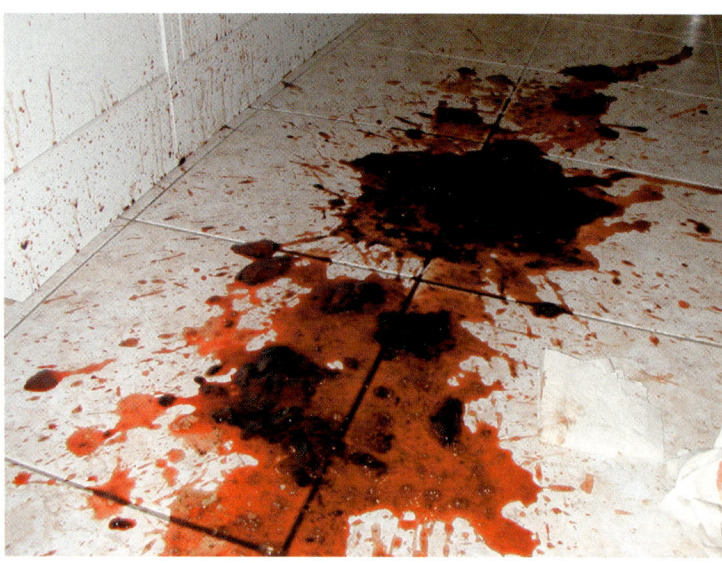

◨ **Abb. 15.1.** Hämatemesis mit Blutkoagel nach Ösophagusvarizenblutung. (GR)

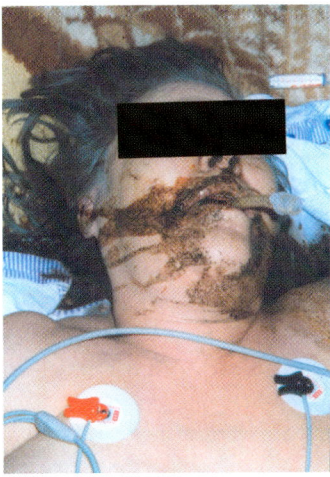

**◘ Abb. 15.2.** Kaffeesatzartiges Erbrechen nach Ösophagusvarizenblutung. (ND Bü)

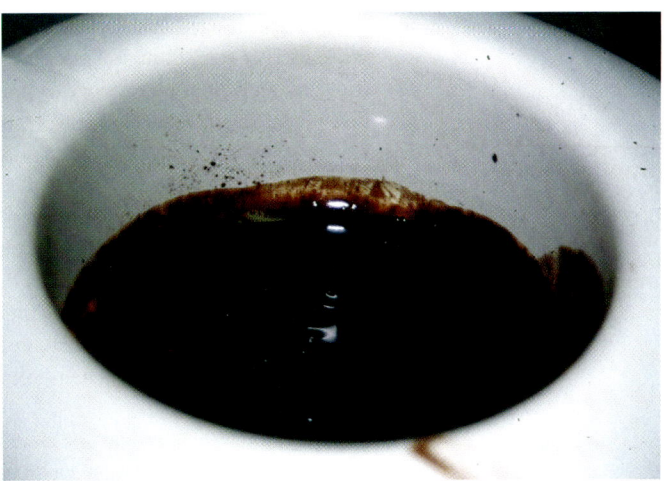

**◘ Abb. 15.3.** Teerstuhl bei Magenblutung. (GR)

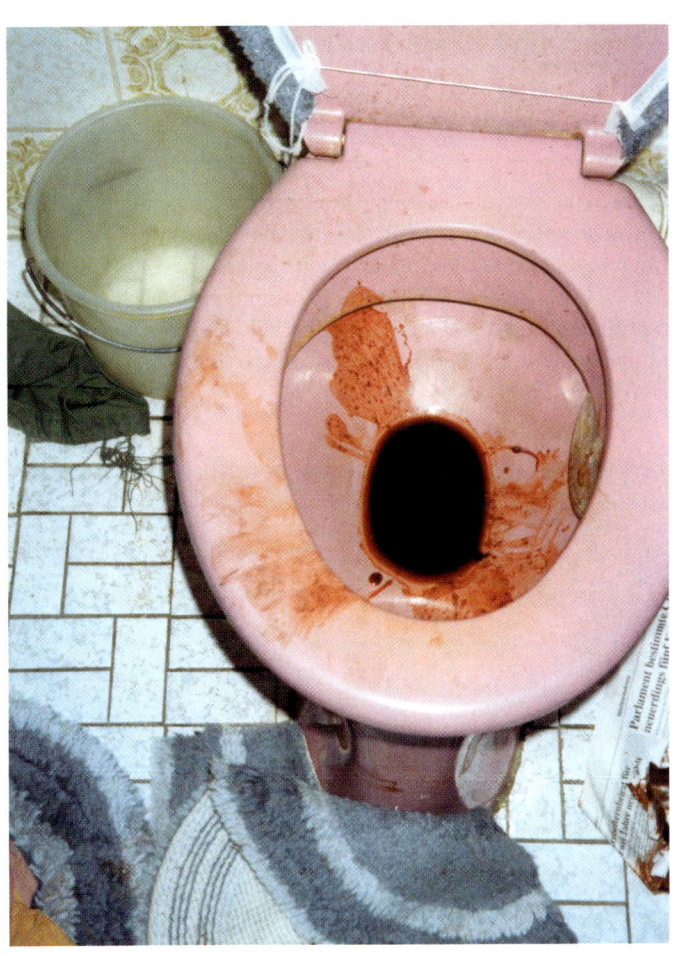

**◘ Abb. 15.4.** Blutiger Stuhl bei Leberzirrhose. (ND Bü)

Ulkusblutungen aus Magen und Duodenum dürften die häufigste Ursache hierfür sein. Blutende Ösophagus- oder Magenvarizen kommen vorwiegend bei Alkoholikern vor. Auch Tumorerkrankungen führen zu akuten Blutungen, da entweder Blutgefäße vom Tumor angegriffen werden oder der Tumor selbst Gefäße ausbildet, die dann im Wachstumsprozess wieder zerstört werden können.

Gelegentlich wird auch Blut aus der Nase oder bei Lungenblutungen (z. B. Tumorleiden) verschluckt, das dann als Bluterbrechen erscheint.

Obere GI-Blutungen werden in der anschließenden Magen-Darm-Passage verflüssigt und durch Sulfide und Porphyrine rötlich-schwarz und viskotisch umgewandelt. Man spricht in diesem Fall von Melaena ( Abb. 15.3). Wegen des typischen Aussehens verwendet man auch den Begriff »Teerstuhl«.

Blut kann auch frisch aus dem Darm als Hämatochezie (Blutstuhl, Abb. 15.4) abgesetzt werden, wenn es nicht mehr denaturiert werden kann oder die Menge so erheblich ist, dass die Enzymmenge für die Zersetzung nicht ausreichend war. Die häufigsten Ursachen hierfür sind Hämorrhoidalblutungen, Tumorblutungen oder Gerinnungsprobleme, seltener traumatische Ursachen (z. B. durch sexuelle Handlungen). Ist die Blutmenge so klein, dass sie mit dem Auge nicht sichtbar ist und nur mit Labormethoden erfasst werden kann, spricht man auch von okkultem Blut (*lat.* unbemerkt) im Stuhl.

## Erkrankungen der Leber und Galle

Ein typisches Symptom von Leber- und Gallenerkrankungen ist der Ikterus (Gelbsucht, Abb. 15.5). Die Gelbfärbung erscheint besonders in den Skleren und kommt durch den Übertritt von Gallenfarbstoffen (Bilirubin) in die Gewebe zustande. Man spricht in diesem Zusammenhang auch von einem prä-, intra- und posthepatischen Ikterus, je nachdem, wo die Störung angesiedelt ist. Die weiterführende Diagnostik wird durch laborchemische und technische Untersuchungen vorgenommen.

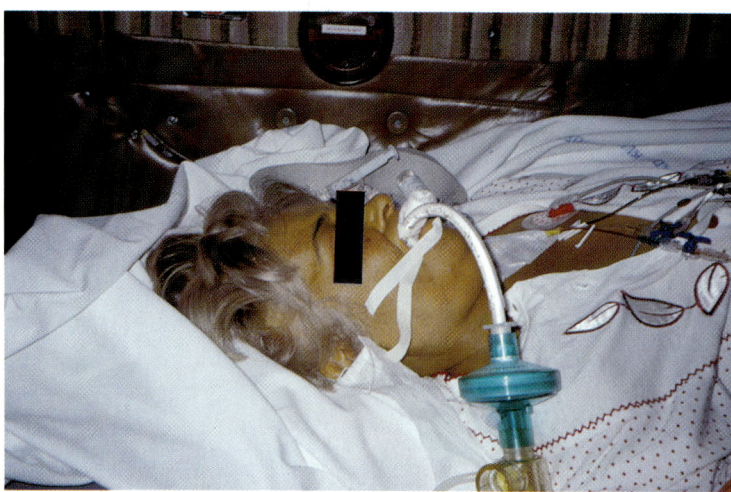

 **Abb. 15.5.** Ikterus bei Patientin im Leberkoma. (GR)

Ursächlich für einen Ikterus können sein:

- Leberzirrhose,
- Alkoholismus,
- Leberversagen,
- Hämolyse (Zerfall von Erythrozyten),
- Hepatitis,
- Medikamente,
- Gallenerkrankungen und -entzündungen,
- Tumorerkrankungen der Leber, Gallenwege und Pankreas,
- verschiedene Neugeborenenerkrankungen,
- parasitäre Erkrankungen,
- Schwangerschaft

## Alkoholismus

Alkoholismus ist einer der Hauptursachen für Funktionsstörungen der Leber. Der Alkoholabusus induziert einen Umbau der Leberstruktur mit weitreichenden Funktionsstörungen. Eine alkoholtoxische Leberzirrhose führt zur Ausbildung von Kollateralkreisläufen, da das Blut der Pfortader die narbig umgebaute Leber nicht mehr passieren kann. Ein Teil des Blutes fließt dabei über die paraumbilikalen Venen und die Ösophagusvenen ab. Aussackungen dieser Venen sind die Folge.

Die paraumbilikalen Venen erscheinen als sog. Caput medusae (»Medusenhaupt«, nach der griechischen Sagengestalt Medusa, aus deren Kopf sich Schlangen wanden; ◘ Abb. 15.6.). Auch die Ösophagusvenen weiten sich auf. Diese durch den vermehrten Blutfluss hervortretenden sog. Ösophagusvarizen neigen zu Erosionen und Blutungen. Die Blutungen werden durch die mangelnde Syntheseleistung von Gerinnungsfaktoren und Eiweißen in der Leber sowie der typischen Fehl- und Mangelernährung unterstützt. Kleine Erosionen im Magen-Darm-Trakt, aber auch Blutungen durch Ösophagusvarizen können dann durch mangelnde endogene Blutstillung nicht mehr selbst gestillt werden. Dieses

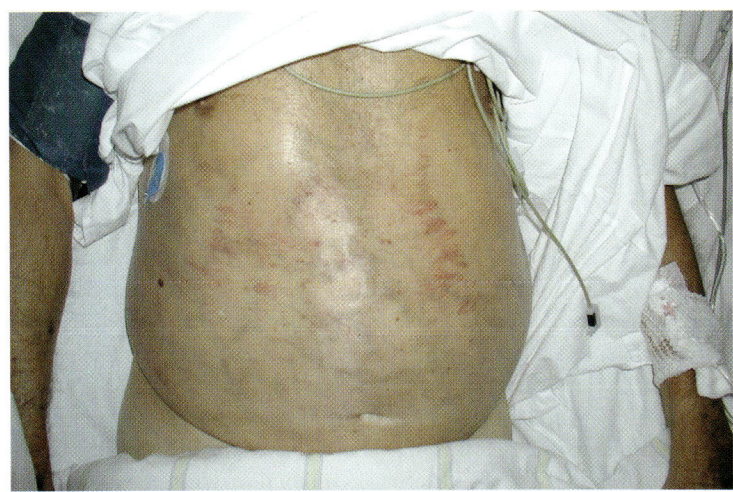

◘ **Abb. 15.6.** Caput medusae und Aszites bei alkoholtoxischer Leberzirrhose. (KIM ITS)

▪ **Abb. 15.7.** Spider naevus (Spinnennävus) bei Lebererkrankung. (GR)

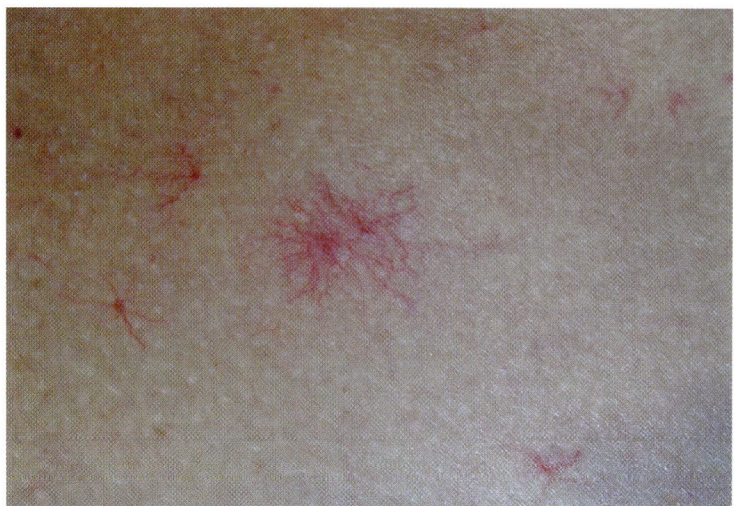

▪ **Abb. 15.8.** Palmarerythem. Es kommt bei Lebererkrankungen aber auch bei anderen Stoffwechselerkrankungen vor. (GR)

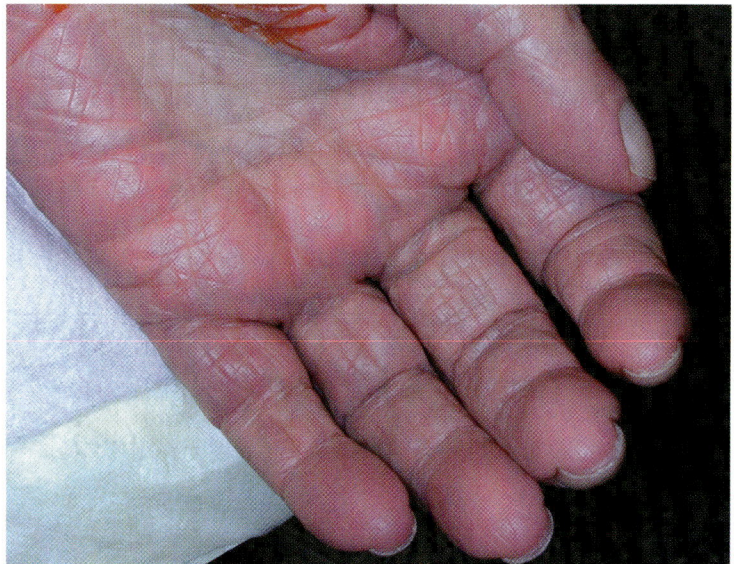

**15**

führt in der Folge zu Bluterbrechen oder Absetzen von Blut- oder Teerstuhl.

Durch den mangelhaften Durchfluss des Blutes durch die Leber kommt es zum Übertritt von Flüssigkeit in den Bauchraum, dem Aszites (▪ Abb. 15.6). Er ist an einer gespannten, aufgetriebenen Bauchdecke zu erkennen, die beim Beklopfen zur Wellenbildung neigt. Ein weiteres diskretes Zeichen für eine Alkoholkrankheit können Spider naevi (▪ Abb. 15.7., »Spinnennävus«) sein, die bei Lebererkrankungen gehäuft auftreten. Seltener tritt ein Palmarerythem (▪ Abb. 15.8) auf, das jedoch auch noch bei einigen anderen Lebererkrankungen, Kortisonlangzeittherapie, Arthritis, in der Schwangerschaft und bei Stoffwechselstörungen vorkommen kann.

# Erkrankungen des Gefäßsystems

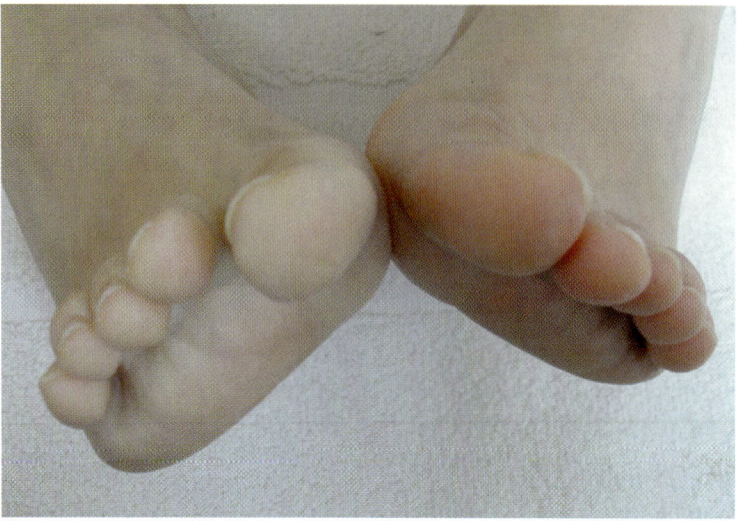

**Abb. 16.1.** Akute periphere arterielle Durchblutungsstörung. Die Extremität ist blass, kalt, pulslos und schmerzhaft. (GR)

Die wichtigsten Erkrankungen des Gefäßsystems sind Verschlüsse und Rupturen von Gefäßen sowie die Hypertonie, die aber hier wegen der eindeutigen Diagnosestellung über die Blutdruckmessung nur zur Vollständigkeit erwähnt wird.

Kommt es durch einen Gefäßwandschaden, herabgesetzte Blutströmungsgeschwindigkeit (z. B. bei Immobilisation) oder veränderte Blutzusammensetzung (Virchow-Trias) zu einem vollständigen oder teilweisen Verschluss eines Gefäßes durch Blutaggregate, spricht man von einer Thrombose. Wird der Verschluss durch Verschleppung eines Thrombus ausgelöst, bezeichnet man dieses als Embolie. Der nach einem Gefäßverschluss auftretende Gewebs- oder Organuntergang wird Infarkt genannt. Gefäßverschlüsse können im arteriellen wie auch im venösen System auftreten.

## Akuter Arterienverschluss

Im Rahmen einer generalisierten Arteriosklerose oder bei einer arteriellen Embolie (z. B. aus dem Herzen bei Vorhofflimmern) kann es zu einem akuten Verschluss der Arterien kommen. Hierbei können verschiedene Organsysteme betroffen sein: im Bereich des Gehirns entsteht eine Apoplexia cerebri (▶ Kap. 18), im Herz der Myokardinfarkt (▶ Kap. 14), aber auch Nieren, Milz, Darm und Lunge können betroffen sein.

Im Bereich der Extremitäten spricht man von einem akuten peripheren Gefäßverschluss (▪ Abb. 16.1). Die Diagnose des akuten Extremitätengefäßverschlusses stellt man über die 6 »P«:
- Pain: Schmerz,
- Paleness: Blässe,
- Paresthesia: Missempfindung,
- Paralysis: Bewegungsunfähigkeit,
- Pulselessness: periphere Pulslosigkeit,
- Prostration: Erschöpfung, Schock.

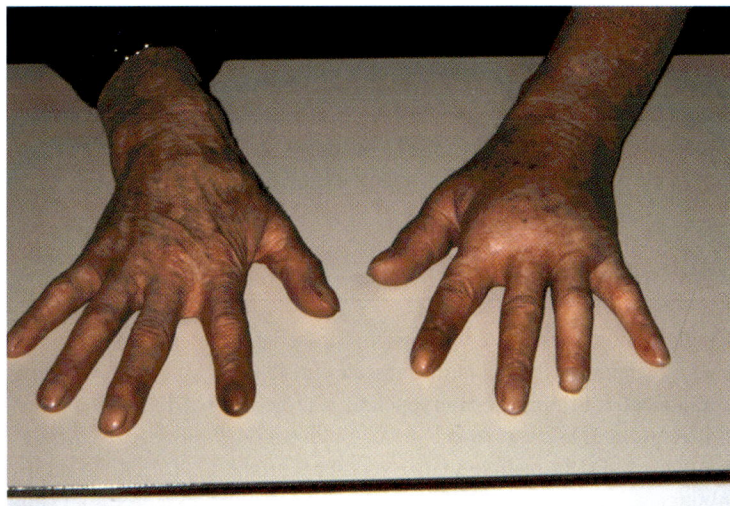

**Abb. 16.2.** Venöse Thrombose der linken Hand. (GR)

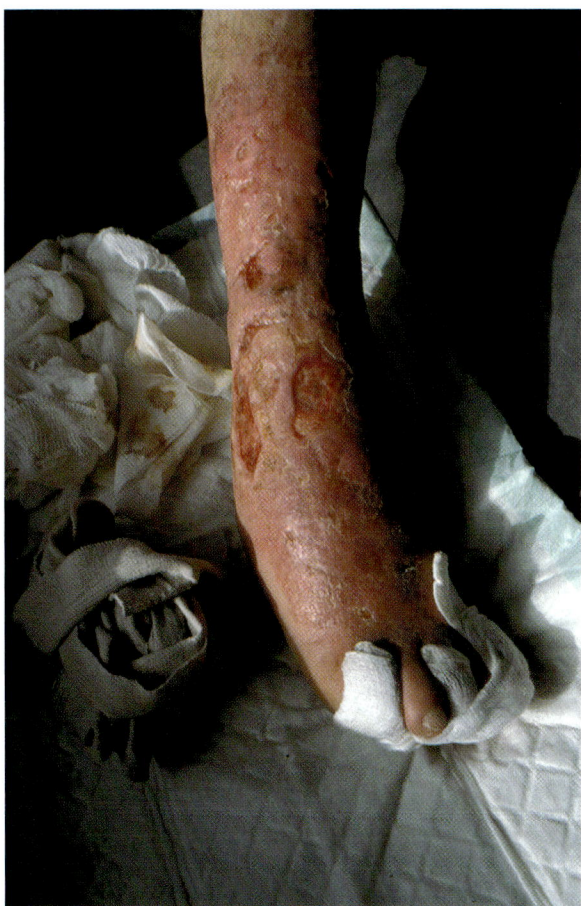

**Abb. 16.3.** Chronische venöse Insuffizienz des Unterschenkels mit bakterieller Superinfektion. (GR)

Krankheitsbilder, denen eine chronische arterielle Minderdurchblutung der Extremitäten zugrunde liegt, subsummiert man unter dem Begriff der peripheren arteriellen Verschlusskrankheit (pAVK), zu der auch die sog. Claudicatio intermittens zählt, bei der die Patienten aufgrund ihrer Beindurchblutungsstörung und damit verbundenen Beinschmerzen immer wieder stehen bleiben müssen (»Schaufensterkrankheit«).

## Venöse Thrombose

Durch Immobilisation (Bettlägerigkeit, Gipsverband, Operationen etc.) tritt eine Abnahme der Durchblutung auf, die eine lokale Aggregation von Blutkomponenten begünstigt. Hiervon sind v. a. die unteren Extremitäten betroffen. Kommt es dann zu einem vollständigen oder teilweisen Verschluss von Venen, spricht man von einer venösen Thrombose. Durch die venöse Abflussbehinderung schwillt die Extremität an, ist druckschmerzhaft und gerötet (  Abb. 16.2).

Eine periphere oberflächliche Venenthrombose mit Entzündungskomponente wird als Thrombophlebitis, eine tiefe Thrombose auch als Phlebothrombose bezeichnet. Am gefährlichsten ist hierbei die tiefe Bein- und Beckenvenenthrombose, da sich der Thrombus im ungünstigen Fall lösen und durch Verschleppung des Thrombus eine Lungenembolie verursachen kann.

**❗ Cave**

**Bei einer tiefen Bein- und Beckenvenenthrombose besteht das Risiko einer Lungenembolie, daher Schontransport!**

## Chronisch venöse Insuffizienz

Ein mangelhafter peripherer venöser Rückfluss zum Herzen, die chronische venöse Insuffizienz, tritt u. a. bei der Rechtsherzinsuffizienz (▶ Kap. 14) oder

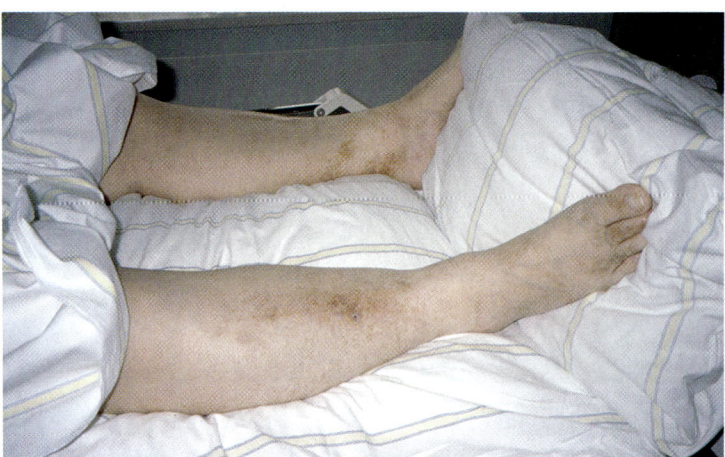

◻ **Abb. 16.4.** Purpura orthostatica oder Purpura jaune d'ocre an der Unterschenkelvorderseite und am Vorfuß nach abgeheilter Thrombose. (GR)

**16**

bei Varikosis (Krampfadernleiden) auf. Der venöse Rückstau fördert einen Übertritt von Wasser aus dem Blut in das Gewebe. Der entstehende Gewebsdruck führt wiederum zu einem Rückgang der Durchblutung. In der Folge kann eine Stauungsdermatitis mit Wunden entstehen, die sich sehr leicht infizieren (bakterielle Superinfektion, ◘ Abb. 16.3) und nur verzögert abheilen.

Im Rahmen dieses Prozesses austretendes Blut führt in der Folge durch einen Abbauprozess zu gelb bis ockerfarbenen, punktförmigen Hämosiderinablagerungen, sog. Purpura orthostatica oder Purpura jaune d'ocre (◘ Abb. 16.4). Diese schmerzfreien lokalen Hauterscheinungen können über lange Zeit bestehen bleiben und sind harmlos. Sie sind ein Marker für eine abgelaufene längerfristige Venenstauung.

# Stoffwechselerkrankungen

# Hypoglykämie

Hypoglykämien bieten häufig Anlass zu einem Einsatz des Rettungsdienstes, da das Ereignis akut eintritt und durch einen Bewusstseinsverlust hochdramatisch aussehen kann. Ursachen einer Hypoglykämie können sein:

- Diabetes mellitus,
- Insulinüberdosierung,
- Nahrungskarenz,
- erhöhter Stoffwechselumsatz,
- Fieber,
- Pankreaserkrankungen,
- Lebererkrankungen,
- Magenresektion,
- Hypophysenvorderlappenerkrankungen,
- Nebennierenrindenerkrankungen,
- Schwangerschaft und Stillzeit.

Da die Hypoglyämie sehr einfach diagnostiziert werden kann (Blutzucker-Test) und häufig vorkommt, zählt die Bestimmung des Blutzuckerwertes zur Routineuntersuchung bei bewusstseinsgetrübten Notfallpatienten. Die Symptome können von einfachem Hunger bis zur tiefen Bewusstlosigkeit reichen. Es kommt bisweilen vor, dass nur einzelne Hirnareale oder Nerven Symptomatik zeigen und daher mit der Apoplexia cerebri verwechselt werden können (▶ Kap. 18). Man spricht dann auch von einer Pseudoapoplexia diabetica (◨ Abb. 17.1).

⊗ **Bei Bewusstseinstrübung oder Apoplexieverdacht ist eine Blutzuckertestung obligat.**

Eine symptomatische Hypoglykämie ist fast immer lebensbedrohlich. Nervenzellen reagieren sehr empfindlich auf Zuckermangel. Kreislaufsteuer-

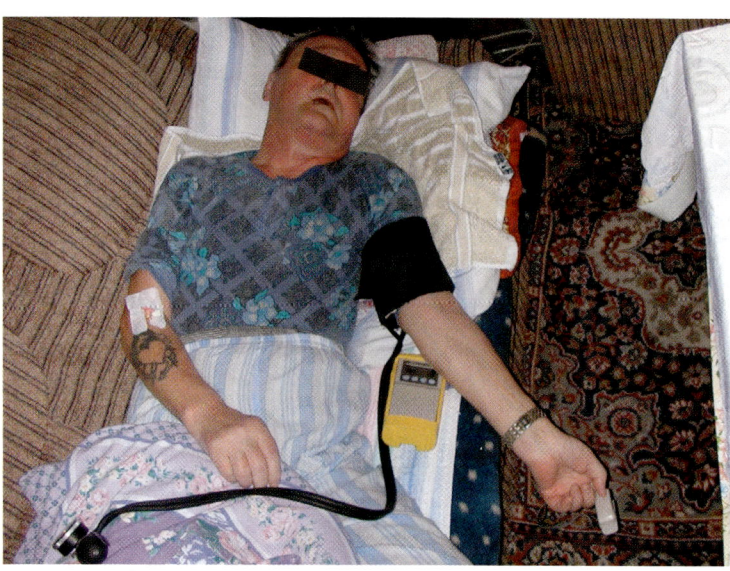

◨ **Abb. 17.1.** Pseudoapoplexia diabetica, hier als Bewusstseinseintrübung mit hängendem Mundwickel. Die Blutzuckertestung ergab einen Wert von 1,6 mmol/l. Vollständige Rückbildung der Neurologie nach intravenöser Glukosegabe. (GR)

17

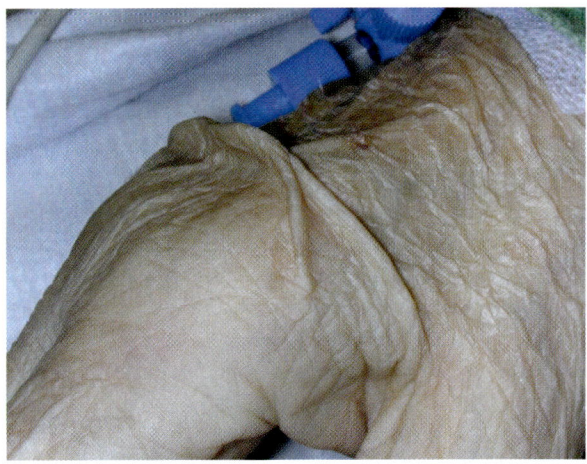

**Abb. 17.2.** Stehende Hautfalten nach Exsikkose durch unzureichendes Trinken bei einer 81-jährigen Patientin. (GR)

zentren und die nervale Gefäßversorgung können ebenfalls betroffen sein, sodass eine daraus resultierende Gefäßweitstellung zu einer ausgeprägten Hypotonie führen kann. Das Herz versucht hierbei, kompensatorisch mit einem Frequenzanstieg entgegenzusteuern. Die Folge ist ein hypoglykämischer Schock mit der kennzeichnenden Trias Hypoglykämie, Tachykardie und Hypotonie. Durch die Bewusstseinsstörung besteht Erstickungsgefahr durch Zurücksinken der Zunge und durch Aspiration. Nach intravenöser Zuckergabe bilden sich sämtliche Zeichen innerhalb weniger Minuten vollständig zurück, insofern kein irreversibler Schaden aufgetreten ist.

## Exsikkose (Austrockung)

Die Exsikkose ist ein Krankheitsbild, das durch eine negative Flüssigkeitsbilanz entsteht. Sie kommt gehäuft in fortgeschrittenem Alter vor, da die Patienten den beschwerlichen Gang zur Toilette durch Wasserrestriktion vermeiden wollen. Weitere Ursachen sind:

- Durchfall,
- Erbrechen,
- Schwitzen,
- Fieber,
- Auszehrung,
- Salzmangeldiät,
- Nierenerkrankungen,
- Tumorleiden,
- mangelnde Pflegesituation,
- Alkoholismus,
- nach Aszites- und Pleurapunktionen,
- vermehrte Diurese (z. B. im Coma diabeticum).

Die Patienten zeigen trockene Schleimhäute und Borken im Mund. Durch die Eindickung des Blutes ist bisweilen die $O_2$-Sättigung im Blut erniedrigt. Pathognomonisches Zeichen für die Exsikkose sind sog. stehende

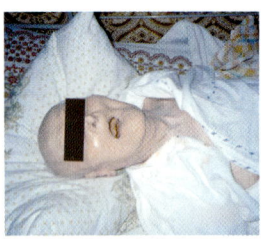

**Abb. 17.3.** Marasmus bei einer 90-jährigen Patientin. (GR)

Hautfalten (■ Abb. 17.2): Beim Abheben der Haut bleibt die Falte für mehrere Sekunden stehen und verstreicht nicht sofort.

## Marasmus und Kachexie

Unter einem Marasmus versteht man einen über Monate oder Jahre ablaufenden Auszehrungs- und Entkräftungsprozess im Alter (■ Abb. 17.3). Atrophiert der Organismus infolge tiefgreifender Störungen sämtlicher Organsysteme, so spricht man von Kachexie, die im Endstadium von Appetitlosigkeit und Apathie begleitet wird. Ursache sind Altersschwäche, Tumorleiden, Stoffwechselstörungen, Unterernährung oder chronische Infektionskrankheiten.

## Hyperurikämie (Gicht)

Bei der Gicht handelt es sich um eine Purinstoffwechselstörung mit einem erhöhten Harnsäurespiegel (Hyperurikämie). Typischerweise sind das Großzehgrundgelenk (sog. »Podagra«) oder die Daumen akut und äußerst schmerzhaft befallen. Aber auch alle anderen, vorwiegend kleinere Gelenke können befallen sein (■ Abb. 17.4).

Diese Anfälle treten über längere Zeit in immer kürzeren Abständen auf. Da das Ereignis meist zur Nacht und nach alkoholischen Exzessen, aber auch bei Anstrengung eintritt, gibt das Krankheitsbild bisweilen Anlass zu einem rettungsdienstlichen Einsatz. Die Therapie erfolgt rein pharmakologisch und führt schnell zum Erfolg, was selten eine Einweisung erforderlich machen dürfte.

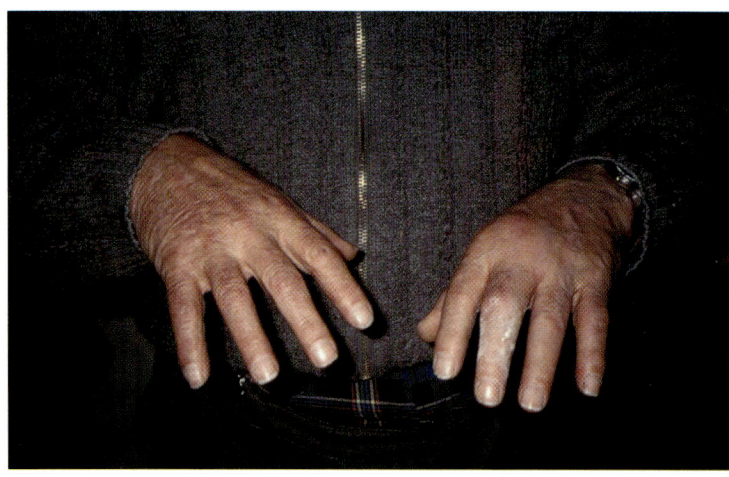

**Abb. 17.4.** Gichtanfall am linken Mittelfinger. Üblicherweise tritt der Anfall am Großzehgrundgelenk auf. Ein Fingerbefall wie hier ist eher selten. (GR)

17

# Neurologische Erkrankungen

Einige neurologischer Erkrankungen lassen sich durch eine gründliche Anamnese und körperliche Untersuchung diagnostizieren. Anhand von Nervenausfällen können betroffene Hirnregionen ermittelt werden. Dabei steht das Erkennen von Paresen im Vordergrund, die durch Untersuchung des aktiven Bewegungsumfanges festgestellt werden können. Häufig kann die exakte Diagnose jedoch nur mit klinischen Mitteln herausgefunden werden.

## Apoplexia cerebri (»Apoplex«, Schlaganfall)

Unter dem Begriff der Apoplexia cerebri (*griech.* Gehirnschlag; wegen des plötzlichen Auftretens) werden Krankheiten mit Blutungen oder Minderdurchblutungen des Gehirnes bezeichnet. Minderdurchblutungen können durch Arteriosklerose oder Verschleppung eines Thrombus (z. B. aus dem Herzen bei Vorhofflimmern) ausgelöst werden. Eine akute Blutung ist präklinisch nicht ohne weitere technische Diagnostik von einer Minderdurchblutung abzugrenzen.

Eine Zuordnung zu einer Hirnregion erfolgt zunächst nach der neurologischen Untersuchung. Bei Beteiligung der entsprechenden Hirnregion kann der hängende Mundwinkel (◘ Abb. 18.1) das einzig sichtbare Zeichen einer Apoplexia cerebri sein. Er ist Ausdruck für eine Parese des N. facialis: Durch eine Apoplexie kann es zum Ausfall des Tractus corticonuclearis kommen, der die Mund- und Wangenregion über einen Fazialisanteil inerviert und damit zur einer zentralen Fazialisparese führt. Dabei sind noch Stirnrunzeln und Augenzwinkern möglich, da der obere Fazialisast von beiden Hirnhälften versorgt wird. Eine Lähmung des gesamten Fazialisastes spricht dagegen für eine periphere N.-fazialis-Lähmung.

## Zerebrale Krampfanfälle

Zerebrale Krampfanfälle sind meist beim Eintreffen des Rettungsdienstes schon vorüber. Bei Wiederholungsereignissen kann das soziale Umfeld wert-

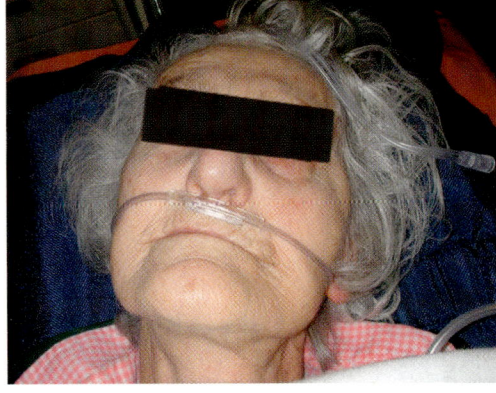

◘ **Abb. 18.1.** Hängender linker Mundwinkel nach Apoplexie. (GR)

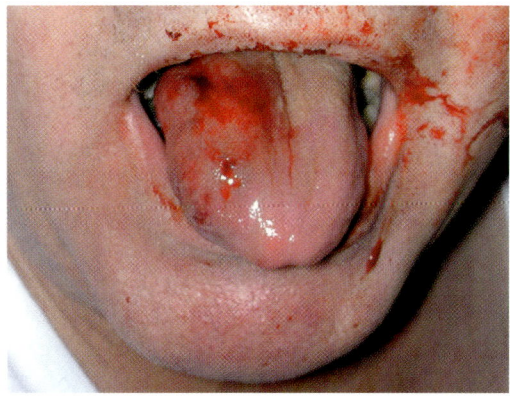

◘ **Abb. 18.2.** Zungenbiss nach generalisiertem zerebralen Krampfanfall. (GR)

volle Hinweise geben, zumal die Patienten in der Terminalschlafphase noch somnolent und desorientiert sein können. Einige Zeichen sind jedoch auch nach dem Anfall noch sichtbar. Hierzu zählen Spuren des spontanen Urinabgangs und der Zungenbiss (■ Abb. 18.2). Der Patient sollte unbedingt auch auf weitere Sekundärschäden (Verletzungen durch Sturz, Wirbelsäulenverletzungen durch Kontraktion der Rückenmuskulatur etc.) untersucht werden.

> ❗ **Nach einem Krampfanfall muss auf Sekundärverletzungen untersucht werden!**

## Meningitis (Hirnhautentzündung)

Es gibt eine größere Anzahl von Ursachen, die eine Meningitis auslösen können. Dementsprechend vielfältig sind die Krankheitsbilder. Wenige Formen haben für den Rettungsdienst Relevanz.

Typische Zeichen einer Meningitis sind:

- Kopfschmerzen,
- Nackensteifigkeit,
- Opisthotonus (krampfartiges Überstrecken des Halses) und
- meningeale Dehnungszeichen.

Meningeale Dehnungszeichen entstehen durch eine meningeale Dehnungsreizung: Beim passiven Anheben des Kopfes werden die Beine mit gebeugt (»Brudzinski-Nackenzeichen«) und nach einer Beugung im Hüftgelenk ist eine aktive Streckung im Kniegelenk nicht mehr möglich (»Kernig-Zeichen«).

Unter den zahlreichen Bakterien, die eine Meningitis auslösen können, finden sich Haemophilus influenzae und Meningokokken (Neisseria meningitidis). Sie sind beim Auftreten einer Meningitis nach dem Infektionsschutzgesetz der BRD meldepflichtig und bedingen daher besondere Bestimmungen im Umgang (Infektionstransport, Feststellung von Kontaktpersonen etc.).

Eine lebensbedrohliche Form der Menigokokken-Meningitis ist das Waterhouse-Friderichsen-Syndrom mit Versagen der Nebennierenrinde. Die

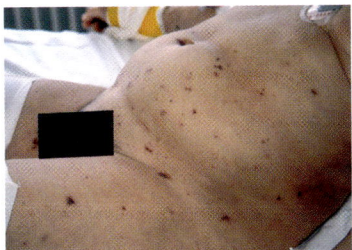

■ **Abb. 18.3.** Waterhouse-Friderichsen-Syndrom. Hauteinblutungen bei akuter Meningokokken-Sepsis. (GR)

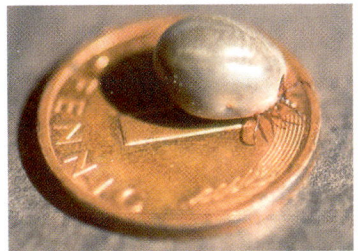

■ **Abb. 18.4.** Mit Blut vollgesaugte Zecke (Ixodes ricinus). Sie überträgt die Borreliose und in manchen Regionen die Frühsommer-Meningoenzephalitis (FSME). (GR)

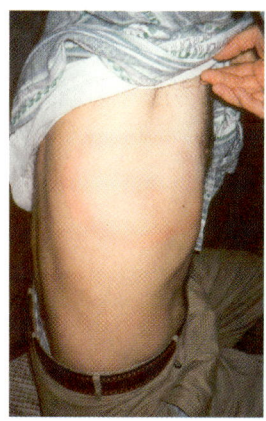

**Abb. 18.5.** Erythema migrans nach Borrelieninfektion ca. 6 Wochen nach Zeckenstich. (GR)

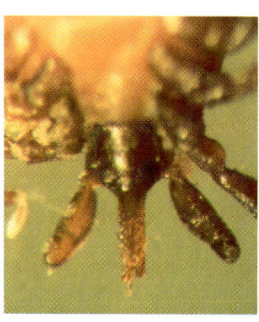

**Abb. 18.6.** Rüssel einer Zecke. Da die Widerhaken am Rüssel symmetrisch angelegt sind, kann die Extraktion der Zecke aus der Haut in beliebiger Drehrichtung erfolgen. (GR)

Patienten zeigen neben den typischen Zeichen der Meningitis Hauteinblutungen (■ Abb. 18.3), die für das Krankheitsbild typisch sind.

> **⊘ Cave**
> **Hauteinblutungen bei Meningitis-Verdacht weisen auf das lebensbedrohliche Waterhouse-Friderichsen-Syndrom hin.**

Die Erreger der Meningokokken-Meningitis werden häufig mit den durch Zecken (Ixodes sp., ■ Abb. 18.4) übertragenen Erregern verwechselt. Zecken übertragen FSME-Viren und Borrelien. FSME-Viren sind die Erreger der Frühsommer-Meningo-Enzephalitis (FSME), die nur in bestimmten Regionen vorkommen und gegen die geimpft werden kann.

Borrelia burgdorferi ist ein Spiralbakterium, das die Krankheit Borreliose auslöst. Nach einem Zeckenstich beginnt diese Krankheit meist mit einem sich langsam ausbreitenden Ausschlag (Erythema migrans, ■ Abb. 18.5), der von Allgemeinsymptomen wie Müdigkeit und Appetitlosigkeit begleitet wird. In einem späteren Stadium der Erkrankung kann sie mit zahlreichen neurologischen, aber auch anderen Symptomen – wie Gelenkentzündungen –einhergehen. Die Erscheinungen können sogar einem Schlaganfall ähneln. Das Vorkommen von Borrelien ist nicht regional beschränkt und es gibt derzeit keine Impfung gegen die heimische Borreliose. Daher ist das sofortige Entfernen der Zecke die beste Prophylaxe gegen die Erkrankung.

Die unbehandelte Zecke sollte durch eine Drehbewegung herausgezogen werden, wobei die Drehrichtung wegen der symmetrisch angelegten Widerhaken am Stechrüssel der Zecke (■ Abb. 18.6) unerheblich ist.

> **❶ Sofortiges Entfernen der unbehandelten Zecke ist die beste Prophylaxe gegen die Borreliose.**

## Herdblick

Als einen Herdblick (■ Abb. 18.7) bezeichnet man die Abweichung der Augenstellung in eine Blickrichtung, die mit einem Krankheitsbefund in Ge-

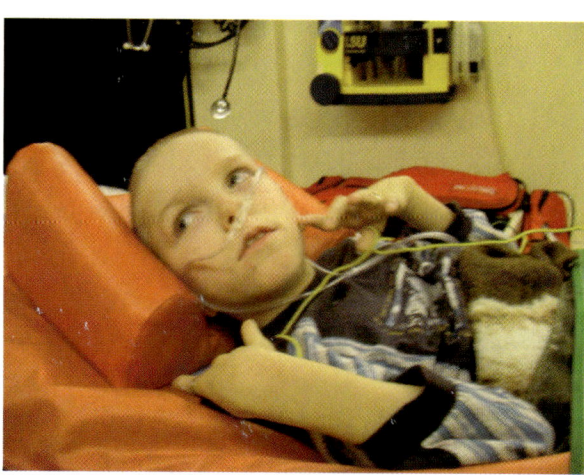

**Abb. 18.7.** Herdblick nach rechts oben. Das 12-jährige Kind mit frühkindlichem Hirnschaden erlitt einen Krampfanfall. (GR)

hirn einhergeht. Durch die Lokalisation des jeweiligen Geschehens können Nerven- oder Gehirnareale und -strukturen gereizt oder komprimiert
werden, sodass in der Folge eine dadurch bedingte Fehlstellung der Augen
resultieren kann. Ein Herdblick kann zur betroffenen Seite hin oder davon
abgewendet zeigen, da einige Nervenbahnen die Gehirnseite wechseln.

# Traumatologie

Der traumatologische Notfall bildet mit ca. 20% der Einsätze in ländlichen Regionen und in ca. 10% der städtischen Versorgungsgebiete einen Schwerpunkt in der Notfallmedizin.

Eine schnelle und effiziente Versorgung von Verletzten verhindert gravierende Folgeschäden. Hierbei steht die Auswahl einer geeigneten Zielklinik im Vordergrund, die sich an den regionalen Gegebenheiten und dem Verletzungsmuster orientieren muss.

## Schädel-Hirn-Trauma (SHT)

Reine Schädelverletzungen lassen sich von den Schädel-Hirn-Verletzungen abgrenzen. Daneben werden offene von gedeckten Hirnschädigungen unterschieden. »Offen« bedeutet in diesem Zusammenhang eine Eröffnung der harten Hirnhaut, der Dura mater. Unter den Blutungen werden freie Blutungen im Gehirn (ICB oder intrazerebrale Blutungen) und Hämatome unterschieden. Diese wiederum werden weiter in subdurale (unter der Dura zum Gehirn hin, ▶ Kap. 26, ▢ Abb. 26.12) und epidurale (unter der Schädelkalotte, jedoch vor der Dura) Hämatome unterteilt.

Die Schädel-Hirn-Verletzungen können nach dem Ausmaß der direkten Gehirnschädigung in 3 Grade eingeteilt werden:
— SHT 1. Grades: Gehirnerschütterung ohne Gewebsveränderungen (Commotio cerebri),
— SHT 2. Grades: Leichte Gewebsveränderungen (Contusio cerebri),
— SHT 3. Grades: Schwere Gewebsschäden (Compressio cerebri).

Einige sichtbare Symptome legen gravierende Verletzungen nahe. Eine Schädelimpression oder ein offenes Schädel-Hirn-Trauma sind einfach zu diagnostizieren. Hirnaustritt aus Ohr (▢ Abb. 19.1) oder Nase ist ebenfalls beweisend. Bei einer Raumforderung (z. B. Hirnblutung) können neben Bewusstseinsstörungen eine Pupillendifferenz oder weite, entrundete Pupillen (▶ Kap. 12, ▢ Abb. 25.4) auftreten.

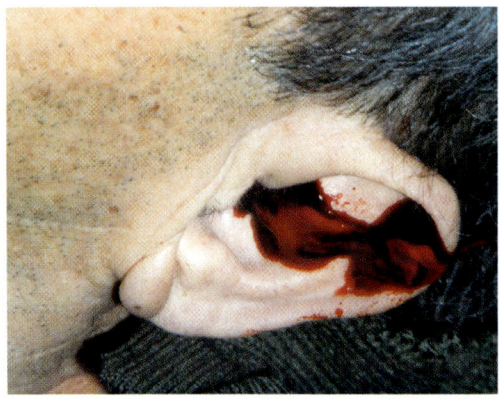

▢ **Abb. 19.1.** Blut- und Hirnmassenaustritt aus dem linken Ohr als Zeichen eines schwersten offenen Schädel-Hirn-Traumas. (ND Bü)

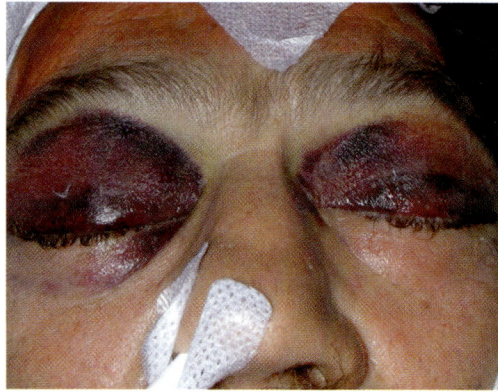

▢ **Abb. 19.2.** Brillenhämatom. (GR)

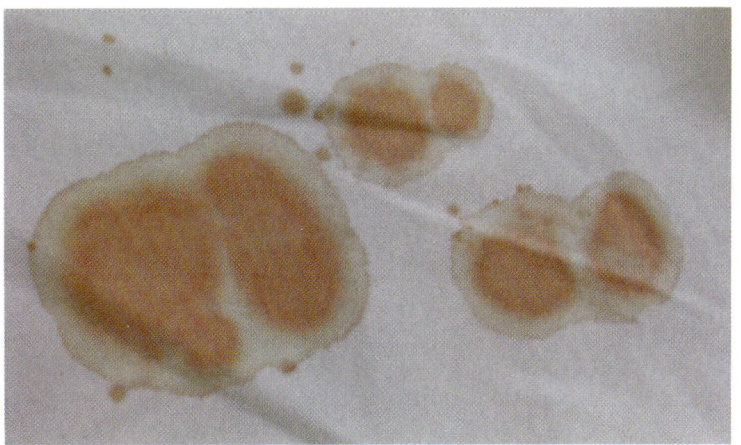

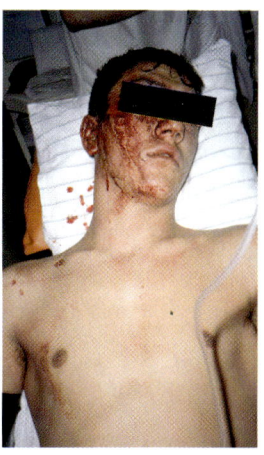

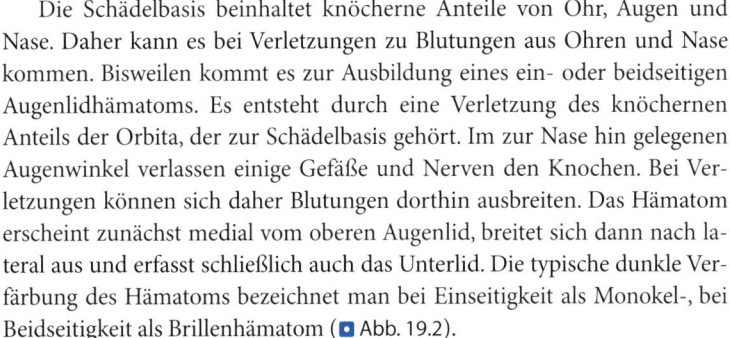

◘ **Abb. 19.3.** Tupfertest auf Liquor: Blutiger Liquor bildet einen gelben Rand mit rötlicher Begrenzung. (GR)

◘ **Abb. 19.4.** Gesichtsschnittwunde durch abgeschlagenen Flaschenhals. Dabei ist auf Sensibilitätsstörungen zu achten, denn häufig werden bei Schnittverletzungen Nerven mit durchtrennt. (GR)

Die Schädelbasis beinhaltet knöcherne Anteile von Ohr, Augen und Nase. Daher kann es bei Verletzungen zu Blutungen aus Ohren und Nase kommen. Bisweilen kommt es zur Ausbildung eines ein- oder beidseitigen Augenlidhämatoms. Es entsteht durch eine Verletzung des knöchernen Anteils der Orbita, der zur Schädelbasis gehört. Im zur Nase hin gelegenen Augenwinkel verlassen einige Gefäße und Nerven den Knochen. Bei Verletzungen können sich daher Blutungen dorthin ausbreiten. Das Hämatom erscheint zunächst medial vom oberen Augenlid, breitet sich dann nach lateral aus und erfasst schließlich auch das Unterlid. Die typische dunkle Verfärbung des Hämatoms bezeichnet man bei Einseitigkeit als Monokel-, bei Beidseitigkeit als Brillenhämatom (◘ Abb. 19.2).

Durch die Nähe der Hirnhäute kann dabei auch Liquor austreten, der mit einem Zuckertestgerät nachgewiesen werden kann. Liquor enthält etwa 2/3 des Blutglukosewertes und kann damit gegen Tränen- oder Nasensekrete abgegrenzt werden, die zuckerfrei sind. Eine Testung sollte dann vorgenommen werden, wenn sich bei einem liegenden Patienten ein klarer Flüssigkeitssee in der Ohrmuschel befindet, da sich dort auch Tränenflüssigkeit sammeln kann.

Zum Test auf blutigen Liquor eignet sich der Tupfertest: Blutiger Liquor auf einen Tupfer aufgebracht bildet eine gelbliche Randzone mit schmaler rötlicher Begrenzung (◘ Abb. 19.3).

Häufig ist das Ausmaß der Verletzung präklinisch jedoch nicht zu beurteilen. Die Wunden können von harmlosen Kopfplatzwunden (◘ Abb. 19.4) bis zu schwersten Hirnverletzung mit Hirnödem reichen, wobei der Patient anfangs nicht zwingend komatös sein muss. Erst die bildgebende Diagnostik (▶ Kap. 26) kann definitiven Aufschluss über die Verletzung geben.

## Wirbelsäulentrauma

Wirbelsäulentraumen können nur indirekt diagnostiziert werden. Einige Zeichen sprechen jedoch neben dem Unfallmechanismus für das Vorliegen

19

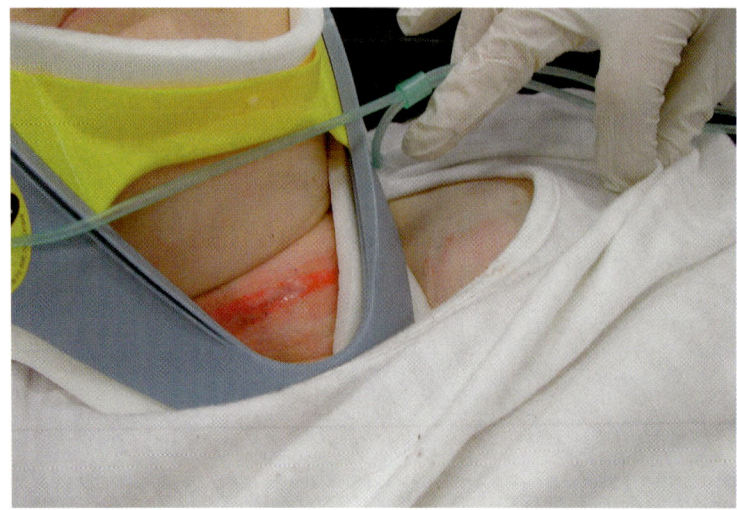

**◘ Abb. 19.5.** Gurtprellmarke mit Abschürfungen am Halsansatz. Der Gurt war hier zu hoch angelegt. Durch die Nähe der Halseingeweide, insbesondere des Kehlkopfes, sollte eine klinische Überwachung für 24 h erfolgen, um posttraumatische Schwellungen frühzeitig erkennen zu können. (GR)

einer Verletzung in diesem Bereich und erfordern damit höchste Vorsicht bei einer Lageveränderung des Patienten:

 Schmerzen in der Wirbelsäule,

 Sensibilitätsstörungen,

 spinaler Schock,

 plötzliche Inkontinenz,

 Paresen der Extremitäten.

Die häufigste Ursache für Wirbelsäulentraumen sind Verkehrsunfälle, wobei die Halswirbelsäule vorrangig zu nennen ist. An der Airbag-Auslösung oder an Gurtprellmarken kann die Unfallkinetik abgeschätzt werden. Sind die Gurtprellmarken am Halsbereich (durch falsche Höhe des Gurtes oder Durchrutschen bei zu flacher Sitzlehnenstellung, ◘ Abb. 19.5), so sollte unabhängig von der HWS-Schädigung eine klinische Vorstellung erfolgen, da die Halsweichteile zeitverzögert anschwellen können. Außerdem können HWS-Schmerzen durch die bei einem Unfall ausgeschütteten Endorphine häufig erst nach über 30 min auftreten.

**❶ Cave**
**Bei einer HWS-Distorsion können Schmerzen erst nach über 30 Minuten auftreten.**

## Thoraxtrauma

Kommt es zu einer Verletzung im Bereich des Thorax kann es neben Rippenbrüchen zu einer Verletzung der Lungenoberfläche oder der Thoraxwand kommen. Kommt hierbei Luft in den Pleuraspalt, kann ein Pneumothorax entstehen. Kann die Luft nicht entweichen und nimmt mit jedem Atemzug zu, entsteht ein lebensbedrohlicher Spannungspneumothorax, der sofort entlastet werden muss (► Kap. 6).

Befindet sich Blut im Pleuraspalt, sprich man von einem Hämatothorax. Die Diagnose kann durch Auskultation oder durch eine offene Thoraxwunde gestellt werden.

## Abdominaltrauma

Abdominaltraumen lassen sich präklinisch ausgesprochen schwer einschätzen. Unfallkinetik, Prellmarken oder offene Verletzungen geben Hinweise auf die zu erwartenden inneren Verletzungen, sind aber keinesfalls beweisend.

Ein Volumenmangelschock kann richtungsweisend sein. Besonders tückisch ist die Milzverletzung. Die Milz ist von einer Kapsel umgeben. Kommt es zu einer Verletzung des Organs, kann es zunächst in die Kapsel einbluten. Erst mit einer zeitlichen Verzögerung hält die Kapsel dem Druck nicht mehr stand und reißt ein. Man spricht in diesem Fall von einer zweizeitigen Milzruptur. Sicherheit bringt hier nur eine Sonografie (▶ Kap. 26, 🔲 Abb. 26.4).

## Extremitätentrauma

Grund zahlreicher Rettungsdiensteinsätze sind isolierte Verletzungen der Extremitäten. Die Variabilität der Verletzungsmuster ist wegen der unüberschaubaren Zahl der Ursachen sehr hoch.

Die Verletzungen können nach verschiedenen Kriterien eingeteilt werden. Bewährt hat sich die Einteilung in knöcherne und nichtknöcherne Verletzungen. Es gibt sog. sichere Zeichen, an denen man eine Fraktur erkennen kann:

- Sichtbare Knochenenden (🔲 Abb. 19.6),
- abnorme Stellung der Extremität (🔲 Abb. 19.7),

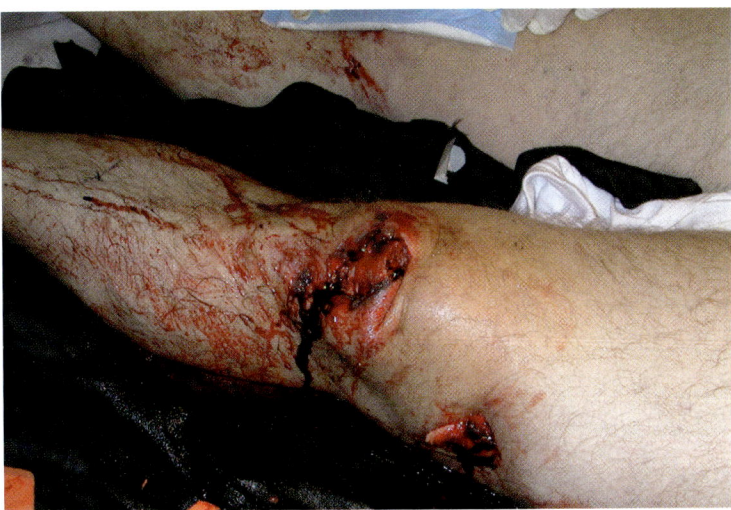

🔲 **Abb. 19.6.** Fraktur 1. Grades mit Knochendurchspießung des Oberschenkels. (GR)

◘ **Abb. 19.7.** Oberschenkelfraktur beidseits. Durch Frakturen von großen Röhrenknochen kann ein lebensbedrohlicher Blutverlust drohen. (ND Bü)

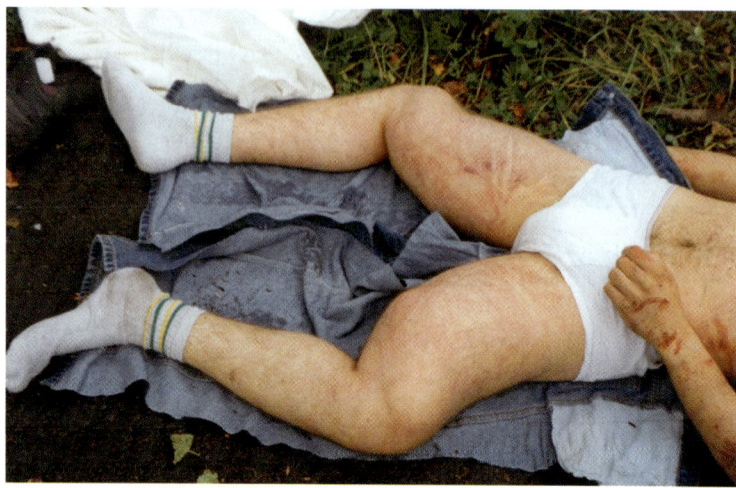

◘ **Abb. 19.8.** Unterschenkelfraktur nach Fahrradsturz. (ND Bü)

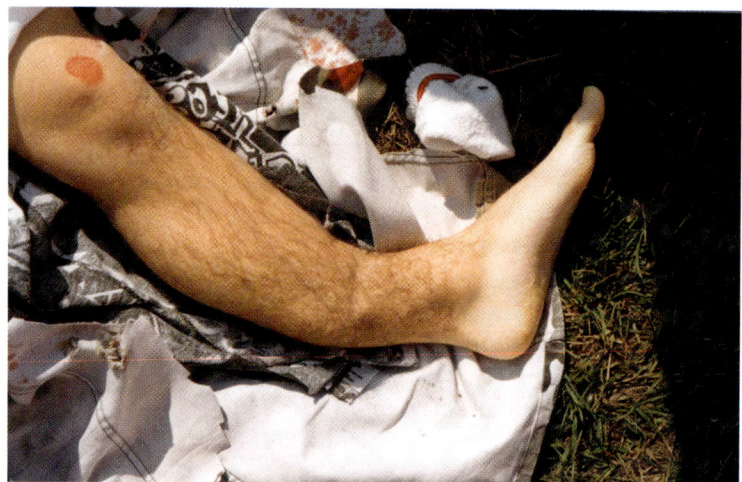

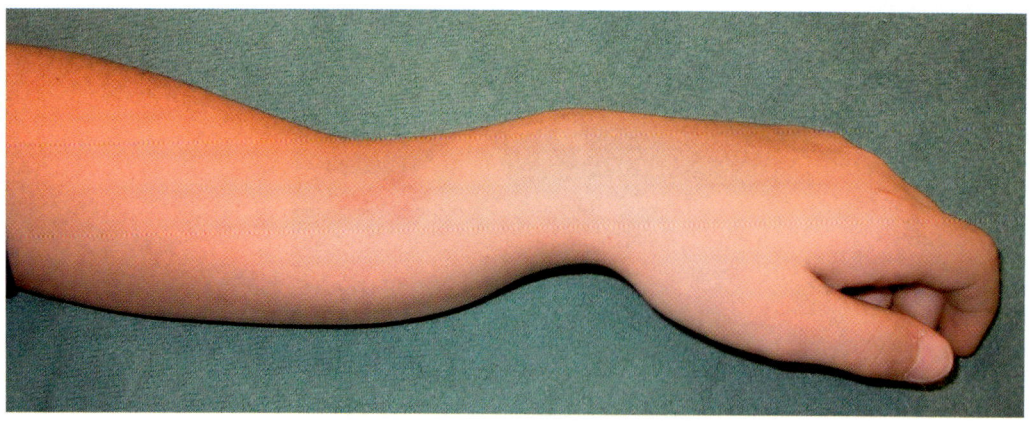

◘ **Abb. 19.9.** Komplette Unterarmfraktur. Wichtig ist die Überprüfung von Puls und Sensibilität. (Fa. Reanimed)

19

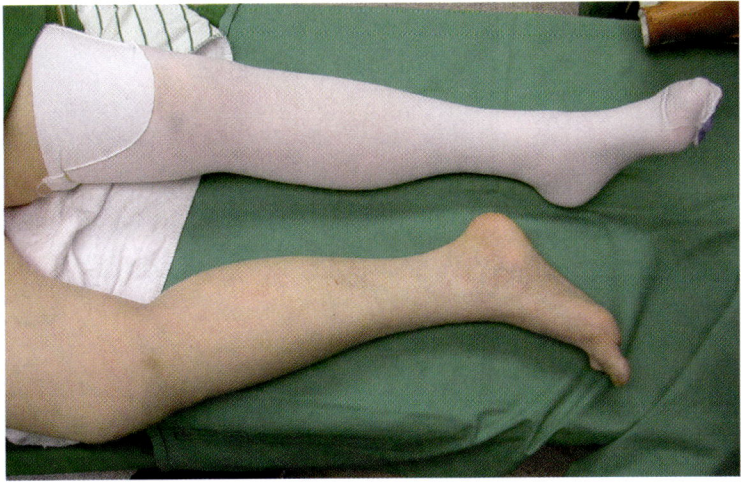

◘ **Abb. 19.10.** Schenkelhalsfraktur rechts mit Verkürzung
und Außenrotation des Beines.
(GR)

— abnorme Beweglichkeit (◘ Abb. 19.8 und 19.9),
— Knochenreiben bei Bewegung (Krepitation, ◘ Abb. 19.9).

Einige Frakturen zeigen darüber hinaus noch eine typische Stellung der Extremität, die die jeweilige Fraktur erkennen lässt. Zu ihnen gehört die Schenkelhalsfraktur (◘ Abb. 19.10), die aufgrund der Verkürzung und Außenrotation des betroffenen Beines leicht zu erkennen ist.

Eine andere Einteilung unterscheidet zwischen geschlossenen und offenen Frakturen. Offene Frakturen werden in 3 Grade eingeteilt:
— Fraktur 1. Grades: Perforation des Knochens von innen nach außen (◘ Abb. 19.6),
— Fraktur 2. Grades: Penetration der Gewalt von außen nach innen (◘ Abb. 19.11),
— Fraktur 3. Grades: Knochenverletzung mit ausgedehnter Weichteilverletzung (z. B. Nerven, Gefäße, Muskeln, Sehnen; ◘ Abb. 19.12 und 19.13).

Einige Frakturen zeigen distal der Verletzungsstelle Parästhesien oder Pulslosigkeit, die mit einem Pulsoxymeter verifiziert werden können. Grund hierfür sind Gefäß- oder Nervenschäden, die durch Kompression der Strukturen durch Knochenteile oder durch Abscherung auftreten können. Falls Gefäße oder Nerven komprimiert sind, kann versucht werden dieses, insofern möglich, durch eine Reposition zu beheben. Sind Nerven oder Gefäße verletzt, wird eine Versorgungseinrichtung mit entsprechender Fachabteilung (z. B. Gefäß- oder Neurochirurgie) erforderlich. Darüber hinaus kann es bei einigen Frakturen zu einem erheblichen Blutverlust kommen, der schnelles Handeln erfordert. Hierzu zählen Beckenfrakturen und Frakturen der großen Röhrenknochen.

Luxationen (◘ Abb. 19.14) dürften in der Erkennung keinerlei Probleme bieten. Vorwiegend Gelenkverletzungen zeigen eine starke Schwellung (◘ Abb. 19.15). Schmerzhaftigkeit oder das Ausmaß einer Schwellung sind jedoch kein sicheres Zeichen für eine interventionspflichtige Verletzung, da bei der Mehrzahl der Verletzungen eine sichere Diagnose ohne bildgeben-

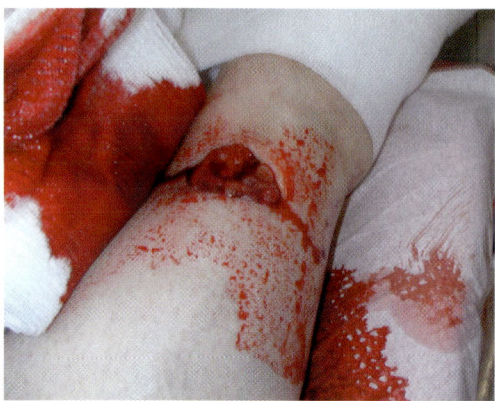

◘ **Abb. 19.11.** Offene Unterschenkelfraktur 2. Grades.
Die Fußgängerin wurde von einem Auto angefahren. (GR)

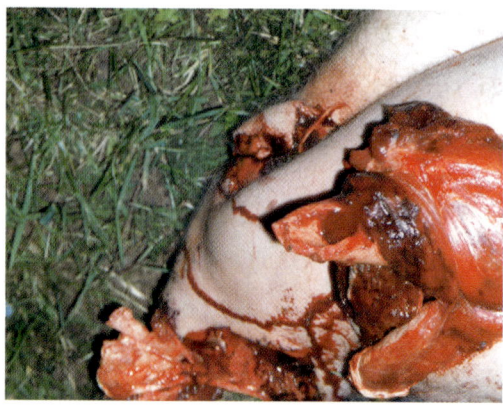

◘ **Abb. 19.12.** Oberschenkelfraktur 3. Grades. In der Wunde
ist der Oberschenkelknochen zu sehen. Der umgebende
Weichteilmantel ist zerstört. (ND Bü)

◘ **Abb. 19.13.** Luxationsfraktur
3. Grades mit offenem Ellbo-
gengelenk. (Fa. Reanimed)

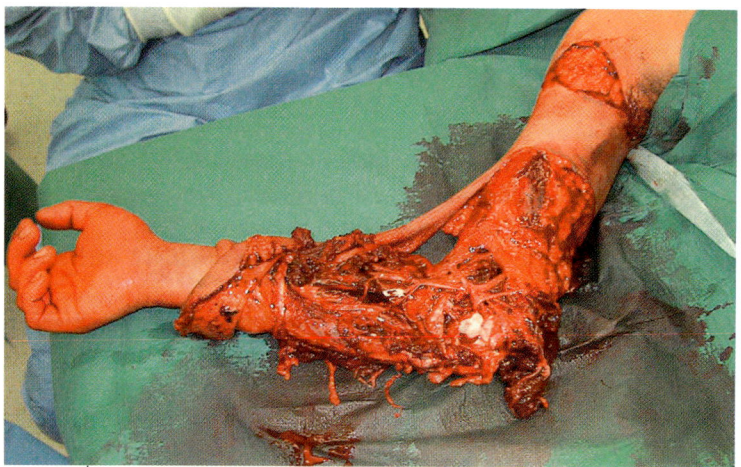

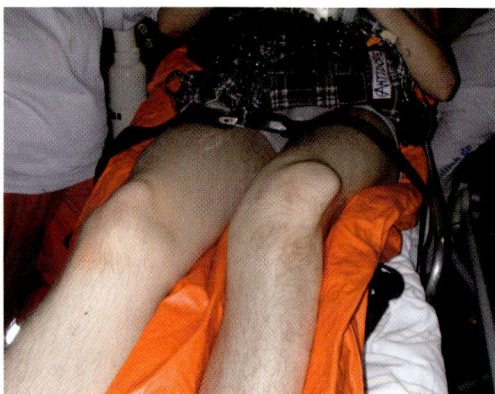

◘ **Abb. 19.14.** Patellaluxation. (GR)

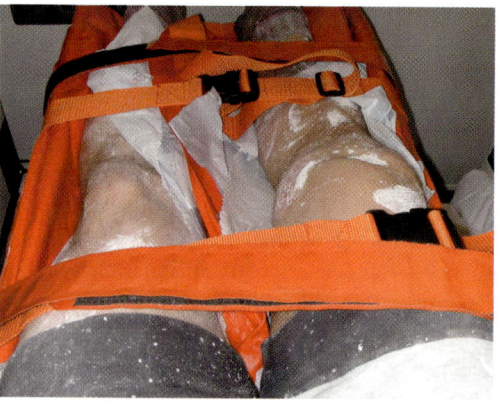

◘ **Abb. 19.15.** Kniegelenksschwellung nach Treppensturz.
Knieumfangdifferenz 30 min nach dem Unfallereignis. (GR)

19

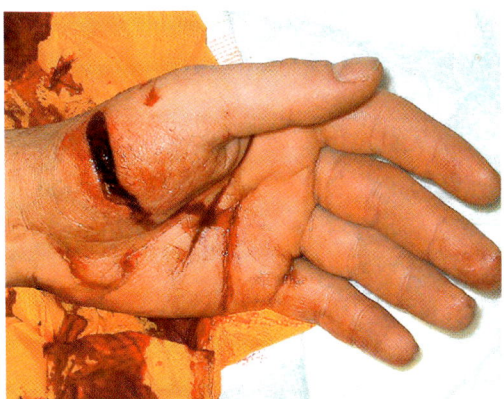

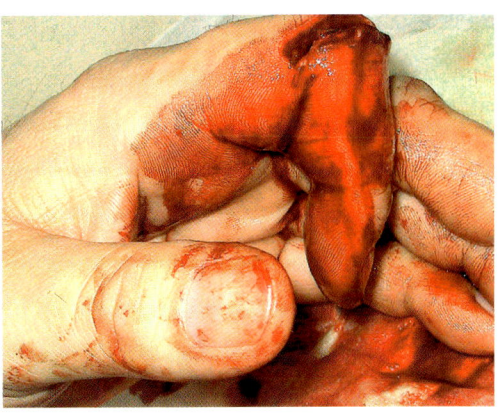

◘ **Abb. 19.16.** Handschnittwunde nach Verletzung mit einem Teppichmesser. (Fa. Reanimed)

◘ **Abb. 19.17.** Kettensägenverletzung des Zeigefingers. (Fa. Reanimed)

de Verfahren nicht möglich ist. Dabei ist die Frage zu klären, ob überhaupt Band- oder Knochenstrukturen verletzt sind. Dieses kann durch eine Röntgenaufnahme, ein MRT oder eine Arthroskopie herausgefunden werden.

Selten kann sich hinter einer vermeintlichen oberflächlichen Wunde (◘ Abb. 19.16) einer Extremität eine kompliziert zu versorgende Verletzung verbergen. Distale Pulslosigkeit, Sensibilitätsstörungen oder die Unfähigkeit, ein Endglied zu bewegen (◘ Abb. 19.17), sind Zeichen für eine Schädigung tieferer Strukturen wie Nerven, Sehnen oder Gefäße.

Da präklinisch eine definitive Versorgung nicht erfolgen kann, kann die Therapie meist nur symptomatisch ausgerichtet werden, wenn man von den Fällen einer Wundversorgung oder einer erforderlichen einfachen Reposition absieht. Im Vordergrund stehen dabei die Schmerzbekämpfung, Ruhigstellung, Therapie des Volumenverlustes und der möglichst schonende Transport zu einer geeigneten Klinik.

## Polytrauma

Unter einem Polytrauma werden im präklinischen Sprachgebrauch, in Anlehnung an eine Definition nach Tscherne, Verletzungsmuster von verschiedenen Körperregionen oder Organsysteme subsummiert, die einzeln oder in Kombination lebensbedrohend sind oder sein könnten. Dieses können sowohl eine beidseitige Oberschenkelfraktur mit erheblichem Blutverlust (◘ Abb. 19.7), wie auch eine Milzruptur in Kombination mit einer Handgelenkfraktur sein. Polytraumen kommen vorwiegend bei Verkehrsunfällen (◘ Abb. 19.18) und Stürzen aus großer Höhe vor. Die Begrifflichkeit des Polytraumas ist wichtig, da die aufnehmende Klinik im Schockraum entsprechend der Vorinformation die notwendigen Spezialisten bereitstellen muss.

❗ **Bei der Ankündigung eines Polytraumas ist der aufnehmenden Klinik das Verletzungsmuster zu übermitteln.**

**Abb. 19.18.** Polytraumatisierter Patient mit Schädel-Hirn-Trauma und Mehrfachfrakturen. (GR)

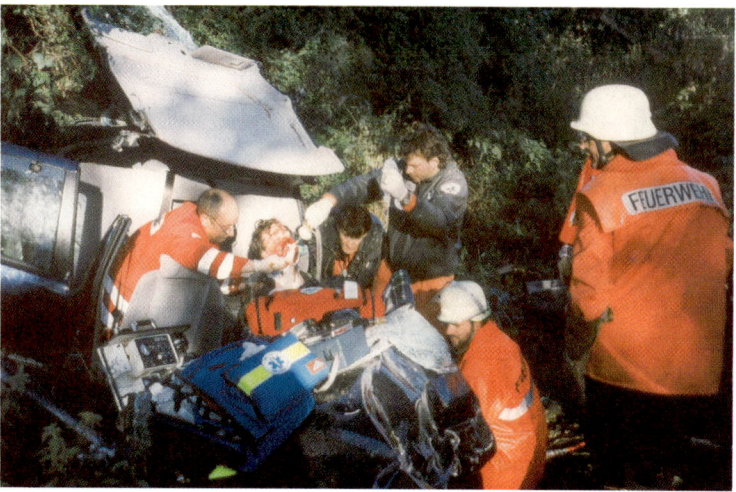

## Schuss- und Stichverletzungen

Die Ausdehnung von Stich- oder Schusswunden ist präklinisch sehr schwer einzuschätzen. Bei Messerstichverletzungen (▫ Abb. 19.19) kann die Messerlänge einen groben Hinweis auf evtl. beteiligte Organe geben. Bei Schussverletzungen erlaubt die Achse zwischen Ein- und Ausschuss eine grobe Abschätzung des Verlaufes (▫ Abb. 19.20). Tritt das Projektil nicht aus, ist eine Abschätzung gänzlich unmöglich (▫ Abb. 19.21). Da mehrere Organsysteme betroffen sein können und daraus resultierende Blutungen evtl. präklinisch nicht stillbar sind (▫ Abb. 19.22), werden die Patienten wie Polytraumatisierte behandelt. Die Zeit bis zur definitiven chirurgischen Versorgung sollte so kurz wie möglich gehalten werden (»load and go«).

❗ Bei Schuss- und Stichverletzungen: Vorgehen wie beim Polytrauma!

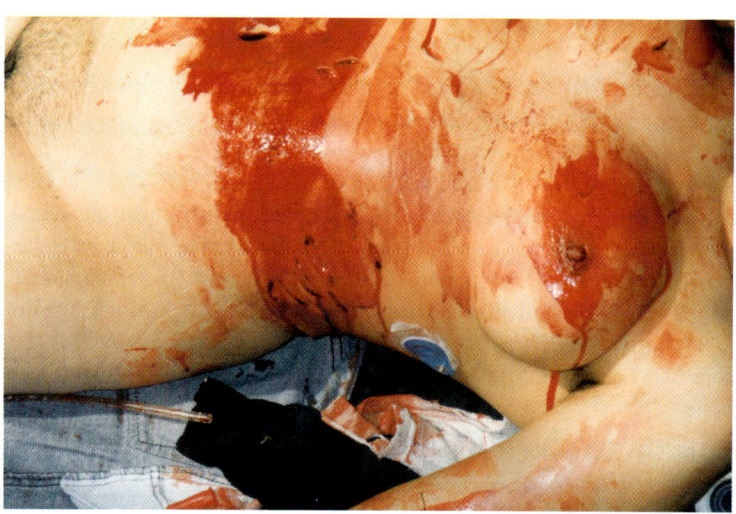

**Abb. 19.19.** Messerstichverletzungen. (ND Bü)

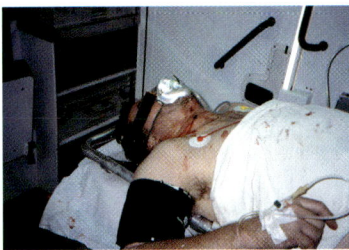

■ **Abb. 19.20.** Schussverletzung am Hals, abgefeuert aus ca. 0,5 m Entfernung. Das Projektil (38 mm) verfehlte um 5 mm die A. carotis, zertrümmerte Teile des Kehlkopfes und steckte direkt neben der Wirbelsäule. Eine primäre Intubation war wegen der Nähe zur Wirbelsäule bei fehlender Projektilaustrittswunde zu riskant. (GR)

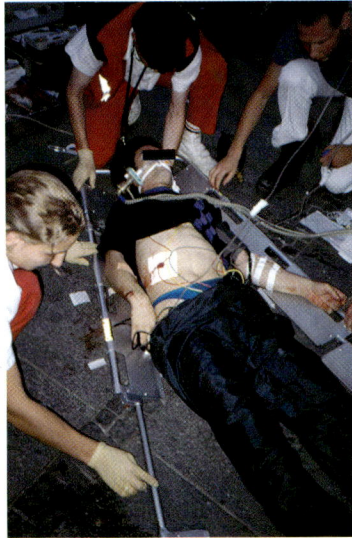

■ **Abb. 19.21.** Bauchschuss aus 1 m Entfernung. Die Kugel durchdrang Leber und Dickdarm und blieb im Becken stecken, daher keine Austrittswunde. Hierbei ist schnelles Vorgehen gefragt, da die Blutungen nicht präklinisch stillbar sind und die Überlebensrate umso höher ist, je früher der Patient einer definitiven chirurgischen Versorgung zugeführt wird. (GR)

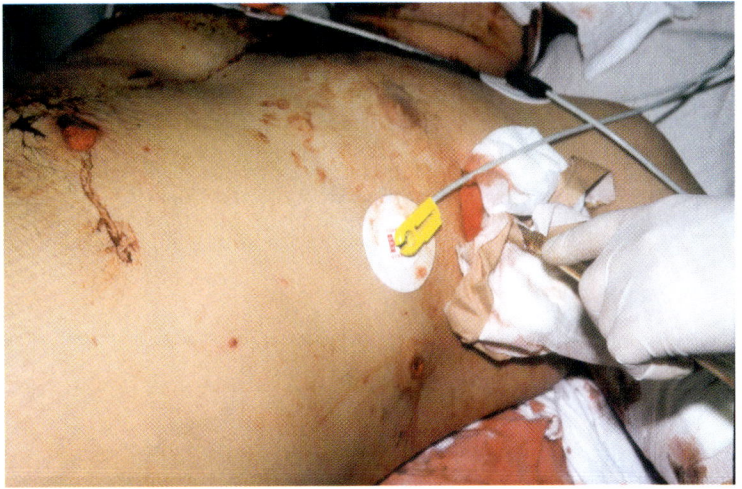

■ **Abb. 19.22.** Schusswunde in der linken Thorax- und Bauchwand. Die Anlage einer Thoraxdrainage kann bei penetrierenden Thoraxverletzungen erforderlich werden. (ND Bü)

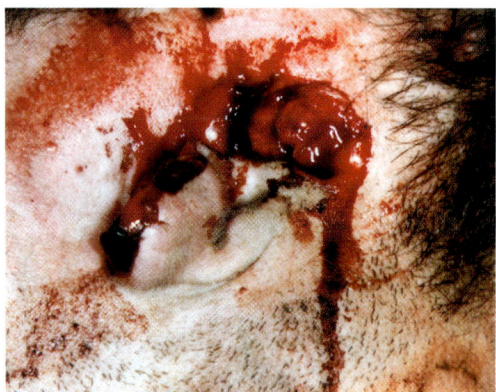
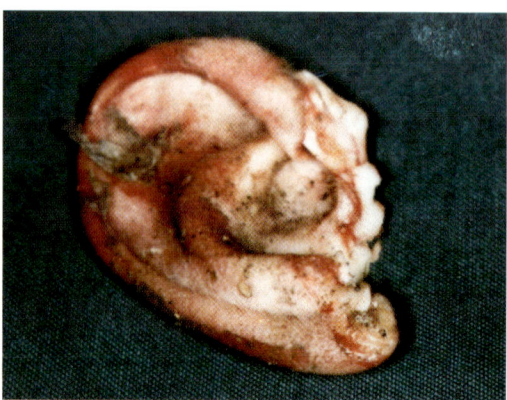

**Abb. 19.23a,b.** Traumatische Ohrmuschelamputation mittels Spaten. **a** Wunde am Ohr. **b** Transplantat. Das Ohr wurde wieder angenäht. (AF)

## Amputationsverletzungen

Amputationsverletzungen sind einfach zu erkennen ( Abb. 19.23). Häufig ist die Extremität nicht gänzlich abgetrennt, sondern über einen Resthautstumpf mit dem Körper verbunden ( Abb. 19.24). Ist eine Wunde bereits durch Erst-helfer verbunden worden und besteht die Notwendigkeit zu einer Wundin-spektion, kann eine Manschettenabbindung ( ▶ Kap. 7) durchgeführt werden. Wichtig ist die Mitnahme alle abgetrennten Teile, weil sie für eine spätere Re-konstruktion erforderlich sein können. Dazu zählen auch Hautbestandteile, die für eine plastische Deckung der Wunde in Frage kommen ( Abb. 19.25).

Die Amputate werden in speziellen Transplantatbeuteln mitgeführt. Das Transplantat wird in den sterilen Beutel eingepackt, dieser wiederum in einen Beutel mit Eiswasser eingeschlossen. Stehen kommerzielle Beutel nicht zu Verfügung, kann bei Kleinstamputaten auch ein steriler Handschuh verwandt werden, der zugeknotet in einen Beutel mit Eiswasser gelegt wird ( Abb. 19.25). Gelingt die Auffindung oder Bergung des Transplantates zu-

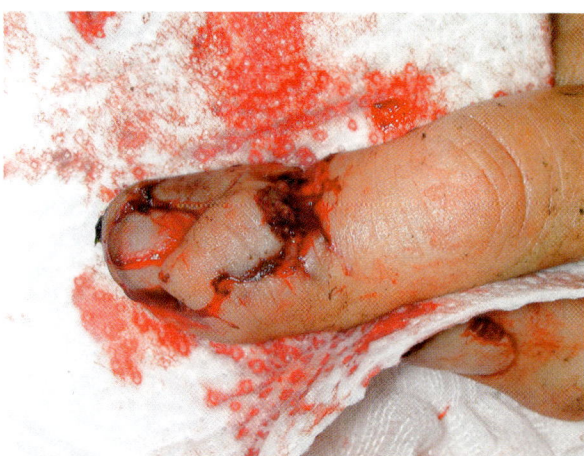

**Abb. 19.24.** Subtotale Vorfin-geramputation nach Rasenmä-herverletzung. (GR)

19

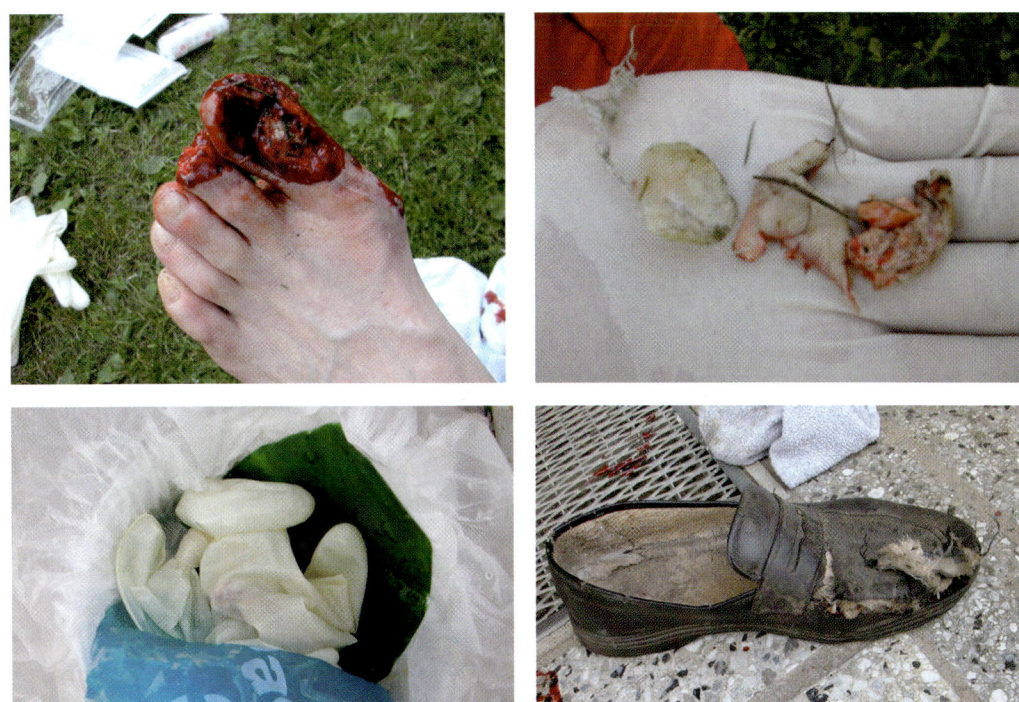

◨ **Abb. 19.25a–d.** Rasenmäherverletzung. **a** Amputation des Nagels und der Endphalanx. Das Knochengelenk ist zu sehen. **b** Nagel und Hautbestandteile. **c** Kleinsttransplantate im sterilen Handschuh, der nun ins Eiswasser kommt. **d** Schuh, über den der Rasenmäher fuhr. (GR)

nächst nicht, kann es auch nachträglich noch der Versorgungseinrichtung zugeführt werden.

❶ **Alle abgetrennten Teile werden mitgenommen, auch Hautbestandteile.**

## Fremdkörperverletzungen

Fremdkörperverletzungen sind anamnestisch einfach zu ermitteln. Meist handelt es sich um kleine Splitter, die mit bildgebenden Verfahren (Röntgen, Sonografie) im Wundgebiet gesucht werden. Bisweilen kommen Penetrationsverletzungen vor, die technische Hilfe bei der Rettung erfordern. Hierbei sollte versucht werden, den Fremdkörper möglichst in der Wunde zu belassen (◨ Abb. 19.26) und bis zur endgültigen Versorgung zu fixieren. Er erlaubt einen Rückschluss auf den Penetrationskanal. Außerdem kann es durch Entfernung zu unkontrollierbaren Blutungen und Sekundärschäden (Nerven, Organverletzungen) kommen.

❶ **Fremdkörper zum Transport immer in der Wunde belassen.**

■ **Abb. 19.26.** Penetrierende Metallstange nach Verkehrs-unfall. Solche Fremdkörper sollten möglichst in der Wunde verbleiben, da eine Entfernung unkontrollierbare Blutungen und Sekundärverletzungen nach sich ziehen kann. (GR)

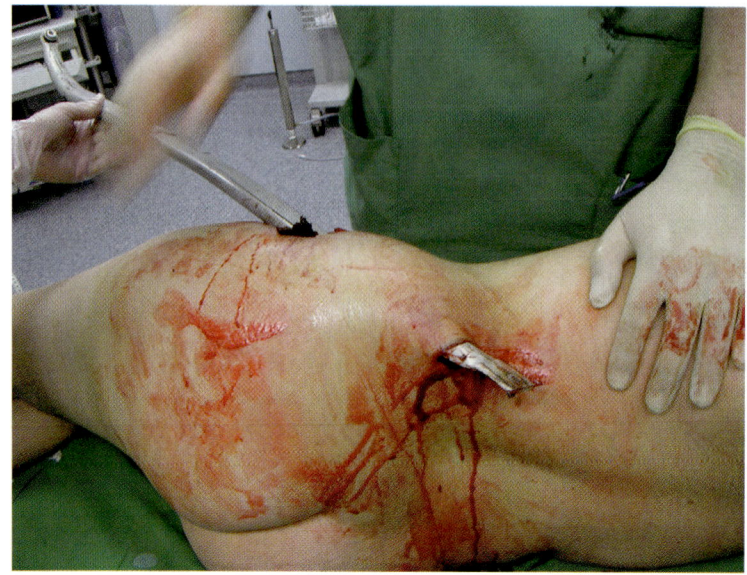

# Thermische Schädigungen

Die Einwirkung von Hitze oder Kälte kann für den menschlichen Organismus sehr schnell lebensbedrohlich werden. Der Arbeitsplatz, Haushalt oder die Umwelt bergen zahlreiche Gefahren, die häufig rettungsdienstliche Einsätze nach sich ziehen.

## Schäden durch Hitzeeinwirkung

Notfälle aufgrund von Wärme- oder Hitzeereignissen bergen Gefahren, die auch noch für die eintreffenden Retter bestehen können (Selbstschutz!). Dementsprechend vielfältig sind die Auslöser und Formen der Verbrennungsunfälle. Gemeinsam sind jedoch die hieraus resultierenden Hauterscheinungen, da die Haut als wichtigstes Schutzorgan gegen derartige massive äußere Einflüsse nur wenige Reaktionsmöglichkeiten hat, die dann jedoch den gesamten Organismus betreffen. Wegen den komplexen pathophysiologischen Vorgängen spricht man deshalb auch von einer Verbrennungskrankheit.

Das Ausmaß der Hitzeinwirkung und damit die Überlebenswahrscheinlichkeit und Folgeschäden definieren sich an der Ausdehnung und Tiefe der Verbrennung sowie an den Begleitverletzungen. Die Überlebensrate sinkt zusätzlich mit dem Alter der Patienten.

### Tiefenausdehnung einer Verbrennungswunde

Ein wichtiger Parameter zur Beurteilung des Hautschadens ist die Feststellung der Verbrennungstiefe. Sie ist abhängig von der Art und Dauer der

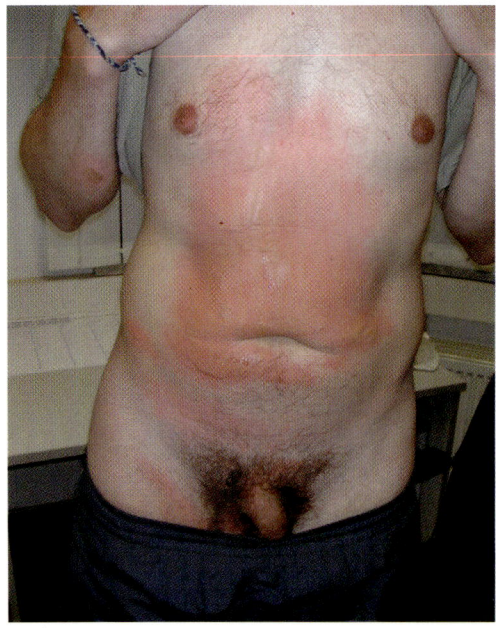

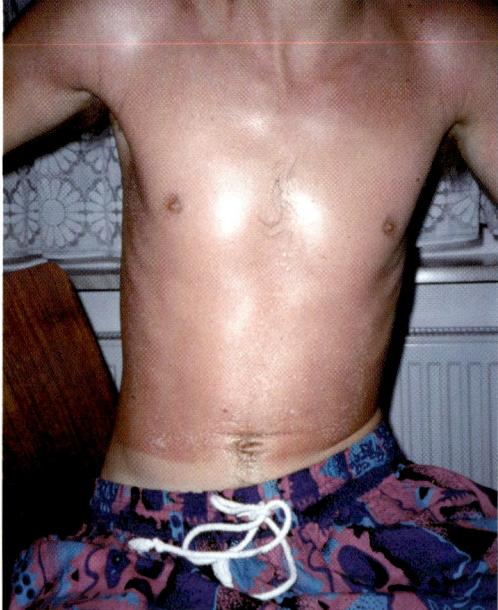

◘ **Abb. 20.1.** Erst- bis zweitgradige Verbrennung des Bauches und des Genitales (15% KOF) nach Gartengrillanzündeversuch. (GR)

◘ **Abb. 20.2.** Zeitgradige Verbrennung mit Blasenbildung (40% KOF) bei Sonnenexposition. Der Patient war am Baggersee eingeschlafen. (GR)

20

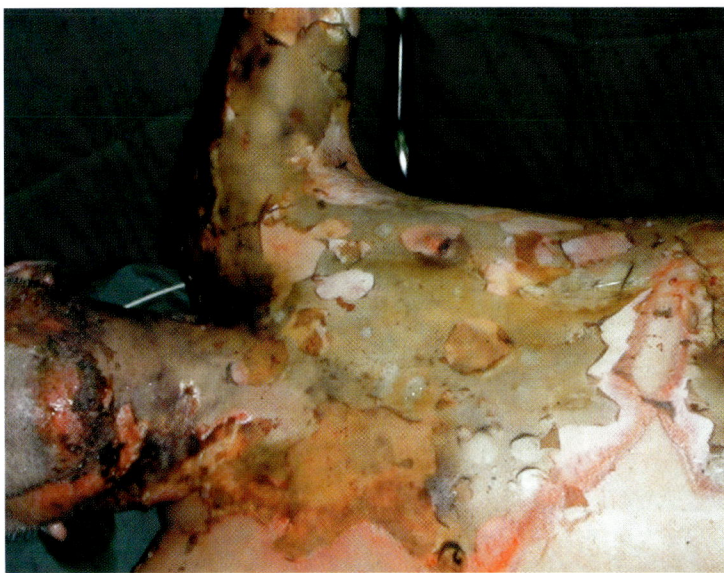

Schädigung. Die weitgehend uniforme Reaktion der Haut erlaubt eine Einteilung in 4 Grade:

- Grad 1: Hautrötung, Ödem (◘ Abb. 20.1),
- Grad 2: Blasenbildung zwischen Epidermis und Corium (◘ Abb. 20.2),
- Grad 3: Nekrose oder Schorfbildung (◘ Abb. 20.3),
- Grad 4: Verkohlung.

## Schätzung der Ausdehnung

Die Ausdehnung einer Verbrennung ist ebenfalls entscheidend für die Auswirkung der Verbrennung auf den Organismus und wird in Prozent der
Körperoberfläche (% KOF) angegeben. Zur Abschätzung hat sich die Neuner-Regel nach Wallace bewährt: Kopf und jeder Arm machen dabei je 9%,
je Bein 18%, vorderer Torso und hinterer Torso je 18% sowie Genitale mit
1% aus. Eine andere Regel schätzt die Größe des Handtellers des betroffenen
Patienten zu 1% der KOF.

## Begleitverletzungen

Die im Rahmen der Verbrennung vorkommenden Begleitverletzungen sind
nicht selten für das Krankheitsbild limitierend. Eine Kombination mit einem
Polytrauma kann die Verlegung in ein Verbrennungszentrum verzögern
oder selbst lebensbedrohlich sein. Ein Inhalationstrauma, Lungenödem sowie die CO-Intoxikation stellen widrige Determinanten des respiratorischen
Systems dar.

Stromflussverletzungen sind in ihrem Ausmaß nur selten in der frühen
Phase beurteilbar und werden erst im Verlauf in ihrer vollen Ausdehnung
erkannt. Dasselbe gilt für Blitzschlag (◘ Abb. 20.9), der eine besondere Variante einer massiven Stromflussverletzung darstellt.

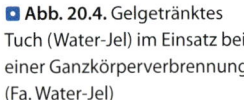

**Abb. 20.4.** Gelgetränktes Tuch (Water-Jel) im Einsatz bei einer Ganzkörperverbrennung. (Fa. Water-Jel)

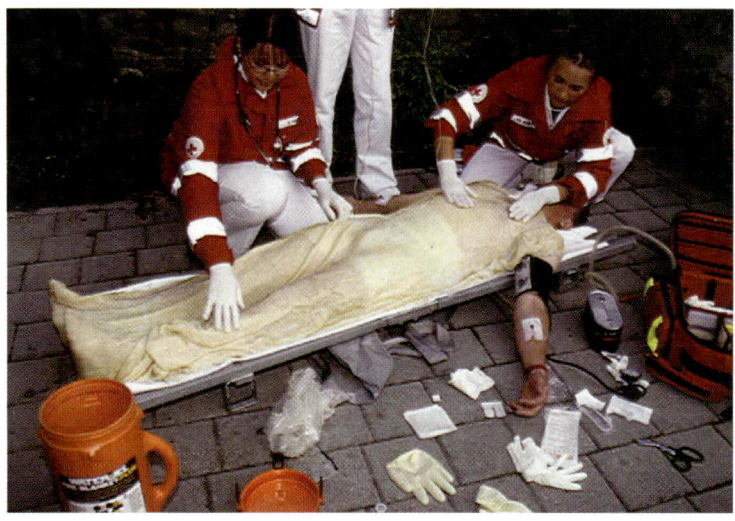

## Behandlung der Verbrennung

Die Prognose der Verbrennung ist entscheidend von der möglichst frühzeitig einsetzenden Therapie abhängig. Hier sind die sofortige Kühlbehandlung (mit kaltem Wasser, kein Eiswasser!) und Stabilisation der Vitalfunktionen die Maßnahmen der ersten Wahl. Eine suffiziente Analgesie (wenn nicht schon im Rahmen einer Anästhesie erfolgt) und Volumensubstitution sollte sich unter Fortführung der Kühlbehandlung anschließen, die unter Kerntemperaturmonitoring (Ohrtemperaturmessung, ▶ Kap. 4) durchgeführt werden sollte, um Hypothermien zu vermeiden. Nach Abschluss der Kühlmaßnahmen werden die Wunden steril mit Metalline-Verbandtüchern abgedeckt bzw. der Patient darauf gebettet. Ein weiteres Konzept besteht im Einsatz gelgetränkter Tücher (◘ Abb. 20.4), die zur Kühlung und Wundabdeckung eingesetzt werden.

## Indikationen für Verbrennungszentren

Da die Pflege von Verbrennungspatienten langwierig, aufwendig und kostenintensiv ist, haben sich einige Zentren auf deren Behandlung spezialisiert. Da nur eine begrenzte Anzahl von Betten hierfür zur Verfügung steht, werden die Betten in manchen Ländern zentral vergeben (Berufsfeuerwehr Hamburg für die BRD). Bei der Vergabe der Betten spielt die Indikation eine wesentliche Rolle. Indikationen für die Verlegung in ein Verbrennungszentrum sind:
- Verbrennung >20% KOF (◘ Abb. 20.5),
- Gesichtsverbrennungen (◘ Abb. 20.6),
- Hand- und Fußverbrennungen (◘ Abb. 20.7),
- Genitalverbrennungen,
- Inhalationstraumen (◘ Abb. 20.8),
- gravierende Begleitverletzungen,
- Verbrennungen durch Stromfluss,
- Blitzschlag (◘ Abb. 20.9).

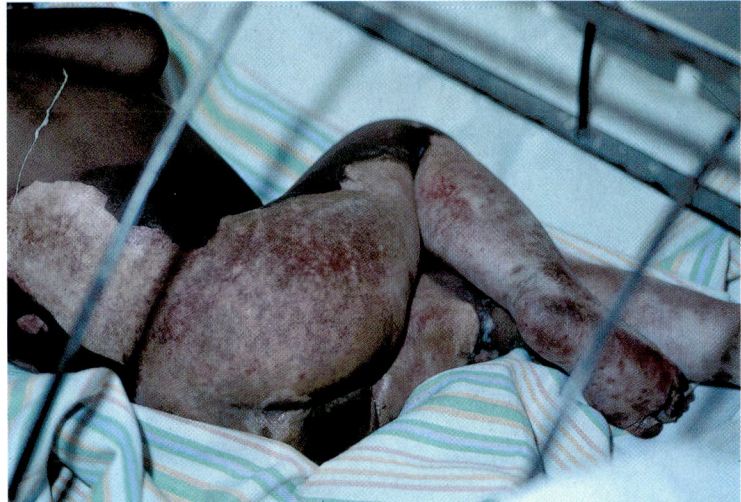

**Abb. 20.5.** Verbrennung 20% KOF im Stadium der Abheilung bei afrikanischem Kind. Das Kind wurde in eine Badewanne gesetzt und die Temperatur des Wassers (ca. 50°C) nur mit handelsüblichen Arbeits-gummihandschuhen geprüft. Deshalb ist bei einer Temperaturprüfung mit Handschuhen im Rettungsdienst äußerste Vorsicht geboten. (GR)

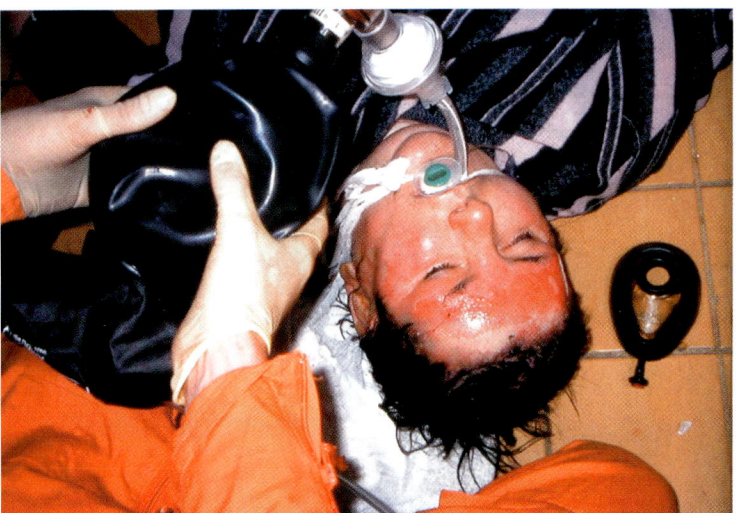

**Abb. 20.6.** Gesichts- und Haaransatzverbrennung zweiten Grades sowie Inhalationstrauma nach Löschversuch einer brennenden Ölpfanne mit Wasser. (GR)

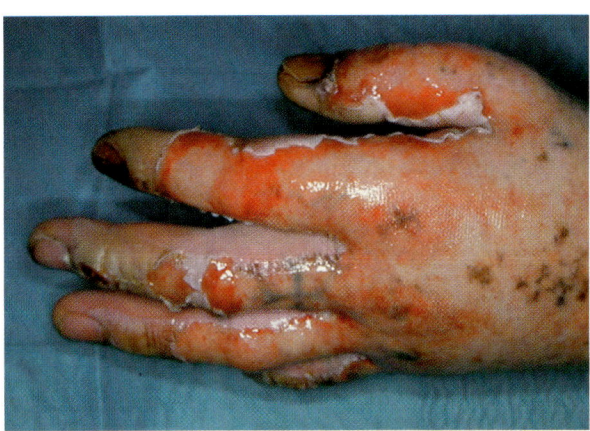

**Abb. 20.7.** Handverbrennung nach Starkstromexposition. (CUK HRO)

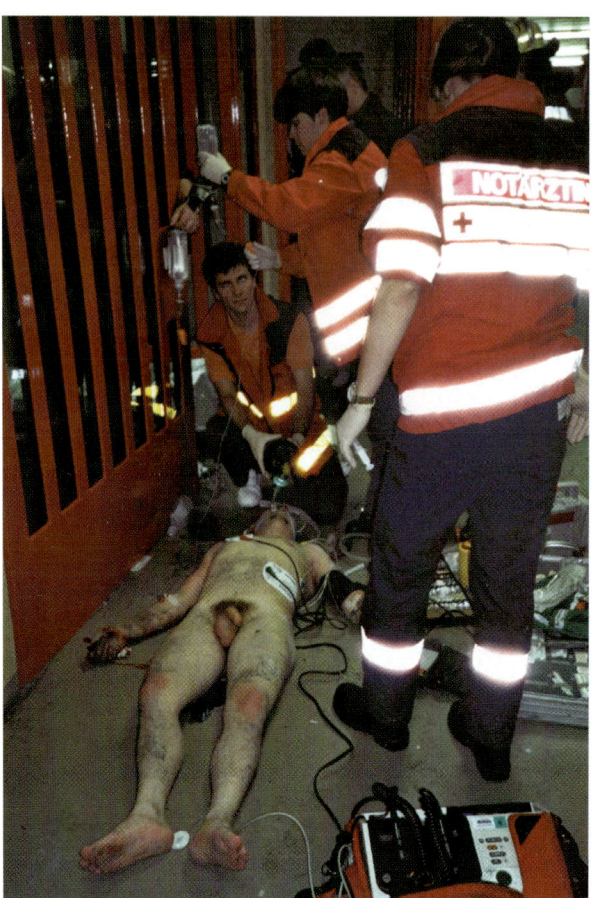

■ **Abb. 20.8.** Notrettung eines bewusstlosen Patienten aus der Zelle durch Justizbeamte nach Zellenbrand in einer Justizvollzugsanstalt und Versorgung auf dem Flur. Inhalationstrauma und Verbrennung. (FV)

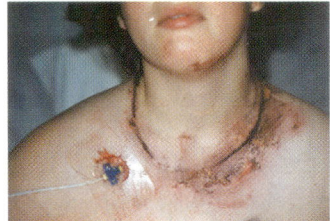 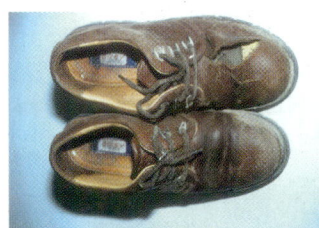 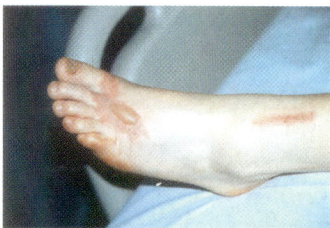

■ **Abb. 20.9a–c.** Überlebter Blitzschlag. Das Ausmaß einer Schädigung kann erst im Verlauf beurteilt werden, da sich Gewebsschäden erst später demaskieren. **a** Eingebrannte Halskette. **b** Blitzaustrittsstelle am Schuh. **c** Korrespondierende Stelle am Fuß. (KIM-ITS HRO)

Hinsichtlich des Outcomes und der Folgeschäden ist es nicht unbedingt erforderlich, die Patienten direkt vom Einsatzort in ein Verbrennungszentrum zu verlegen, zumal nicht immer Betten in akzeptabler Reichweite eines Primärtransportmittels verfügbar sind. In diesen Fällen kann der Patient zunächst in der erstaufnehmenden Klinik stabilisiert werden und dann mit einem Sekundärtransportmittel weiter verlegt werden.

20

## Schäden durch Kälteeinwirkung

Eine Exposition von Kälte kann einzelne Körperteile oder den gesamten Organismus betreffen.

Bei lokalen Erfrierungen sind meist die unteren und oberen Extremitäten betroffen. Faktoren sind hierbei die Blutzirkulation, Auswirkungen auf die chemischen Vorgänge in den Zellen und Zellzerstörung durch Eiskristallbildung. Die lokale Erfrierung kommt dabei in 3 Stadien vor:

- Grad 1: Hellrote, geschwollene Haut, abgeschwächter Kapillarpuls,
- Grad 2: wachsfarbene Entfärbung und Blasenbildung ohne Kapillarpuls,
- Grad 3: Nekrosenbildung, die sich von anfänglich weiß nach schwarz verfärben (◘ Abb. 20.10).

Eine Kälteeinwirkung des gesamten Organismus (kaltes Wasser, Lawine, etc.) führt innerhalb kürzester Zeit durch eine zentrale Hypothermie zum Tod. Hierbei reagiert den Organismus zunächst mit einer Stoffwechselsteigerung, danach verlangsamen sich mit sinkender Temperatur alle physiologischen Vorgänge bis zum Herz-Kreislauf-Stillstand. Wird der Patient in dieser Phase geborgen, so ist äußerste Vorsicht beim Transport geboten. Durch Bewegung der Extremitäten kann peripheres, kaltes Blut in den Kreislauf geschwemmt werden und einen sekundären Herz-Kreislaufstillstand (Bergetod) auslösen.

**❗ Cave**
**Hypotherme Patienten müssen schonend transportiert und dürfen nicht bewegt werden, um einen Bergetod zu vermeiden.**

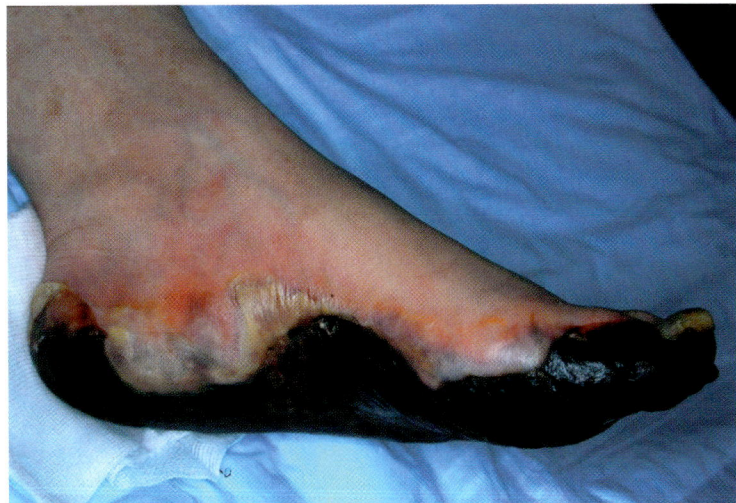

◘ **Abb. 20.10.** Erfrierung 3. Grades an der Fußsohle. (CUK HRO)

# Entbindung

Die durchschnittliche Schwangerschaftsdauer nach der Empfängnis beträgt 267 Tage (ca. 38 Wochen). Zum schnellen Errechnen wendet man die Naegel-Regel an:

Geburtstermin = Datum der letzten Menstruation + 7 Tagen – 3 Monate

Die natürliche Geburt läuft selbstständig in 3 Phasen ab:
- 1. Eröffnungsperiode,
- 2. Austreibungsperiode,
- 3. Nachgeburtsperiode.

## Eröffnungsperiode

Die Eröffnungsperiode beginnt mit dem Einsetzen der Geburtsperiode und endet mit der vollständigen Öffnung des Muttermundes (ca. 10 cm Querdurchmesser). Die Dauer der Öffnung beträgt meist mehrere Stunden. Am Ende der Eröffnungsperiode findet der Blasensprung mit dem typischen

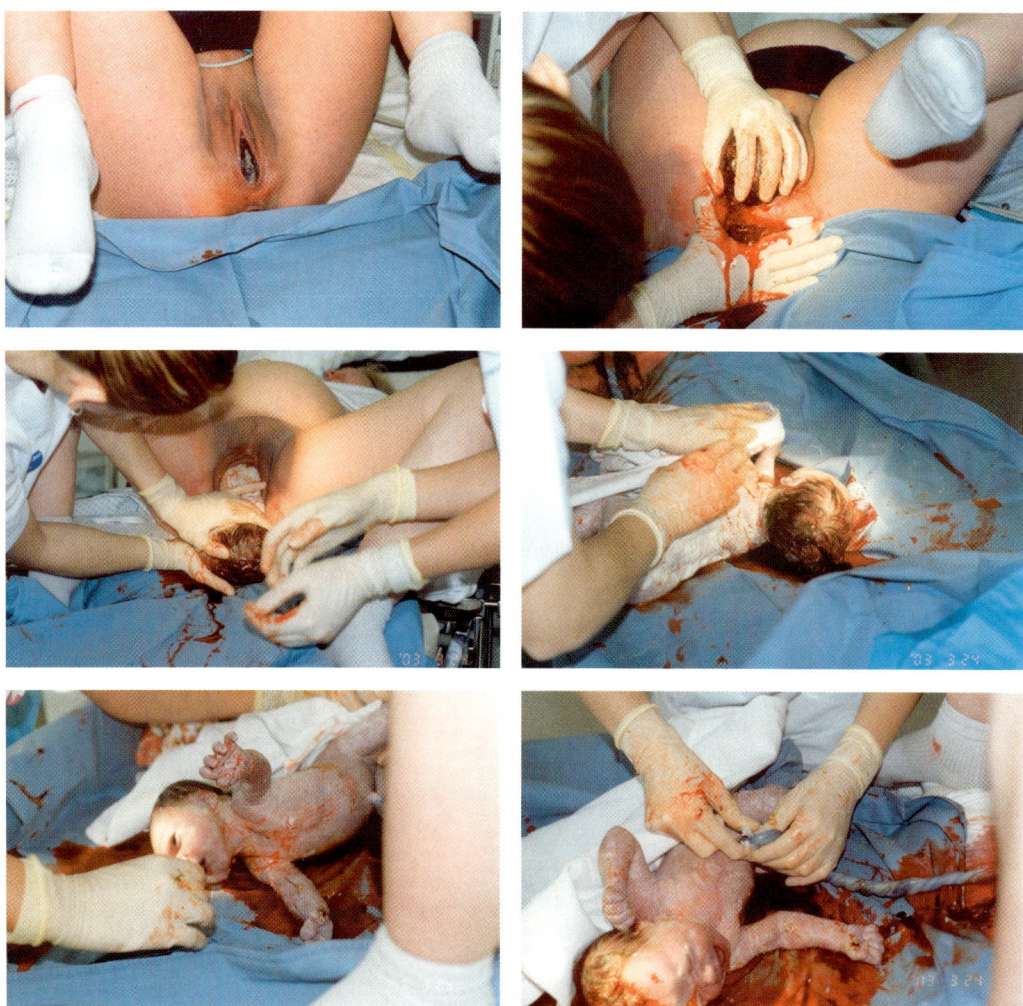

Fruchtwasserabgang statt. Kommt es zum Fruchtwasserabgang vor dem Wehenbeginn, so bezeichnet man dieses als *vorzeitigen Blasensprung*, kommt es vor dem vollständigen Öffnen des Muttermundes zum Blasensprung als frühzeitig. Das Fruchtwasser sollte inspiziert werden. Ist das normalerweise klare Fruchtwasser grünlich gefärbt, so spricht das für Unbehagen des Kindes.

## Austreibungsperiode

Die Austreibungsperiode reicht von der vollständigen Öffnung des Muttermundes bis zur Geburt. Eine normale Geburt erfolgt aus der vorderen Hinterhauptslage (über 90%).

❗ Bei der Vorbereitung einer Geburt sind ein Abnabelungsset und Material zur intensivmedizinischen Versorgung von Neugeborenen bereitzuhalten.

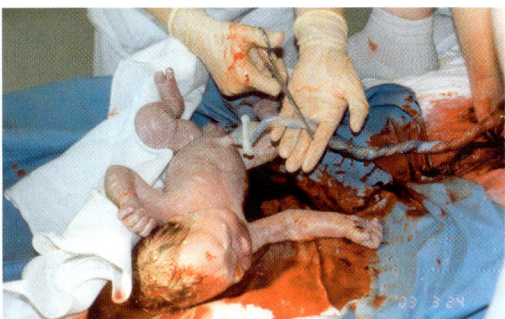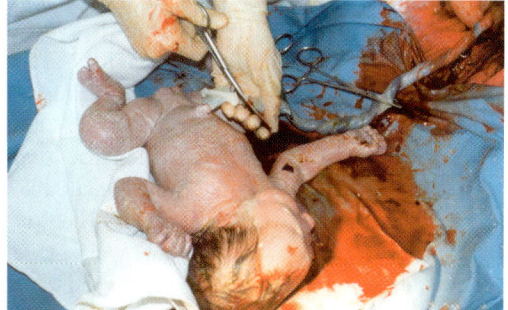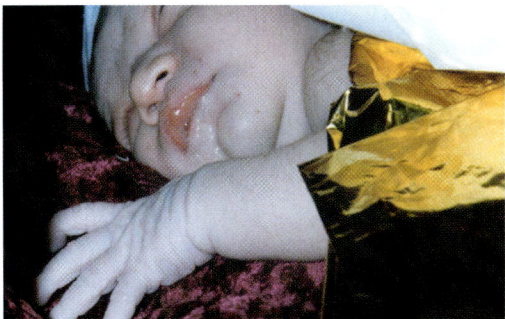

◼ **Abb. 21.1a–i.** Ablauf einer normalen Geburt. **a** »Einschneiden« des Kopfes. **b** Dammschutz gegen Einriss des Dammes und zu schnellen Austritt des Kopfes. **c** Entwicklung der vorderen Schulter durch Absenken des Kopfes, anschließend Entwicklung der hinteren Schulter durch Anheben. **d** Abtrocknen des Neugeborenen. **e** Falls erforderlich wird zunächst Mund, dann die Nase abgesaugt. **f** Nach dem Ausstreichen der Nabelschnur in Richtung Kind (Autotransfusion) wird die erste Nabelklemme etwa 10 cm vom Kind entfernt gesetzt. **g** Setzen der 2. Nabelklemme mit einem Abstand von weiteren 10 cm zur 1. Nabelklemme. **h** Durchtrennung der Nabelschnur mit einer sterilen Schere oder einem Skalpell. **i** Lebensfrisches Neugeborenes direkt nach der Geburt im Rettungswagen. Die durch das Fruchtwasser bedingten Waschhautfinger des Neugeboren sind noch zu erkennen. Das Kind ist mit einer Aludecke gegen Auskühlung geschützt. (a–h: UFK HRO; i: ND Bü)

Zum Eintritt in das Becken stellt sich zunächst die Pfeilnaht des Kindes quer zum Becken ein. Beim Durchtritt des Kindes durch das Becken wird der Kopf gebeugt und rotiert. Der Austritt des Kopfes aus dem Geburtskanal erfolgt mit dem Hinterhaupt voran und mit der Pfeilnaht des Kopfes in der Hauptkörperachse der Gebärenden. Wird der Kopf in der Vulva sichtbar, so bezeichnet man dieses als »einschneiden« (◘ Abb. 21.1).

In dieser Phase kann zur Vermeidung von Dammrissen ein Dammschnitt erfolgen. Im Moment des Austritts des Kopfes erfolgt der *Dammschutz* (◘ Abb. 21.1). Mit einer Hand wird dabei mittels Daumen und Zeigefinger der Damm entlastet, während die andere Hand vorsichtig den Kopf vor allzu schnellem Austritt bremst. Ziel des Dammschutzes ist damit die Vermeidung eines Dammrisses und ein zu schneller Austritt des Kopfes, der sich aufgrund des nun nachlassenden Druckes zu schnell dehnen könnte und damit die Gefahr von Blutgefäßeinrissen birgt. Aus diesem Grund wird auch das Mitpressen in dieser Phase untersagt.

Nach Entwicklung des Kopfes erfolgt eine selbstständige Rückdrehung des Kindes. Der nun querliegende Kopf kann zur Unterstützung erfasst werden und zur Entwicklung der vorderen Schulter zunächst nach unten (◘ Abb. 21.1), anschließend zur Entwicklung der hinteren Schulter nach oben geführt werden. Danach gleitet das Kind heraus. Es erfolgt nun ein kurzes Abtrocknen des Kindes. Falls erforderlich, kann das Kind abgesaugt werden (◘ Abb. 21.1). Dabei wird der Mund vor der Nase abgesaugt, da ein Niesreflex ansonsten das Rachensekret einsaugen lassen kann.

Zur *Abnabelung* wird die Nabelschnur in Richtung Kind ausgestrichen (Autotransfusion) und eine Nabelklemme 10 cm vom Kind, eine weitere im Abstand von weiteren 10 cm Richtung Mutter gesetzt und die Nabelschnur anschließend durchtrennt (◘ Abb. 21.1).

Das Kind wird nach APGAR (Atmung, Puls, Grundtonus, Aussehen und Reflexe mit jeweils 0–2 Punkten nach 1, 5 und 10 min, lebensfrisch = max. 10 Punkte) beurteilt, gereinigt, untersucht und warm eingepackt der Mutter gegeben (◘ Abb. 21.1).

❗ **Wenn abzusehen ist, dass eine präklinische Geburt stattfindet, sollte ein Baby-Notarztwagen und eine Hebamme zum Einsatzort beordert werden.**

## Nachgeburtsperiode

Die Nachgeburtsperiode beginnt mit der Geburt und endet mit dem Ausstoßen der Plazenta. Die Plazenta sollte in die Klink mitgenommen werden, um sie auf Veränderungen und Vollständigkeit zu überprüfen.

21

# Pädiatrische Notfälle

Pädiatrische Notfälle stellen besondere Anforderungen an den Rettungsdienst. Zum einen muss den anatomischen Verhältnissen Rechnung getragen werden, zum anderen gibt es im Kindesalter Krankheiten, die nicht oder
aber in veränderter Form im Erwachsenenalter auftreten. Da viele Kinder-
krankheiten nur mit den erweiterten diagnostischen Möglichkeiten der Klinik erkannt werden können, soll sich die Übersicht auf häufige und direkt
erkennbare Notfälle im Kindesalter beschränken.

Aus ethischen Gründen wurde auf eine Darstellung des plötzlichen
Kindstodes (SIDS, sudden infant death syndrome) verzichtet.

## Kindliche Atemwegsstörungen

Zahlreiche Rettungsdiensteinsätze betreffen Störungen des respiratorischen
Systems. Neben Fremdkörpern (Erdnüsse, Murmeln, Erbsen etc.) ist eine
Infektion der Atemwege der Hauptgrund für eine akute Atemnot im Kin-
desalter.

Bei den Infektionen ist die Abgrenzung der Epiglottitis von einem Pseudokrupp (Laryngotracheobronchitis) von äußerster Wichtigkeit. *Leitsymp-
tom des Pseudokrupp* ist der bellende Husten des meist agitierten Kindes.
Die Erkrankung verläuft in der Regel nicht lebensbedrohlich.

Die *Epiglottitis*, ein schnell einsetzendes und hoch fieberhaftes Krankheitsbild, hingegen kann sich sehr schnell lebensbedrohlich entwickeln. Die
schwerstkranken Kinder fallen durch ihre kloßige Sprache und Speichelfluss
als Leitsymptome auf. Durch den geringen Durchmesser der kindlichen
Atemwege kann eine Schwellung von wenigen Millimetern bereits zu einer
vollkommenen Verlegung der Atemwege führen. Die Kinder zeigen thora-
kale Einziehungen, Nasenflügeln und schwere Luftnot mit der typischen
aufrechten Sitzposition (Orthopnoe).

Eine ähnliche Symptomatik zeigen auch kindliche Zysten im Hals
(◘ Abb. 22.1), die jedoch selten vorkommen.

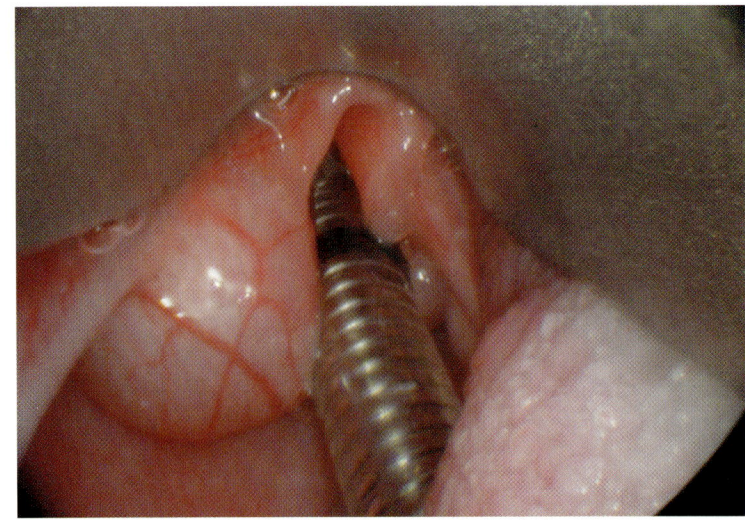

◘ **Abb. 22.1.** Zyste am Kehlkopf. Eine entzündliche Schwellung der Epiglottis (am Ende
des Laryngoskopspatels) kann
also sog. Epiglottitis ebenfalls
eine lebensbedrohliche Atemwegsverlegung hervorrufen.
Der hier gezeigte Befund eines
Säuglings verursachte eine
akute intubationspflichtige
Atemnot. (HNO HRO)

22

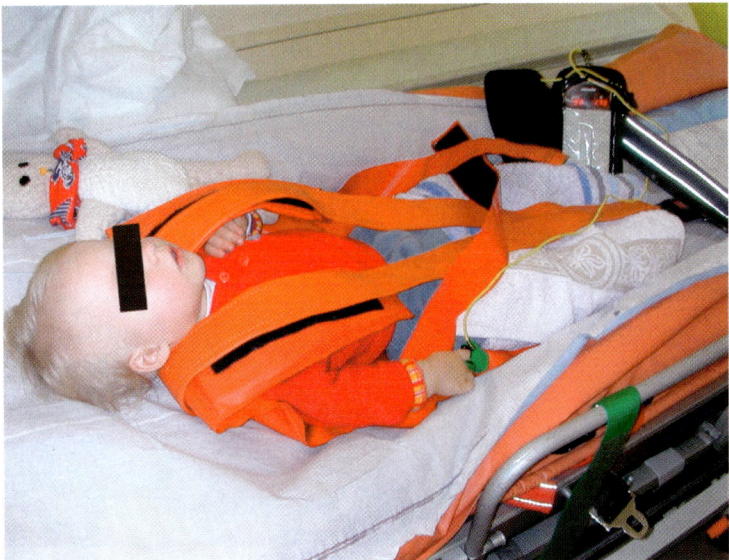

**Abb. 22.2.** Wadenwickel bei einem Kind mit Fieberkrampf (40,3°C). Nach Gabe eines fiebersenkenden Pharmakons fiel die Körperkerntemperatur nach 45 min auf 38,8°C. (GR)

## Fieberkrampf

Ein typischer Kindernotfall ist der Fieberkrampf. In der Mehrzahl der Fälle ist das Krampfereignis bei Eintreffen der Rettungsmittel bereits beendet. Die Diagnose dürfte dennoch über die Ermittelung der Körperkerntemperatur (z. B. über ein Infrarotohrthermometer, **□** Abb. 4.5) leicht zu stellen sein. Ist die Diagnose klar, so kommt neben der pharmakologischen Therapie bei entsprechend hoher Körpertemperatur der Wadenwickel zur Fiebersenkung in Frage (**□** Abb. 22.2). Hierbei werden zunächst kalte feuchte Tücher um die Unterschenkel gewickelt und diese dann mit trockenen Tüchern umwickelt. Die Körperkerntemperatur sollte währenddessen engmaschig überwacht werden, um eine Unterkühlung gerade bei sehr kleinen Kindern zu vermeiden. Der Wadenwickel darf nicht durchgeführt werden, wenn Arme und Beine kalt, also zentralisiert sind, da in diesem Fall die Maßnahme keinen Erfolg hat.

**❶** Keine Wadenwickel bei Zentralisation des Kindes!

Nach einem Fieberkrampf ist eine Vorstellung in der Klinik obligatorisch, da er oftmals das einzige Symptom einer Meningitis (▶ Kap. 18) sein kann.

**❶** Cave
Nach einem Fieberkrampf ist die Einweisung in die Klinik zum Ausschluss einer Meningitis erforderlich!

## Verbrennungen

Kinder haben eine erheblich geringere absolute Körperoberfläche als Erwachsene. Deshalb können kleine Verbrennungsereignisse große Auswir-

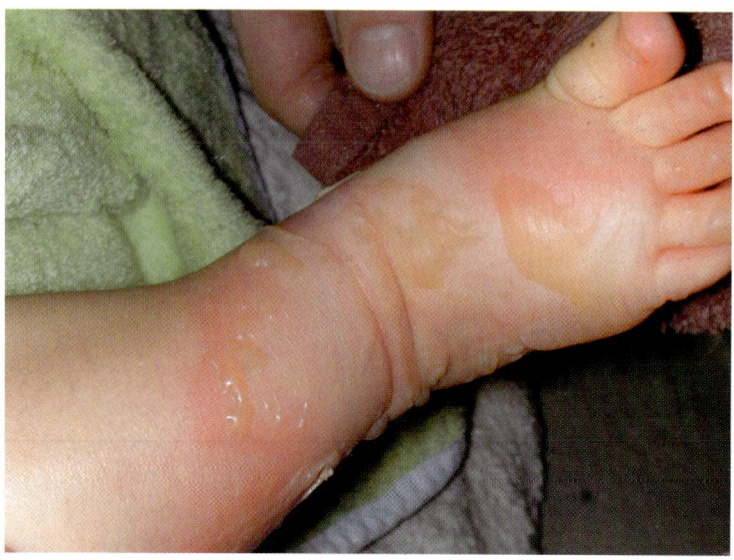

◧ **Abb. 22.3.** Verbrennung 2. Grades am rechten Fuß durch einen umgestürzten Wasserkocher bei einem 7 Monate alten Säugling. Bei einer Oberflächenkühlung ist die Kerntemperatur des Kindes zu überwachen. (GR)

kung auf den kindlichen Organismus haben. Eine umgekippte Tasse Kaffee z. B. kann bei einem Neugeboren im ungünstigen Fall einen Großteil der Körperoberfläche verbrühen (◧ Abb. 22.3).

Die Einteilung einer Verbrennung erfolgt analog der Erwachsenen in 4 Grade (▶ Kap. 20).

Die Abschätzung der Körperoberfläche erfolgt anhand der Handfläche des Kindes, die ca. 1% der Körperoberfläche beträgt. Die Neuner-Regel nach Wallace ist bei Kindern nicht anwendbar, da die Größenverhältnisse von Kopf, Torso und Extremitäten in den unterschiedlichen Altersgruppen variieren. Beim Kleinkind beträgt z. B. der Anteil des Kopfes an der Gesamtoberfläche das Doppelte eines Erwachsenen.

Die Erstversorgung wird mit ausreichender Analgesie und Flüssigkeitstherapie durchgeführt. Wenn eine Oberflächenkühlung durchgeführt wird, ist eine Überwachung der Körperkerntemperatur zwingend notwendig. Da Kinder erheblich schneller als Erwachsene auskühlen, kann eine akzidentielle Hypothermie sehr schnell bedrohliche Ausmaße erreichen.

🛑 **Cave**
**Verbrennungen im Kindesalter: Bei Kühlungsmaßnahmen ist eine engmaschige Kerntemperaturüberwachung Pflicht!**

Die Indikation zur Verlegung in eine Spezialklinik für Kinderverbrennungen erfolgt ebenfalls analog der Kriterien für Erwachsene.

## Vergiftungen

Ein weiterer häufiger Notfall im Kindesalter ist die akzidentelle Intoxikation, wobei die Variabilität der eingenommenen Noxen sehr hoch ist. Pflanzenteile (z. B. Beeren, ◧ Abb. 22.4), gebräuchliche Flüssigkeiten (z. B. Reinigungsmittel) und Tabletten führen die Statistik an.

Die Auswirkung der Intoxikation auf den Organismus hängt von der Art, Menge und Applikationsform ab. Hinsichtlich der zu ergreifenden Maßnahmen ist darüber hinaus der Einnahmezeitpunkt von großer Relevanz. Da Kleinkinder altersabhängig Zahlen nur unzureichend beherrschen, ist im Zweifelsfall von der größtmöglichen Menge auszugehen, was im Regelfall

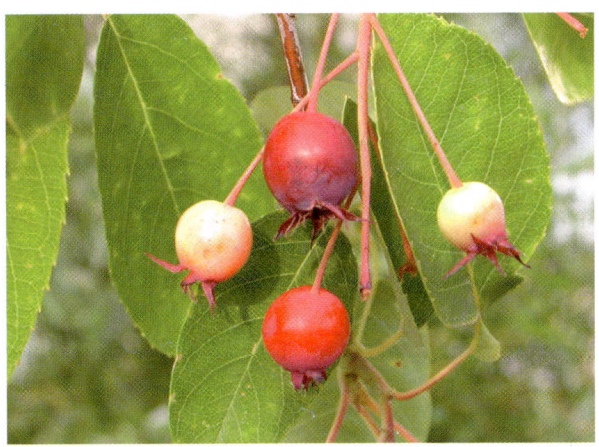

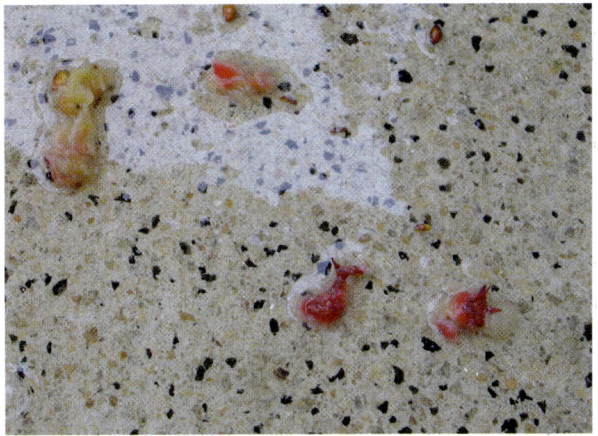

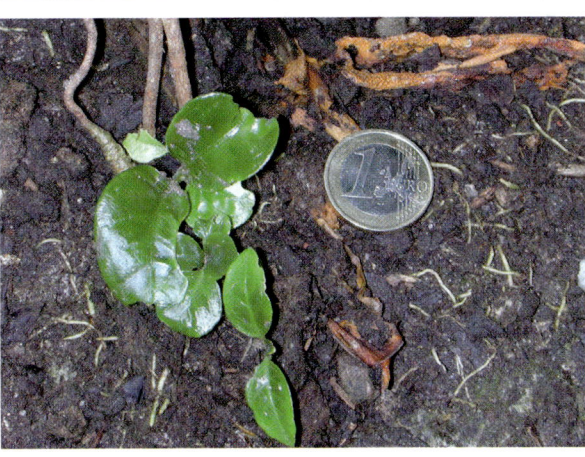

**▫ Abb. 22.4a–c.** Ingestion einer vermeintlich unbekannten Beerenfrucht durch 2-jähriges Kind. **a** Frucht der Felsenbirne (Amalchier ovalis). **b** Bestandteile der Frucht nach provoziertem Erbrechen mit Ipecacuanha-Sirup. Die Zahl der nach 10 min erbrochenen Früchte war 4mal höher als vom Kind angegeben. **c** Brechwurz oder Ipecacuanha-Pflanze (Uragoga ipecacuanha) im Vergleich zu einer 1-Euro-Münze. (GR)

in einer Klinikeinweisung enden dürfte. Die jeweilige spezifische Therapie sollte unter Zuhilfenahme des Telefon-Supports der Giftnotrufzentralen erfolgen.

> ❶ Bei unzureichender Erfahrung mit dem jeweiligen Gift immer die Giftnotrufzentralen kontaktieren!

## Kindesmisshandlung

Den Verdacht auf eine Kindesmisshandlung stellt die Retter häufig unter großen psychologischen Druck. Zeichen, die auf eine Kindesmisshandlung hinweisen können, sind:

- Hämatome unterschiedlichen Alters (verschiedene Färbungen wegen des Farbstoffabbauprozesses in der Haut, ◨ Abb. 22.5),
- Brandmarken (z. B. durch Zigaretten),
- Doppelstriemen,
- Diskrepanz zwischen vermeintlichem Unfallereignis und Symptomen,
- plötzliches Eintrüben (Schütteltrauma),
- mehrfache Frakturen verschiedenen Alters,
- absurde Erklärungen für Verletzungen,
- Ablehnung einer Patientenmitnahme mit fadenscheinigen Erklärungen.

Liegt ein solcher Verdacht nahe, so ist ein wohlbedachtes Vorgehen unabdingbar. Da die Erziehungsberechtigten das Sorge- und damit das Aufenthaltsrecht haben, kommen die beteiligten Helfer leicht in Konflikt: eine Weitergabe des Verdachtes kann einen Verstoß gegen die Schweigepflicht darstellen. Bei geringfügigen Erkrankungen oder der Entdeckung als Zu-

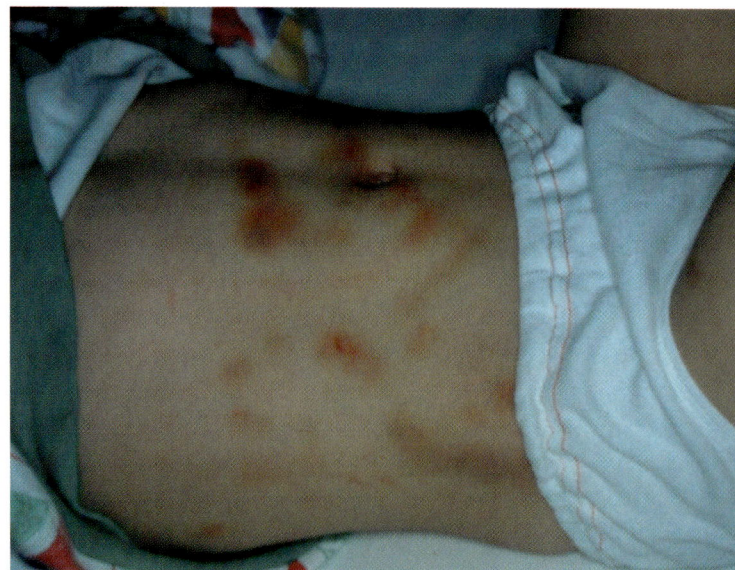

◨ **Abb. 22.5.** Kindesmisshandlung. Hämatome verschiedener Farbe lassen durch den Abbauprozess des Blutes in der Haut auf mehrfache Ereignisse schließen. (CUK HRO)

fallsbefund sollte in diesen Fällen immer eine Mitnahme in die Klinik erfolgen. Eine öffentliche Äußerung über den Verdacht, insbesondere gegenüber den Erziehungsberechtigten, ist unbedingt zu vermeiden, damit das Kind nicht durch vorsätzliche Therapieverweigerung sekundär zu Schaden kommen kann. Bei Lebensbedrohung kann eine Hinzuziehung der Polizei indiziert sein.

 **Cave**

**Ein Verdacht auf eine Kindesmisshandlung sollte zum Schutz des Kindes nicht vorschnell geäußert werden.**

# Allergie und Entzündung

## Allergische Reaktionen

Eine allergische Reaktion ist die erworbene Überempfindlichkeit des Organismus gegen eine als körperfremd empfundene Substanz (Allergen). Der menschliche Organismus kann dabei in kürzester Zeit in einen lebensbedrohlichen Zustand kommen. Die vorwiegend betroffenen Organsysteme sind:

- Haut,
- Lunge,
- Kreislauf,
- Herz.

Während Störungen des kardiozirkulatorischen Systems technisch diagnostiziert werden, steht die Atemnot und der Auskultationsbefund bei der pulmonalen Komponente im Vordergrund.

## Hautreaktionen

Hautreaktionen haben verschiedene Erscheinungsformen, denen ein Juckreiz gemeinsam sein kann. Das einfache Exanthem (Hautrötung) dürfte die häufigste Form sein. Diese Hautreaktion wird vorwiegend von der histaminvermittelten Weitstellung der Gefäße verursacht. Die *Quaddel* (Urtika,  Abb. 23.1, 23.2 und ► Kap. 24, ◻ Abb. 24.7) entsteht durch Übertritt von Flüssigkeit in das Gewebe. Eine Ausbreitung von Quaddeln über den Körper bezeichnet man als *Urtikaria* (Nesselsucht, ► Kap. 24, ◻ Abb. 24.7). Hauterscheinungen, die akut größere Areale des Körpers betreffen, können eine lebensbedrohliche Hypotonie durch Volumenverschiebungen verursachen.

❗ **Cave**
**Akute und ausgedehnte allergische Hauterscheinungen können durch Volumenverschiebungen lebensbedrohlich werden.**

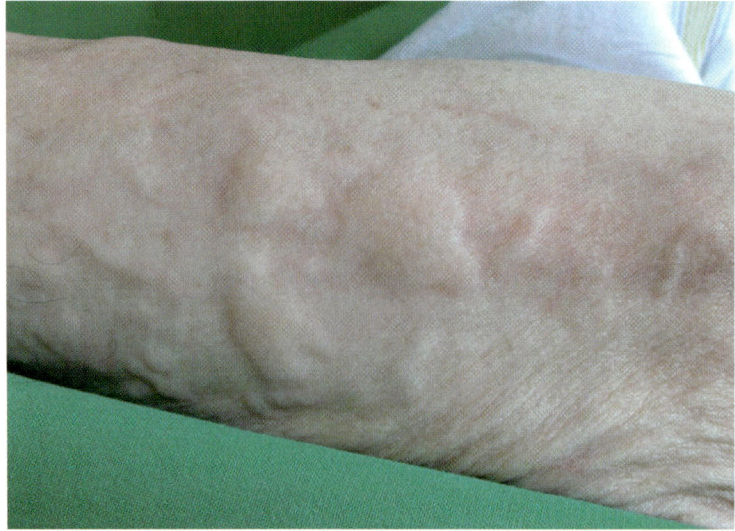

◻ **Abb. 23.1.** Lokale Urtikaria nach Injektion eines Medikamentes in eine Unterarmvene. (GR)

## Quincke-Ödem

Eine besondere Erscheinungsform der Allergie ist das akute Quincke-Ödem (▶ Kap. 24, ◘ Abb. 24.8), das jedoch auch bei anderen Erkrankungen vorkommen kann (▶ Kap. 13). Es führt zu einer akuten Schwellung von Haut, Schleimhaut und Mukosa. Es kann sich innerhalb von Minuten entwickeln und durch massive Schwellung (Zunge) eine komplette Atemwegsverlegung herbeiführen, die eine Koniotomie erforderlich machen kann (▶ Kap. 6).

## Entzündungen

Je nach Ursache und betroffenen Organsystemen laufen Entzündungen verschieden schnell ab. Die einer Entzündung zugrunde liegende Reaktion wird von Mediatoren, humoralen Vorgängen und zellulären Bestandteilen vermittelt. Die Entzündungsvorgänge werden durch die sog. 5 Kardinalsymptome einer Entzündungsreaktion beschrieben:

- Tumor: Schwellung,
- Rubor: Rötung,
- Calor: Erwärmung,
- Dolor: Schmerz,
- Functio laesa: Funktionseinschränkung.

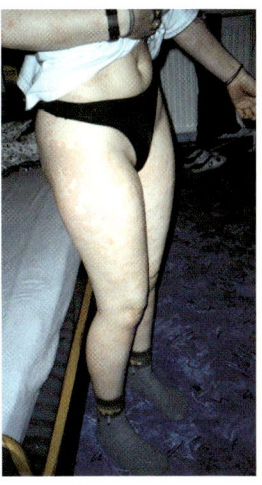

◘ **Abb. 23.2.** Dissemminierte Urtikaria als Ausdruck einer massiven allergischen Reaktion auf Ananas in einer Pizza. (GR)

Prinzipiell lassen sich diese Zeichen auf nahezu alle Organsystem anwenden. Ein Fremdkörper in der Hand (◘ Abb. 23.3) kann z. B. diese Reaktionen hervorrufen: Der Finger schwillt an (Tumor), wird dabei rot (Rubor), erwärmt sich (Calor) und schmerzt (Dolor). Er ist damit in seiner Funktion stark beeinträchtigt (Functio laesa).

Auch einige innere Organe sind zu einer solchen Reaktion fähig: Ein entzündeter Appendix vermiformis wird bei einer akuten Appendizitis anschwellen, damit gerötet und erwärmt sein. Der Patient leidet an Bauchschmerzen. Das Organsystem Magen-Darm-Trakt ist in seiner Funktion beeinträchtigt.

Einige Entzündungen laufen regional ab, andere breiten sich über eine Lymphangitis bis zu einer lebensgefährlichen Sepsis aus. Eine Sonderform der Entzündung ist der Abszess als abgekapselte Eiteransammlung (▶ Kap. 5, ◘ Abb. 5.12).

Als Phlegmone (◘ Abb. 23.4) bezeichnet man die diffuse Ausbreitung einer bakteriellen Entzündung mit Durchwanderung der angrenzenden Gewebe. Sie entsteht gelegentlich aus einer sehr kleinen Hautverletzung heraus, die im Vollbild der Entzündungsreaktion nicht einmal mehr sichtbar sein muss. Eine Abgrenzung der warmen, hochroten und geschwollenen Extremität zu einer venösen Thrombose (▶ Kap. 16 und ◘ Abb. 16.2) kann im Hand- und Fußbereich in der Erkennung schwierig sein, zumal die Ursachen von Hauterscheinungen insgesamt ausgesprochen umfangreich sind. Eine Vielzahl von Erkrankungen kommt in Frage, die jedoch nur selten Gegenstand von Rettungsdiensteinsätzen sind und als Zufallsbefund erhoben werden können.

**23**

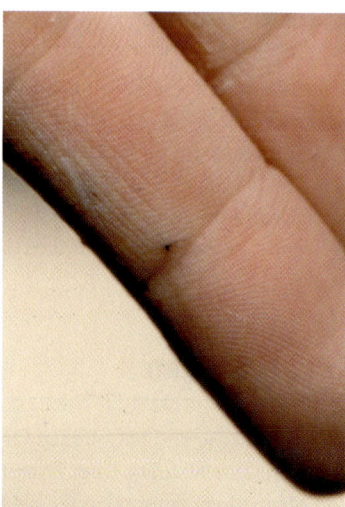

☑ **Abb. 23.3a–c.** Ablauf einer Entzündungsreaktion am Beispiel eines Seeigelstachels im Finger. **a** Seeigelstachel direkt nach Eindringen in die Haut. Der schwarze Punkt ist das Bruchende des Stachels. **b** Reaktion nach 5 min: Der Finger ist massiv gerötet und derart stark angeschwollen, dass der Gewebsdruck sogar das Kapillarblut aus der primären Wundzone herauspresst, hier als helle Stelle zu sehen. **c** Finger nach Extraktion des Stachels. Die Schwellung ist bereits nach 10 min deutlich rückläufig. Der Stachel liegt zum Größenvergleich auf dem Finger. (GR)

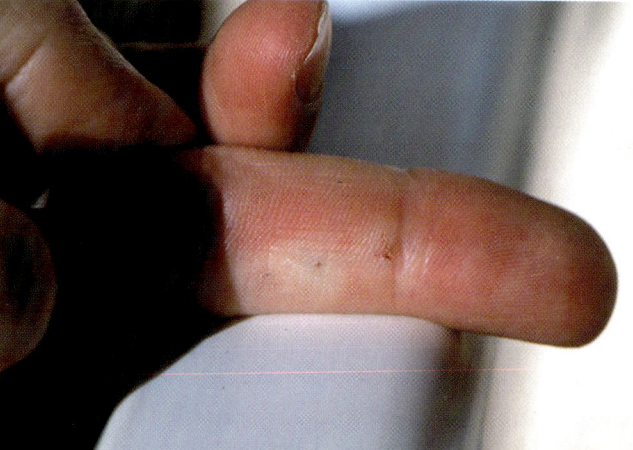

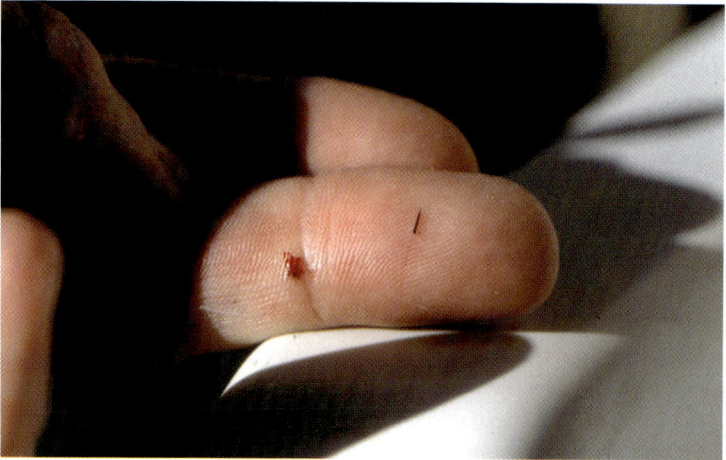

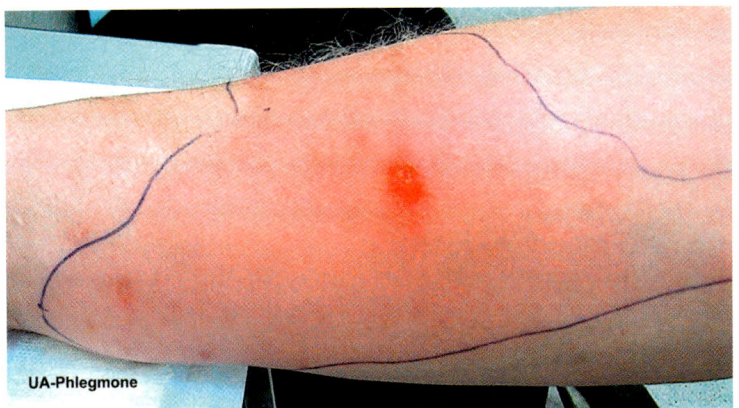

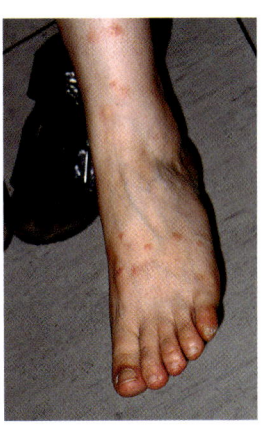

**Abb. 23.4.** Phlegmone der linken Hand nach geringfügiger Verletzung. Unbehandelt kann das Krankheitsbild bis zur tödlichen Sepsis fortschreiten. (Fa. Reanimed)

**Abb. 23.5.** Milbenbefall (Scabies), im Volksmund wegen des typischen Juckreizes »Krätze« genannt. (GR)

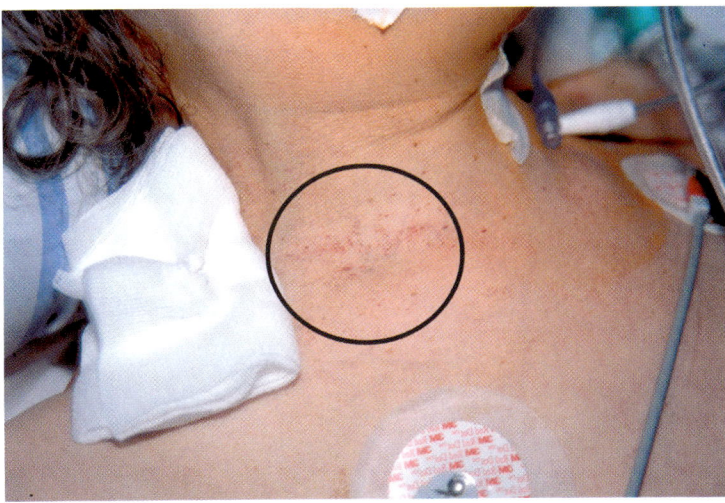

**Abb. 23.6.** Petechien als Zeichen einer lebensbedrohlichen Sepsis. Die hier gezeigte Patientin hatte eine Sepsis durch einen Zahnabszess. Nach Sanierung der Zahntasche waren alle Symptome der Sepsis rückläufig. (GR)

Ursachen von Hauterscheinungen sind meist:
- Stoffwechselkrankheiten (Diabetes mellitus u. a.),
- Allergien,
- regionale Entzündungen nach Verletzungen (auch als Superinfektion, ▪ Abb. 16.3),
- parasitäre Erkrankungen (z. B. Milbenbefall, ▪ Abb. 23.5),
- Infektionskrankheiten (Masern, Windpocken, Typhus etc.),
- Autoimmunerkrankungen,
- primäre Hauterkrankungen,
- Tumore,

- verschiedene internistische Grunderkrankungen (Lebererkrankungen),
- Erkrankungen des Blutsystems,
- Einnahme bestimmter Medikamente.

Bei den Hauterscheinungen sind noch die Petechien (flohstichartige Hauteinblutungen, ◻ Abb. 23.6) zu erwähnen. Sie treten bei einer akuten Sepsis, Blutgerinnungsproblemen, aber auch bei venösen Stauungen (z. B. bei zu langem Stau durch die Blutdruckmanschette/Stauband oder auch bei Würgeversuche und Strangulation durch Abdrücken der Halsvenen) auf.

# Notfälle durch Gifttiere

Notfälle durch Gifttiere stellen ein seltenes Ereignis dar. Stiche durch Wespen und Bienen dürften hierbei der häufigste Anlass zum Einsatz von Rettungsmitteln sein. Dabei steht jedoch die allergische Komponente im Vordergrund, weniger die Giftwirkung als solche. Bei Schlangenbissen steht die Art der Schlange und damit das Gift im Vordergrund. Zwischenfälle mit Quallen zeigen bis auf wenige Ausnahmen (Würfelqualle: Chironex fleckeri) nur lokale Symptome. Stiche durch exotische Skorpione und Spinnen sind in unseren Breitengraden selten und zeigen im Regelfall nur lokale Symptome und sollen daher nur am Rande erwähnt werden.

## Hymenoptera (Hautflügler)

Die meisten Notfälle durch Gifttiere werden in Europa durch die gifttragenden Vertreter der sog. Hautflügler hervorgerufen, zu denen Wespen (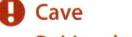 Abb. 24.1), Hornissen (Abb. 24.2) und Bienen (Abb. 24.3) gehören. Sie sind leicht zu unterscheiden: *Wespen* und *Hornissen* tragen die typische gelb-schwarze Warnfärbung, wobei die Hornisse deutlich größer ist, dabei aber schwerfälliger fliegt und weniger aggressiv ist.

Die *Biene* trägt dunkelbraune Ringe und ist sehr friedfertig. Sie besitzt jedoch einen hochentwickelten Giftapparat als Verteidigungswerkzeug, der sie für Allergiker äußerst gefährlich werden lässt. Der Stachel verfügt über Widerhaken und bleibt nach einem Stich in der Haut stecken (Abb. 24.4 und 24.5). Bei der anschließenden Flucht wird der Stachel aus der Biene herausgerissen. An ihm hängt die Giftdrüse und ihr versorgendes Nervenganglion. Dieses ist dafür verantwortlich, dass sich die Giftdrüse noch über eine Stunde lang nach dem Stich kontrahieren kann. Wenn der Stachel stecken bleibt, kann die allergische Reaktion sehr lange unterhalten werden. Ein Stich im Mundbereich kann damit tödlich enden, weil entweder das Gift die Allergie ständig triggert oder eine Rachenschwellung stetig zunimmt.

**❗ Cave**
**Bei Insektenstichen muss die Stichstelle sofort inspiziert werden und ggf. der Stachel mit Anhang entfernt werden.**

Andere giftige Hymenoptera, wie Wespen oder Hornissen, benutzen den Giftapparat zusätzlich als Jagdinstrument. Sie können daher mehrfach stechen und tragen deshalb auch zur Abschreckung Warnfärbung. Ein kollektiver Angriff kann über die Gesamtgiftmenge auch bei Nichtallergikern bedrohliche Ausmaße annehmen.

**❗ Ein Stich durch giftige Hymenoptera führt fast immer zu einer geringfügigen lokalen Schwellung. Diese ist nicht mit einer allergischen Reaktion zu verwechseln.**

Die allergischen Reaktionen können von einem regionalen Ausschlag (Abb. 24.6) bis zur Lebensgefahr (► Kap. 23) reichen. Ein Ausschlag über eine größere Körperoberfläche (Abb. 24.7) ist durch die daraus resultierende Volumenverschiebung und Hypotonie als gefährlich einzustufen. Zusätzlich kann es im Rahmen einer Allergie zu einer massiven generalisierten Schleimhautschwellung als Quincke-Ödem (Abb. 24.8, ► Kap. 13 und 23)

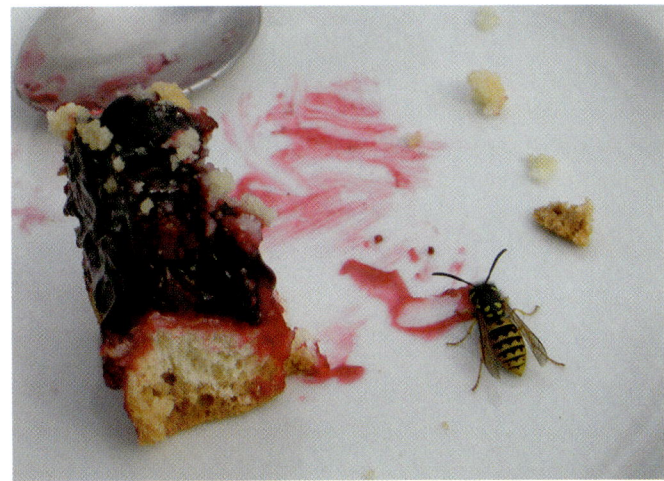

**Abb. 24.1.** Wespe (Dolicho-vespula saxonia). (GR)

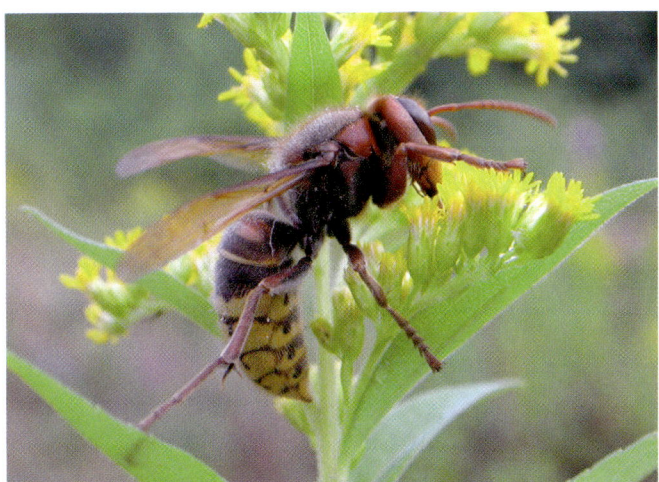

**Abb. 24.2.** Hornisse (Vespa crabro). (GR)

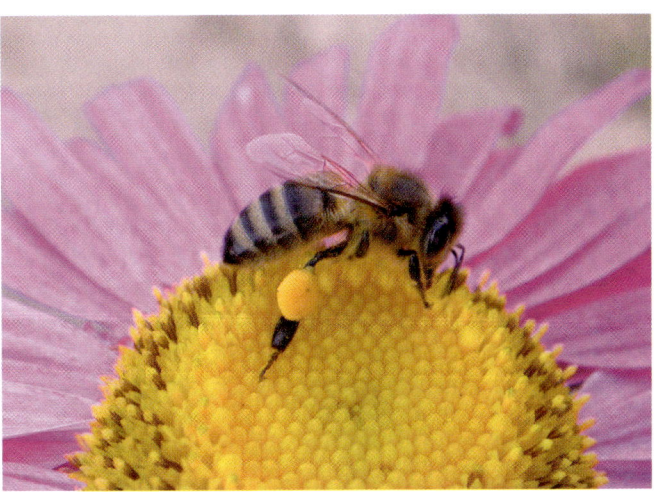

**Abb. 24.3.** Biene (Apis melli-fica). (GR)

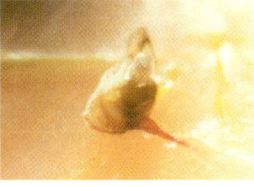

▣ **Abb. 24.4.** Bienenstachel mit Giftdrüse. (GR)

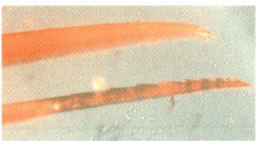

▣ **Abb. 24.5.** Stachelvergleich Biene – Wespe. Der Bienenstachel (*unten*) enthält Widerhaken, die den Stachel in der Haut fixieren. (GR)

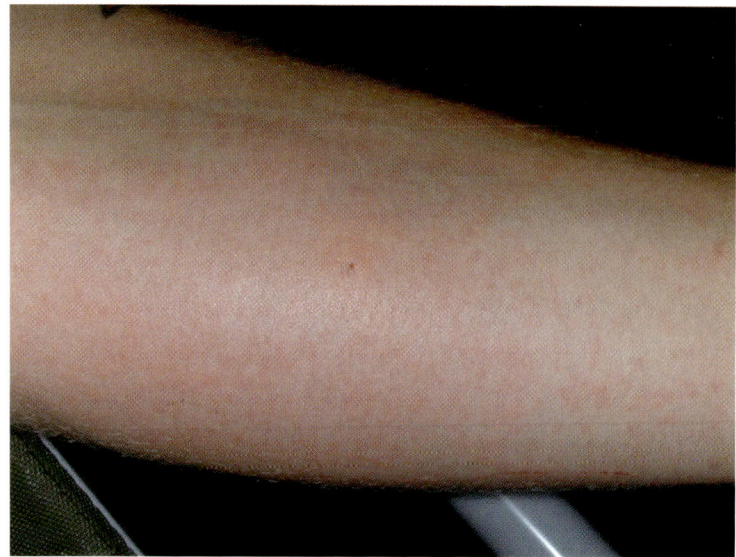

▣ **Abb. 24.6.** Allergische Reaktion am Unterarm nach Bienenstich. (GR)

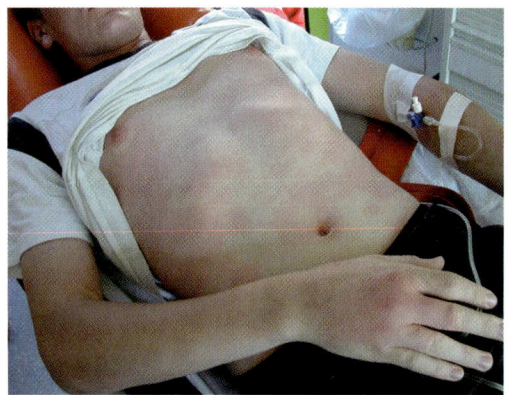
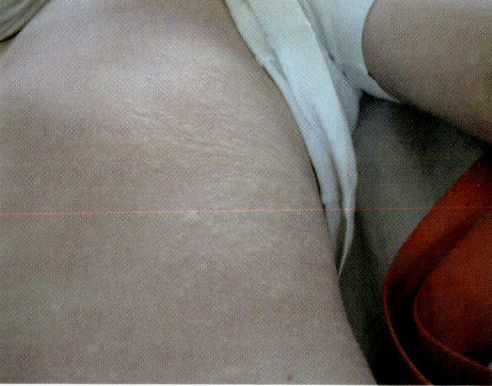

▣ **Abb. 24.7a,b.** Allergische Reaktion nach Bienenstich. **a** Ausschlag am gesamten Körper. **b** In der Nahaufnahme zeigen sich Quaddeln (Urtikaria), die durch Wassereinstrom in das Gewebe entstehen. Bei diesem Gesamtbefund besteht eine ausgesprochene Tendenz zur Hypotonie. (GR)

kommen. Bei einem ungünstigen Verlauf kann eine Koniotomie (▶ Kap. 6) erforderlich werden. Tritt ein Stich in Zunge (▣ Abb. 24.9) oder Rachen auf, so kann durch die Schwellung Erstickungsgefahr drohen. Eine Schwellung kann in seltenen Fällen auch noch nach Stunden auftreten. Kreislaufreaktionen, Bewusstseinsstörungen oder akute Atemnot sind ebenfalls ein Anlass zum sofortigen pharmakologischen Handeln.

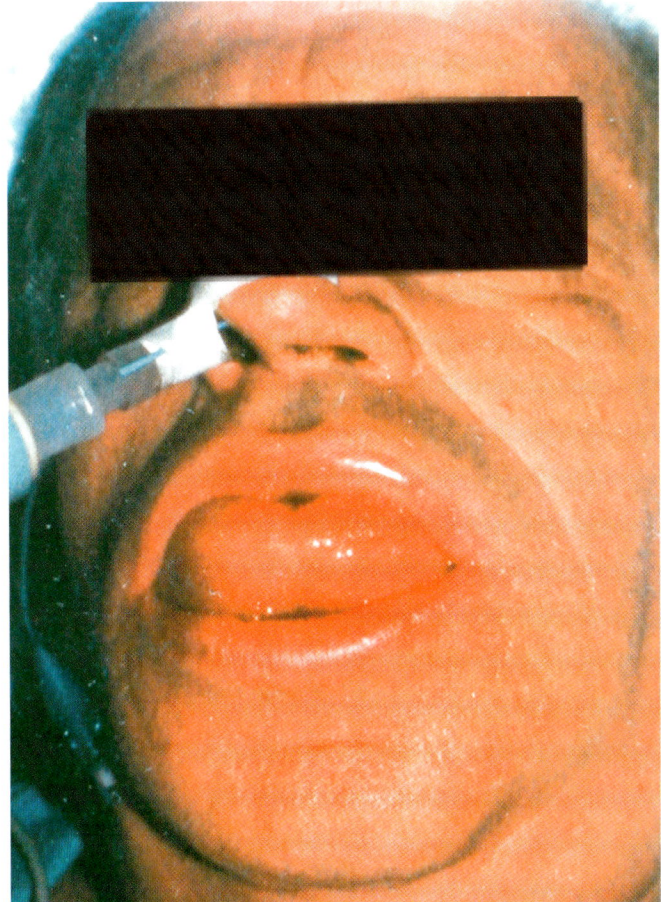

■ **Abb. 24.8.** Quincke-Ödem nach Bienenstich. Durch die massive Schwellung der Zunge musste die Intubation in der Klinik nasal erfolgen. Präklinisch kann eine Koniotomie (▶ Kap. 6) erforderlich werden. (GR)

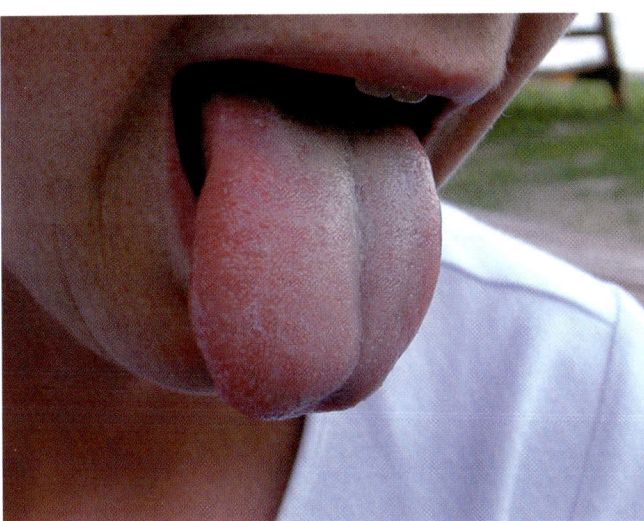

■ **Abb. 24.9.** Insektenstich in die Zunge. Falls möglich, sollte die Wunde sofort auf einen Stachel mit anhängender Giftdrüse inspiziert und ggf. entfernt werden. Eine Schwellung kann auch nach Stunden noch eintreten. Der Befund nahm bei Klinikaufnahme noch deutlich zu. (GR)

24

## Schlangen

Bisse durch Giftschlangen sind in Nordeuropa selten. Durch Veränderung der ökologischen Situation sind die einheimischen Arten vom Aussterben bedroht und stehen in weiten Teilen unter strengem Naturschutz. Bisse durch exotische Arten kommen bei privaten Terrarienhaltern, in Tierparks oder in Laboren vor.

Die Toxizität dieser Tiere wird jedoch gemeinhin völlig überschätzt. Noch nicht einmal 3% aller von Giftschlangen Gebissenen sterben, in der Mehrzahl sogar erst nach 24 h, da durch die Größe der Gifteiweißmoleküle eine Giftresorption nur sehr langsam erfolgt.

> ❶ **Generell gilt, dass ein Biss keinesfalls auch eine stattgefundene Giftinjektion bedeutet (❏ Abb. 24.10).**

Einige Statistiken besagen, dass in über 50% aller Verteidigungsbisse die Schlangen kein Gift injiziert haben, da die Schlange eine erhebliche Stoffwechselleistung zur Produktion hierfür aufwenden muss und sie dieses dann zwischenzeitlich nicht mehr für die bei Schlangen eher seltene Jagdoption zur Verfügung hat.

Die in der Regenbogenpresse propagierten Maßnahmen im Fall eines Bisses sind als antiquiert zu betrachten, halten sich jedoch hartnäckig: Abbinde- oder Staumaßnahmen, Aussaugen, Einschneiden, Ausbrennen oder gar Amputieren sind unbedingt zu unterlassen. Venöse Staus führen durch Perfusionsdrosselung zu Gewebezerstörungen, die gerade bei Vipernbissen ausgedehnte Nekrosen induzieren können. Sofortige Ruhigstellung ist im Falle des Bisses die Maßnahme der ersten Wahl.

> ❶ **Cave**
>
> **Schlangenbiss: Abbinde- oder Staumaßnahmen, Aussaugen, Einschneiden, Ausbrennen oder gar Amputieren sind kontraindiziert! Die Schlange wird nicht getötet und auch nicht in die Klinik mitgenommen!**

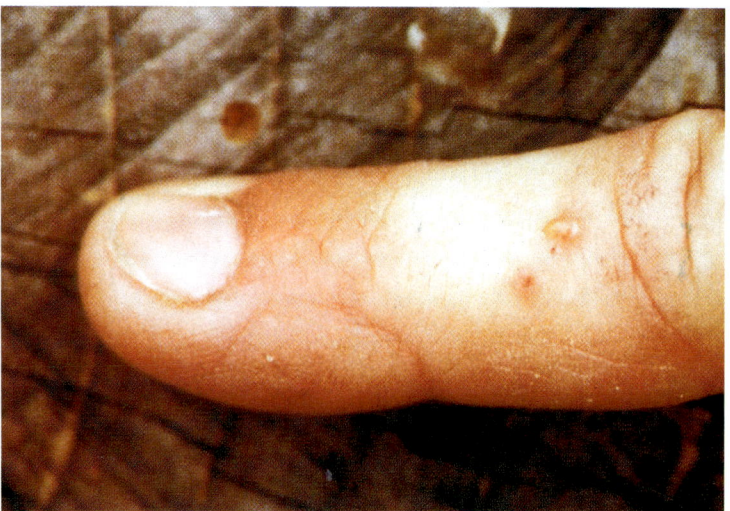

❏ **Abb. 24.10.** Reaktionslose Bisswunde einer Klapperschlange. 60–80% aller Bisse von Giftschlangen jeglicher Art und weltweit erfolgen ohne Giftinjektionen. (TD)

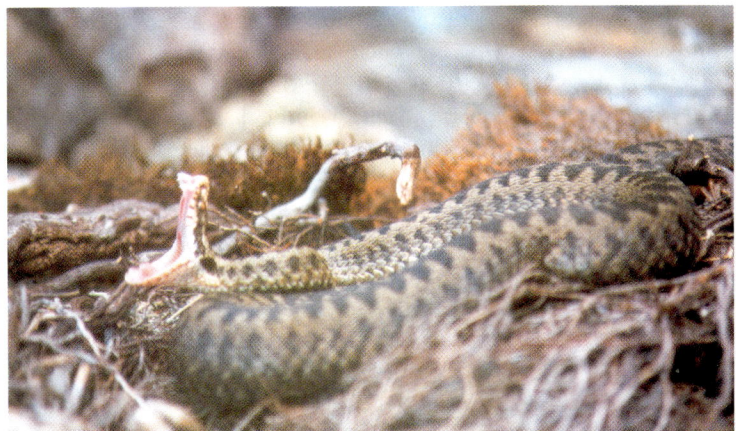

■ **Abb. 24.11.** Kreuzotter (Vipera berus). Die Abbildung zeigt das Reptil beim Biss mit den beiden vorgespreizten Giftzähnen. (GR)

## Europäische Arten

Die Schlangen der heimischen Region besitzen eine auf die Letalität bezogene eher schwache Giftpotenz. Die Kreuzotter (Vipera berus, ■ Abb. 24.11) ist eine der wenigen, in deutschsprachigen Ländern beheimateten Giftschlangen. Sie gehört zu den Vipern, die für ihr vorwiegend zytotoxisches Gift bekannt sind. Meist schwillt die betroffene Körperregion nach einem Biss schmerzhaft an. Darüber hinausgehende gravierende Symptome sind sehr selten. Das zur Verfügung stehende Antiserum deckt mehrere europäische Arten ab, sodass bei einem Freilandbiss die Bestimmung der Art entbehrlich ist.

## Exotische Arten

Von etwa 3.000 bekannten Schlangenarten sind etwa 500 giftig. Die Wirkung des Giftes hängt von der jeweiligen Art ab und kann zytotoxisch, hämoly-

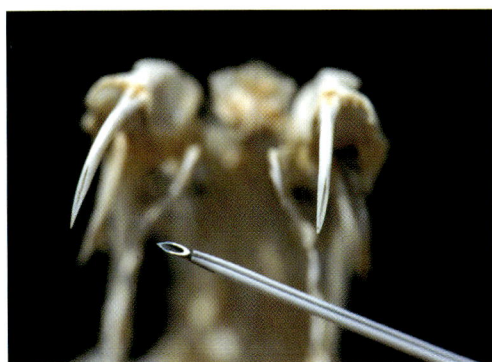

■ **Abb. 24.12.** Vergleich der Giftaustrittsöffnung der Zähne einer Roten Diamantklapperschlange (Crotalus ruber) mit einer 1,4-G-Venenverweilkanüle. Durch die longitudinalen Giftaustrittsöffnungen sind Auspressen oder Aussaugen der Wunde nach Biss ohne Effizienz. (GR)

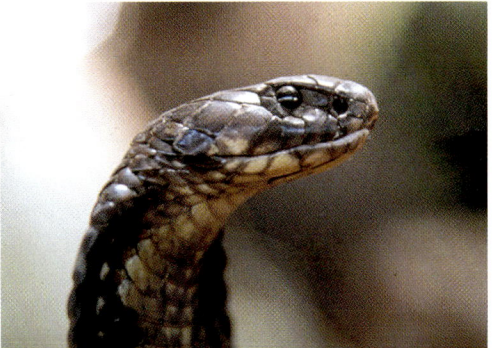

■ **Abb. 24.13.** Kobra (Naja naja), eine Vertreterin der Giftnattern, zu denen auch die Mambas gehören. Giftnattern produzieren ebenso wie Seeschlangen Neurotoxine. (GR)

24

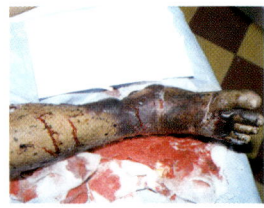

**Abb. 24.14.** Bisswundgebiet einer Mokassinschlange. Diese Schlangen, wie auch Vipern und Klapperschlangen, sind für sehr schmerzhafte Bisse mit Gewebsschwellung und Einblutungen durch hämolytische Toxine bekannt. In diesem Fall ist – medizinisch korrekt – präklinisch jegliche Manipulation an der Extremität unterlassen worden. Das Bein heilte nach Wochen aus. (TXK)

tisch oder neurotoxisch sein. Grob gilt, dass Klapperschlangen (Abb. 24.12), Lanzenottern und Vipern eher zytotoxisch-hämolytische Gifte besitzen, Kobras (Abb. 24.13), Mambas oder Seeschlangen eher neurotoxische Gifte produzieren. Den meisten Haltern dürfte die Art der Schlange mit exaktem Namen bekannt sein, was bei Bissen die weitere Verfahrensweise erleichtert.

Bisse von Klapperschlangen, Lanzenottern und Vipern sind durch die Zytotoxine schmerzhaft und neigen zu sofortiger und ausgedehnter Schwellung der Bisswunde (Abb. 24.14). Staumaßnahmen verstärken die Symptomatik und verschlechtern das Outcome. Immobilisation ist hier die erste und effizienteste Maßnahme.

Kobras, Mambas oder Seeschlangen induzieren bei meist schmerzloser Wunde Lähmungserscheinungen, die auch durch Abbinde- oder Staumaßnahmen nicht verhindert werden. Eine elastische Binde kann angelegt werden, da sie die Giftresorption bei diesen Arten verzögert (bei Vipern etc. kontraindiziert!). Auch hier ist die Immobilisation die Maßnahme der ersten Wahl.

> **❗ Bei Schlagenbiss ist die Immobilisation die Maßnahme der ersten Wahl!**

## Quallen

Gelegentlich kommt es an Nord- oder Ostsee zum Kontakt mit Feuerquallen (Cyanea spec.), die auch weltweit verbreitet sind. Die Hauterscheinungen reichen vom kurzfristigen Brennen bis zu streifenförmigen, anschwellenden Hautverletzungen (Abb. 24.15).

Bei Kontakt mit der Qualle hat sich als Sofortmaßnahme das Bestreuen mit Sand und anschließendem vorsichtigem Abschaben als günstig erwiesen. Leitungswasser zum Abspülen der Tentakeln sollte nicht als Erstmaßnahme verwendet werden, da sich die Nesselkapseln entladen könnten. Die lokalen Symptome verschwinden meist im Verlauf von wenigen Tagen.

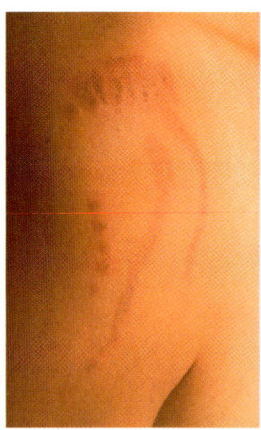

**Abb. 25.15.** Schulterregion nach Kontakt mit einer Feuerqualle (Cyanea spec.) (UH)

## Sonstige Gifttiere

Im maritimen Bereich kommen einige Tiere vor, die bei Stichen (Rotfeuerfisch, Steinfisch, Seeigel, Abb. 24.16) oder Kontakt (Anemonen) vorwiegend regionale Schwellungen und starke Schmerzen verursachen. Bei Tauchern kann darüber hinaus Panik auftreten, die in dieser Situation lebensbedrohlich sein kann.

Die einheimischen Insekten (Abb. 24.17) sind bei geringer Giftpotenz als harmlos einzustufen, darunter die Kreuzspinne, Dornfingerspinne und einige Raupenarten, die durch ihre Behaarung vorwiegend allergische Reaktionen auslösen können.

In Terrarien gehaltene Gifttiere (Abb. 24.18) sind den Haltern in der Regel bekannt, sodass ein Anruf in der Giftnotrufzentrale Klärung über die

Gefährlichkeit eines Stiches oder Bisses bringen kann. Die meisten Stiche der handelsüblichen giftigen Insekten verursachen Schwellungen und Schmerzen, die mit einem Hornissenstich vergleichbar sind.

❶ Notfälle mit exotischen Tieren: immer Konsultation der Giftnotzentrale!

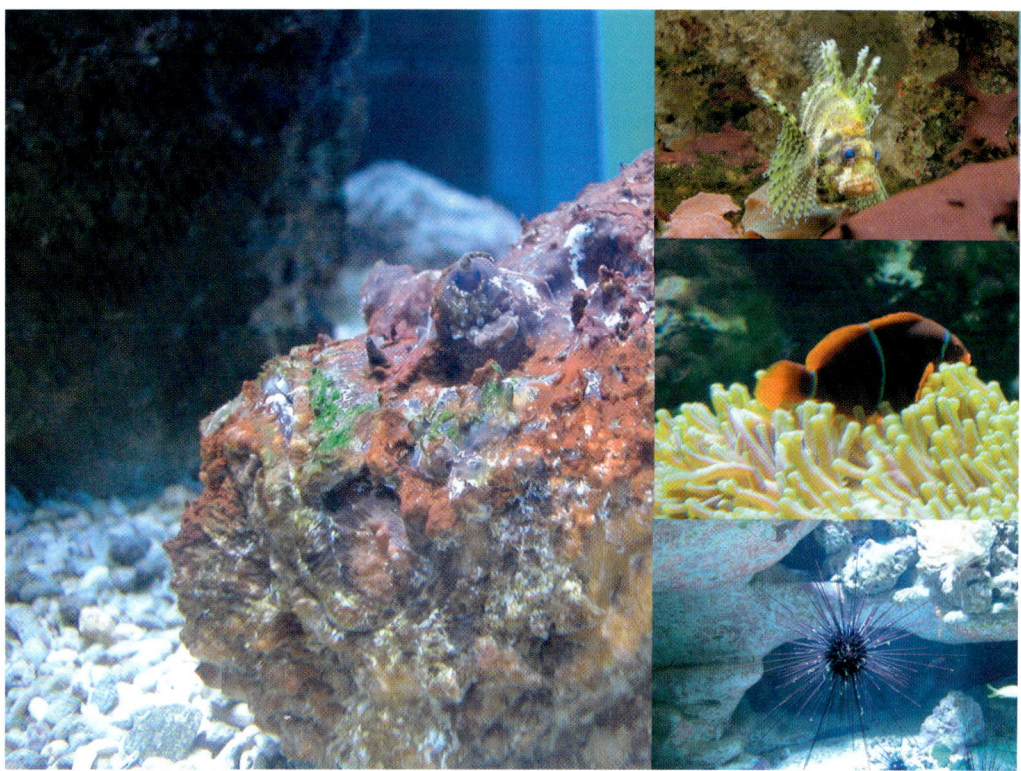

◻ **Abb. 24.16.** Einige giftige, jedoch für den Mensch nicht lebensbedrohliche Meeresbewohner: Steinfisch (Synancea spec., *großes Bild*), Feuerfisch (Pterios spec., *oben links*), Seeanemone (Anemonia spec., *mitte links*), Diadem-Seeigel (Diadema spec., *unten links*). (GR)

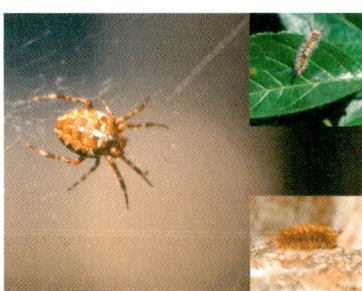

◻ **Abb. 24.17.** Geringfügig giftige einheimische Insekten: Kreuzspinne (Araneus diadematus, *großes Bild*), Raupe des Schlehenspinners (Orgyia antiqua, *oben rechts*) und Raupe des Bärenspinners (Arctiida spec., *unten rechts*). (GR)

**Abb. 24.18.** Giftige Insekten, die als Terrarientiere beliebt sind: Rotknie-Vogelspinne (Brachypelma smithi, *großes Bild*) und Skorpion (Parabuthus spec., *kleines Bild*). Bisse und Stiche verursachen eine schmerzhafte Schwellung, sind jedoch nicht lebensbedrohlich. (GR)

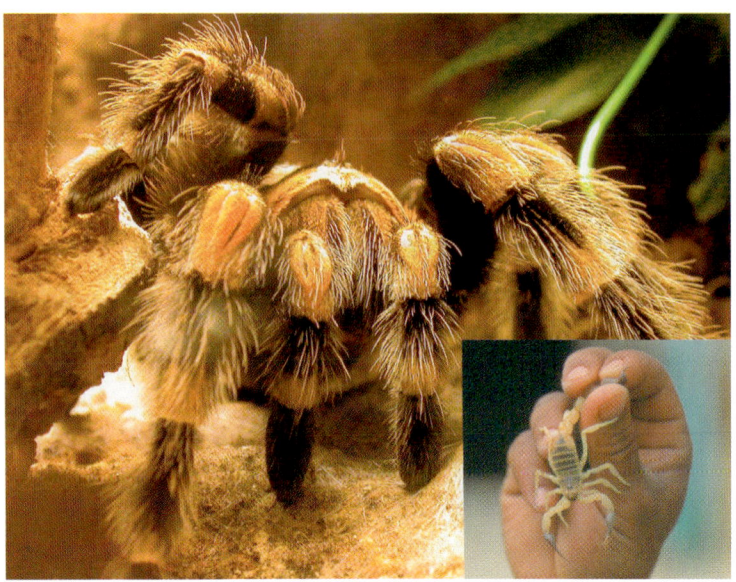

# Todeszeichen

Die Todesfeststellung ist im Rettungsdienst ein häufiges Ereignis. Dabei werden die sicheren Todeszeichen von den unsicheren unterschieden. Es gibt 5 sichere Todeszeichen:

- Totenflecke (Livores),
- Totenstarre (Rigor mortis),
- Fäulnis,
- Mit den Leben nicht vereinbare Zeichen,
- Festgestellter Hirntod.

Erst bei Vorhandensein mindestens eines dieser Zeichen gilt der Tod als gesichert.

## Sichere Todeszeichen

### Totenflecke (Livores)

Totenflecke (◘ Abb. 25.1) sind blau-violett und treten 20–30 min nach Herzstillstand auf. Nach 6–12 h befinden sie sich in voller Ausprägung. Sie lassen sich bis zu 20 h nach ihrer Entstehung wegdrücken, nach 12 h jedoch nur noch unvollständig.

Sie entstehen durch das Absinken des Blutes aufgrund der Schwerkraft in bodennahe Gefäße, sind daher zuerst an den abhängigen Partien der Leiche zu sehen. An Aufliegestellen oder bei enger Kleidung fehlen die Totenflecke. Sie können mit Hauterscheinungen einiger Krankheiten verwechselt werden, darunter Hämatome und Vergiftungen (Barbiturate).

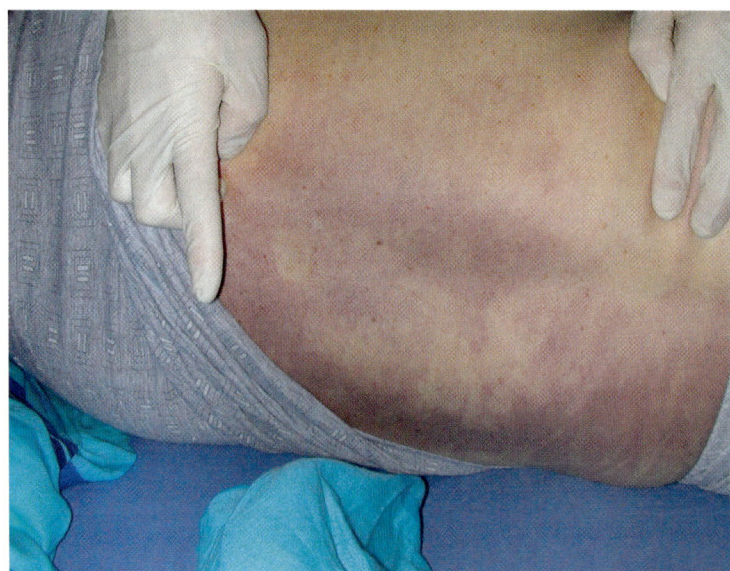

◘ Abb. 25.1. Totenflecke als sicheres Todeszeichen. Sie sind in der frühen Phase noch wegdrückbar. (GR)

## Totenstarre (Rigor mortis)

Die Totenstarre (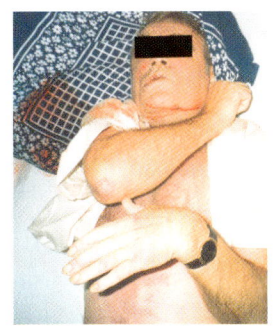 Abb. 25.2) wird durch einen Zerfall des für die Entspannung wichtigen Moleküls Adenosintriphosphat erklärt. Sie tritt nach etwa 2–3 h zunächst an der Kaumuskulatur auf und ist nach ca. 12 h voll ausgeprägt. Sie beginnt im Kopfbereich (Kieferstarre) und schreitet dann in Richtung Beine fort. Durch gewaltsames Beugen an den Gelenken kann sie in den ersten Stunden nach dem Tod noch gewaltsam durchbrochen werden. Die Lösung der Totenstarre beginnt nach 1–2 Tagen durch muskulaturzersetzende Fäulnisvorgänge.

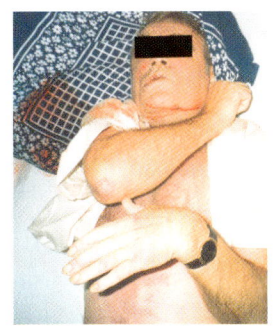

◗ **Abb. 25.2.** Totenstarre als sicheres Todeszeichen. (ND Bü)

## Fäulnis

Die Fäulnis (◗ Abb. 25.3) tritt nach 24 h auf. Sie gehört zu den späten Leichenveränderungen und kommt durch Zellzersetzung körpereigener Enzyme sowie Bakterientätigkeit (Eigen- und Fremdkeime) zustande. Die Kennzeichen dieser Autolyse sind Grün- und Braunverfärbung der Haut (Bakterien), Auftreibung des Leichnams durch Fäulnisgase, Austritt roter Fäulnisflüssigkeit aus den Körperöffnungen (nicht zu verwechseln mit Blut), Durchschlagen des Hautvenennetzes und flüssigkeitsgefüllte Hautblasen (nicht zu verwechseln mit Brand- oder Babituratblasen). Besondere Formen der Fäulnis sind Verwesung, Mumifizierung und Fettwachsbildung aufgrund spezieller klimatischer Bedingungen.

❗ **Die Ausprägung der Totenflecke, Totenstarre und Fäulnis sind von der Temperatur und dem Umgebungsklima abhängig.**

## Mit den Leben nicht vereinbare Zeichen

Es gibt Erkrankungen und Verletzungsmuster, die so gravierend sind, dass ein Leben damit nicht vereinbar ist. Hierzu zählen z. B. Unfälle mit Dekapitation, Dezerebration, Bahn- oder Brandleichen. Sie gelten in diesen Fällen als sicheres Todeszeichen.

❗ **Beim Vorhandensein sicherer Todeszeichen sollte auf eine Lageveränderung der Leiche (z. B. für eine EKG-Ableitung) verzichtet werden, wenn kriminaltechnische Ermittelungen noch durchzuführen sind.**

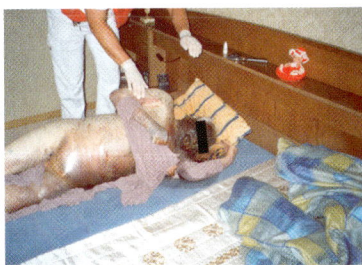

◗ **Abb. 25.3.** Fäulnis als sicheres Todeszeichen. (ND Bü)

### Festgestellter Hirntod

Der Hirntod als Todeszeichen kommt im Rettungsdienst in der Regel nicht vor, da mehrere voneinander unabhängige Ärzte innerhalb einer über mehrere Stunden dauernden Feststellungsphase mitwirken müssen.

## Unsichere Todeszeichen

Außer den sicheren gibt es die sog. unsicheren Todeszeichen. Diese Zeichen sind nicht todesspezifisch. Sie treten in der Vorstufe zum Tod auf, sind aber durchaus reversibel. Zu den unsicheren Todeszeichen zählen:
- Asystolie im EKG,
- Z. n. erfolgloser Wiederbelebung,
- Herzstillstand,
- Atemstillstand,
- Hypothermie,
- Bewusstlosigkeit,
- weite, entrundete Pupillen.

Weite und entrundete Pupillen (■ Abb. 25.4) treten bei einer Vielzahl von zum Teil nichtlebensbedrohlichen Erkrankungen auf und sind daher auch nicht für die Beurteilung geeignet, ob ein irreversibler Hirnschaden vorliegt.

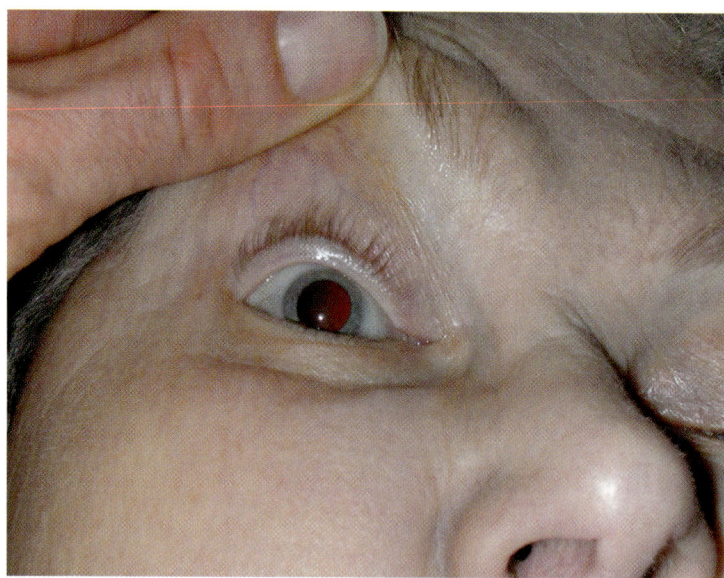

■ **Abb. 25.4.** Weite, entrundete Pupillen nach frustraner Reanimation. Sie gelten als unsicheres Todeszeichen und dürfen deshalb nicht zur Todesfeststellung herangezogen werden. (GR)

# Diagnostik in der Klinik

*T. Eiser, G. Rücker*

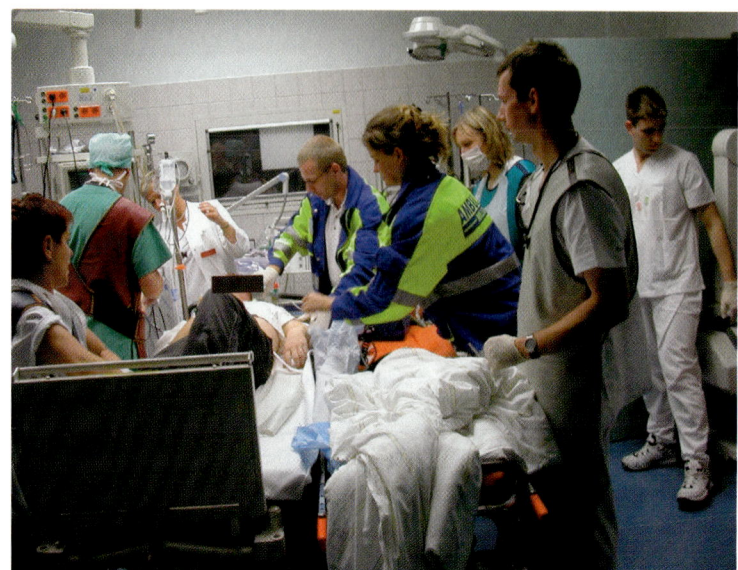

26

■ **Abb. 26.1.** Schockraum einer Universitätsklinik. Durch ein eingespieltes fachspezifisches Team wird die Diagnostik und Versorgung eines Notfallpatienten erheblich beschleunigt. (GR)

Wegen der eingeschränkten präklinischen diagnostischen Möglichkeiten lassen sich viele Erkrankungen erst in der Klinik diagnostizieren und kausal therapieren. Um die Aufnahmeprozeduren und Diagnostik, auch hinsichtlich der fachspezifischen Weiterbehandlung, zu vereinfachen, verfügen deshalb viele Kliniken über eine zentrale Notfallaufnahme. Sie bildet die Anlaufstelle für alle Notfallpatienten.

Vital bedrohte Patienten werden dort im Schock- oder Reanimationsraum (■ Abb. 26.1) behandelt, in dem das Klinikteam, bestehend aus den jeweils erforderlichen Fachrichtungen, den bereits angemeldeten Patienten erwartet. Das Team stabilisiert hier schnell und effizient die Vitalfunktionen und leitet die Diagnostik ein. Anschließend erfolgt die definitive Versorgung des Patienten.

## Bildgebende Verfahren

Bei der Eingangsdiagnostik spielen die bildgebenden Verfahren, wie konventionelles Röntgen, Sonographie und hochauflösende Schnittbildverfahren eine sehr große Rolle.

Eine *konventionelle Röntgenaufnahme* (■ Abb. 26.2 und 26.3) ist Standard bei fast allen Verletzungen von knöchernen Strukturen.

Die *Sonografie* erlaubt nicht nur die Beurteilung der Bauchstrukturen auf pathologische Prozesse oder Blutungen (■ Abb. 26.4), sondern auch als Echokardiografie (■ Abb. 26.5) eine Analyse der Pumpfunktion des Herzens.

Etwas aufwändiger sind die *Computertomografie* (CT, ■ Abb. 26.6, 26.7, 26.8) und die *Magnetresonanztomografie* (MRT, ■ Abb. 26.9), bei denen die Patienten im Schnittbildverfahren untersucht und die Bilder anschließend digital aufbereitet werden.

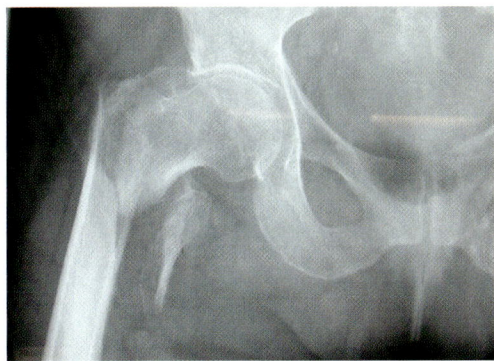

◘ **Abb. 26.2.** Konventionelle Röntgenaufnahme einer Oberschenkelhalsfraktur. (RPS)

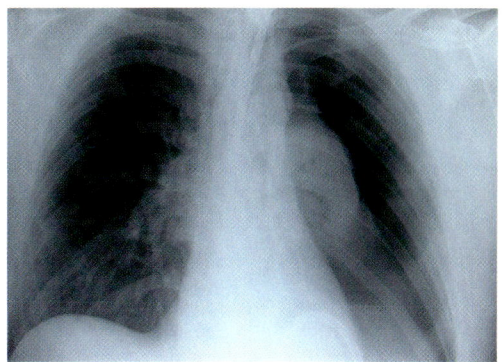

◘ **Abb. 26.3.** Pneumothorax links. Auf der linken Thoraxseite ist keine Lungenzeichnung mehr zu erkennen. Diese Seite erscheint deshalb schwarz. Das Herz ist geringfügig nach rechts verlagert. (RPS)

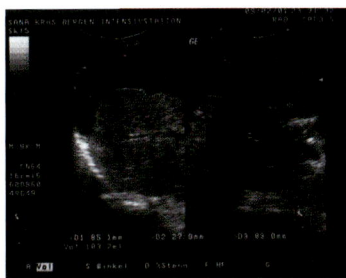

◘ **Abb. 26.4.** Sonografie der Leber. Die im Ultraschall markierte dunkle Fläche über dem Leberoberrand ist freie Flüssigkeit, in diesem Fall Blut nach einer Leberruptur. (GR)

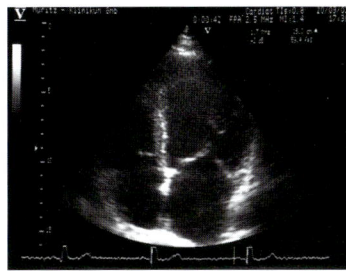

◘ **Abb. 26.5.** Echokardiografie, Blick auf die 4 Herzkammern. Wandbewegungsstörungen und Herzklappen können hiermit morphologisch und funktionell untersucht werden. (WB)

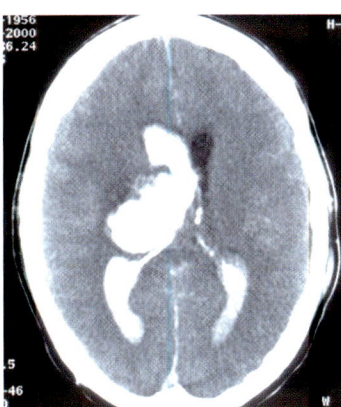

◘ **Abb. 26.6.** Kraniales Computertomogramm (CCT). Eine intrazerebrale Massenblutung hat die Mittellinie verdrängt. (RPS)

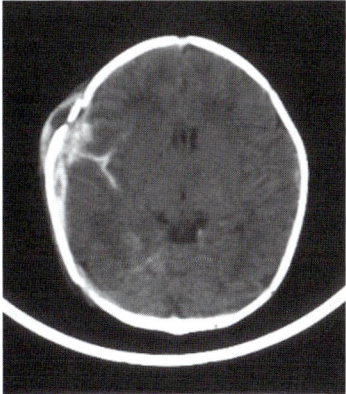

◘ **Abb. 26.7.** CCT bei Schädel-Hirn-Trauma eines 2 Monate alten Säuglings. Es findet sich nach Kindesmisshandlung eine Berstungsfraktur der Schädelkalotte mit einem subduralem Hämatom sowie einer Subarachnoidalblutung (SAB). (RPS)

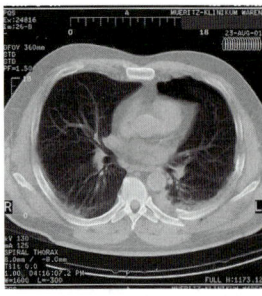

**■ Abb. 26.8.** Computerto-mografie des Thorax (tCT). Rippenfraktur an der rechten Thoraxhinterwand mir Begleit-hämatothorax. (FSM)

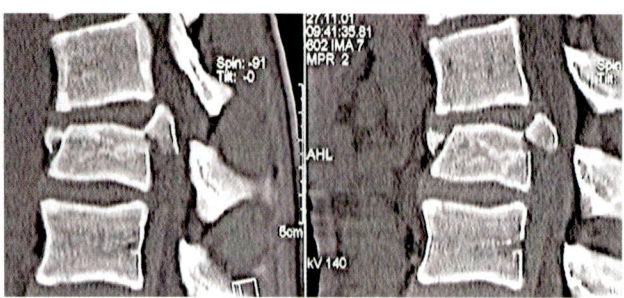

**■ Abb. 26.9.** Magnetresonanztomografie (MRT) der Wirbelsäule. Der Patient wurde mit einer Querschnittslähmung eingeliefert, da die abgesprengten Knochenfragmente den Spinalkanal komprimierten. (Fa. Reanimed)

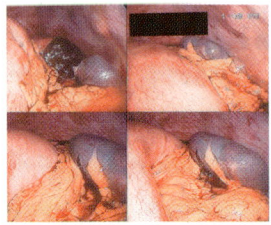

**■ Abb. 26.10.** Milzruptur in der Laparoskopie. (GR)

## Invasive Diagnostik

Erst danach werden die sog. invasiven Verfahren angewandt, bei denen die Diagnosestellung durch direkte Inspektion erfolgt, entweder endoskopisch (■ Abb. 26.10, 26.11) oder aber durch Eröffnung (■ Abb. 26.12) und direkte Inspektion. Untersuchungsmethoden wie die Endoskopie, Bronchoskopie oder Angiographie erlauben zusätzlich eine sofortige Intervention.

## Laborverfahren

Natürlich nimmt auch die Labordiagnostik (Blutbild, Elektrolyte, Gerin-nung, Enzymdiagnostik, Mikrobiologie, etc.) einen sehr großen Stellenwert ein, v. a. bei zahlreichen internistischen Erkrankungen.

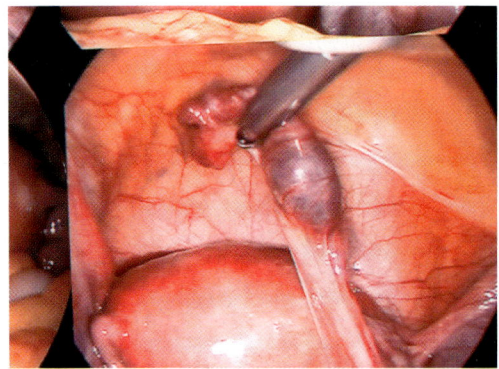

**■ Abb. 26.11.** Laparoskopisches Bild einer Extrauteringravi-dität in der Tube. Die gerötete und stark aufgetriebene Tube wird mit einer Zange zur Darstellung gehalten. (RM)

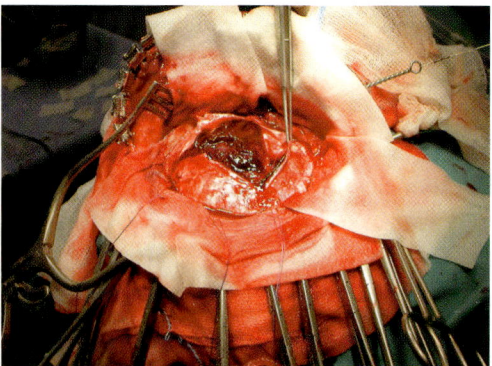

**■ Abb. 26.12.** Subdurales Hämatom, Operationssitus. Die eröffnete Dura wird mit einer Pinzette gehalten. Darunter ist das Hämatom mit den Blutkoageln zu erkennen. (GR)

# Teil IV    Kasuistiken

# Kasuistiken

Das medizinische Vorgehen bei einem Notfalleinsatz ist weitgehend standardisiert. Eine Abweichung hiervon wird dann erforderlich, wenn die äußeren Umstände einen Zugriff auf den Patienten nicht oder nur erschwert erlauben. Einige dieser Widrigkeiten stellen zusätzliche Gefahren für die Retter dar. Anhand von Einzelfällen werden im Folgenden diese Aspekte aufgezeigt.

## Einsätze mit Sekundärgefahr

In komplexen Rettungssituationen ergeben sich manchmal Gefahren für den Patienten, die ihn noch zusätzlich schädigen können. Man bezeichnet dieses als Sekundärschaden bzw. -gefährdung. Analog dazu bezeichnet man die Ursache des Schadens als Primärgefahr.

Ein Wohnungsbrand (◘ Abb. 27.1) kann zu Brandverletzungen und Rauchvergiftung der unmittelbar in der Wohnung befindlichen Personen führen. Durch die Rauchentwicklung können jedoch auch noch die Helfer und weitere Mitbewohner in eine Gefahrenlage geraten. Um sich selbst

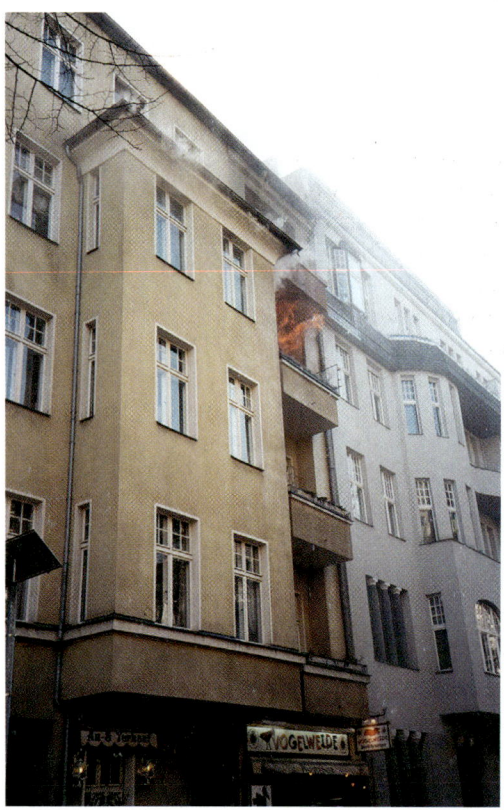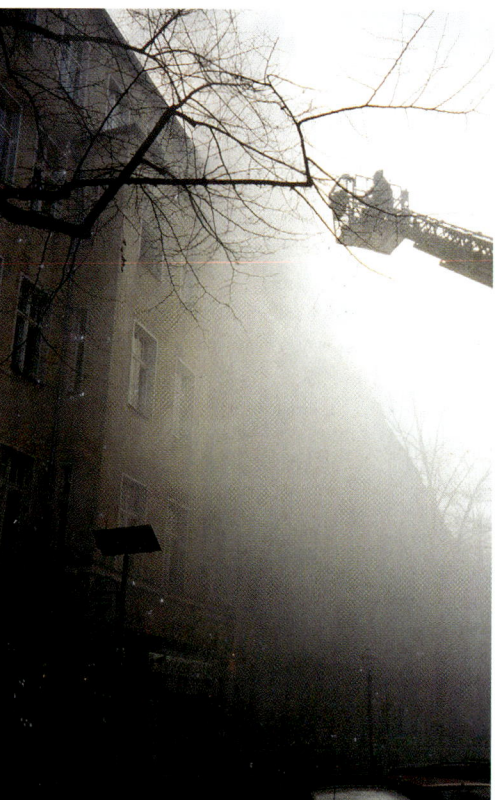

◘ **Abb. 27.1a,b.** Zimmervollbrand. **a** Flammen bei Wohnungsbrand. Der Zugriff darf ausschließlich durch die Feuerwehr erfolgen. **b** Durch die starke Rauchentwicklung (Rauchintoxikation, schlechte Sicht) kommt es häufig erst mit einer zeitlichen Verzögerung zu einen Anfall von Geschädigten. (FV)

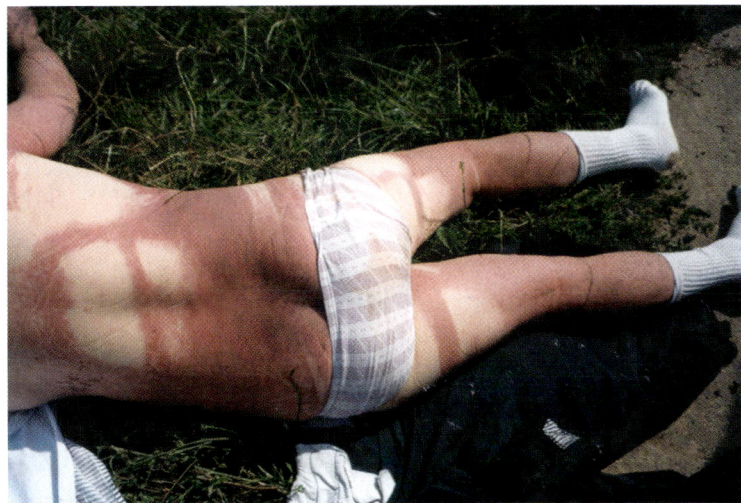

 **Abb. 27.2.** Tödliche Kohlenmonoxidintoxikation. Die üblicherweise dunklen Totenflecken (vgl. ▶ Kap. 25,  Abb. 25.1) imponieren hier hochrot durch das kohlenmonoxidbeladene Hämoglobin (HbCO). Die lebensbedrohten Patienten zeigen trotz Atemlähmung keine Zyanose, sondern sehen rosig aus. (ND Bü)

nicht zu gefährden, muss daher bis zum Eintreffen der Feuerwehr gewartet werden, zumal ein Luftzug den Brandherd anfachen kann.

**❗ Cave**

**Beim Wohnungsbrand und Gefahrgutunfällen Rettung durch die Feuerwehr durchführen lassen!**

Dasselbe gilt auch für Notfälle in gefährlicher Umgebung, wie bei einem Gefahrgutunfall. Auch Silos und Gruben sind zu nennen, in denen sich Gase entwickeln können. Eine *Kohlenmonoxidintoxikation* im Rahmen eines Suizides in einer Garage oder in einem Auto ( Abb. 27.2) kann ebenfalls eine erhebliche Gefahr für die Helfer darstellen. Das Gas hat am Hämoglobinmolekül eine 300fach höhere Bindungskapazität als Sauerstoff und ist damit hoch toxisch. Das rosige Aussehen der Patienten kommt durch diese Bindung (HbCO) zustande. Selbst bei einem Herz-Kreislauf-Stillstand behalten sie diese Farbe bei und werden nicht zyanotisch.

**❗ Cave**

**Bei einer Kohlenmonoxidintoxikation sehen die Patienten rosig aus und entwickeln keine Zyanose.**

Auch Verkehrsunfälle bergen Sekundärgefahren für Patienten und Retter. Fahrzeugvollbrände ( Abb. 27.3) können sich plötzlich entwickeln und sind mit den in den Rettungsdienstfahrzeugen vorhandenen Feuerlöschmitteln oft nicht zu beherrschen. Patienten können sich in ungünstiger Position befinden, sodass entweder nicht an den Patienten heranzukommen ist oder aber Sicherungsmaßnahmen getroffen werden müssen, um weitere Schäden zu verhindern ( Abb. 27.4).

Manchmal befindet sich nur noch das Unfallfahrzeug an der Einsatzstelle, jedoch kein Patient mehr ( Abb. 27.5). In diesem Fall muss die Umgebung abgesucht werden, falls der Verbleib unklar ist. Dasselbe gilt für Motorradfahrer, die bewusstlos aufgefunden werden. Falls es Zeugen für den Unfall gibt, muss ermittelt werden, ob es Mitfahrer gab. Es hat sich als sinn-

**Abb. 27.3.** Brennender PKW. In diesem Stadium ist der Brand mit einem Feuerlöscher nicht mehr zu beherrschen. (ND Bü)

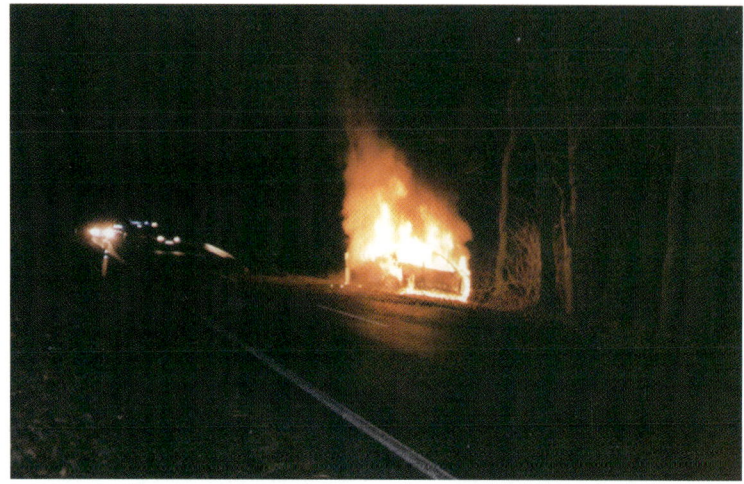

**Abb. 27.4.** PKW-Überschlag. Das Fahrzeug liegt am Rande einer Böschung, die 10 m hinunter führt. Ein Zugriff kann erst erfolgen, wenn der PKW ausreichend gegen Abrutschen gesichert ist. (GR)

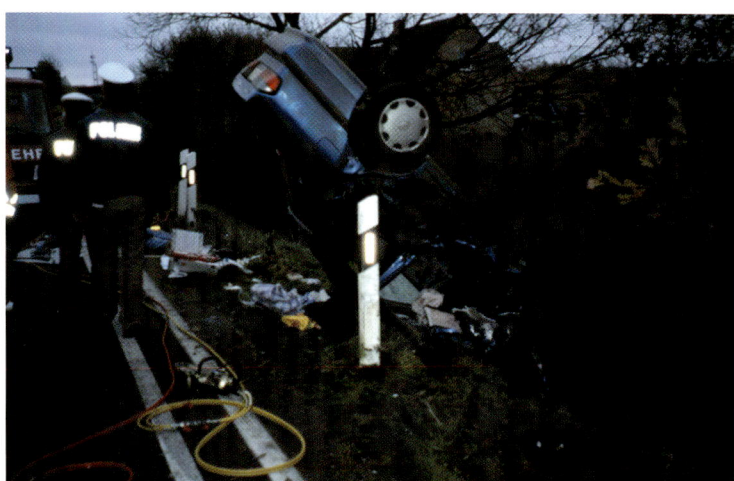

**Abb. 27.5.** Vollständige Zerstörung eines PKW nach Überschlag. Nach erfolglosem Absuchen der Umgebung wurde der Fahrer in betrunkenem Zustand zu Hause aufgefunden. Er blieb unverletzt. Bei dieser Unfallkinetik ist das Finden der Insassen zwingend notwendig, da Schock oder Hirnverletzungen zum Entfernen vom Unfallort führen können. (GR)

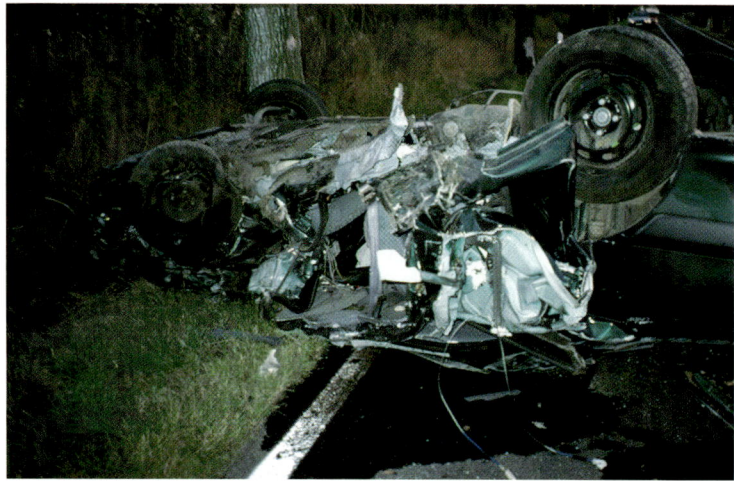

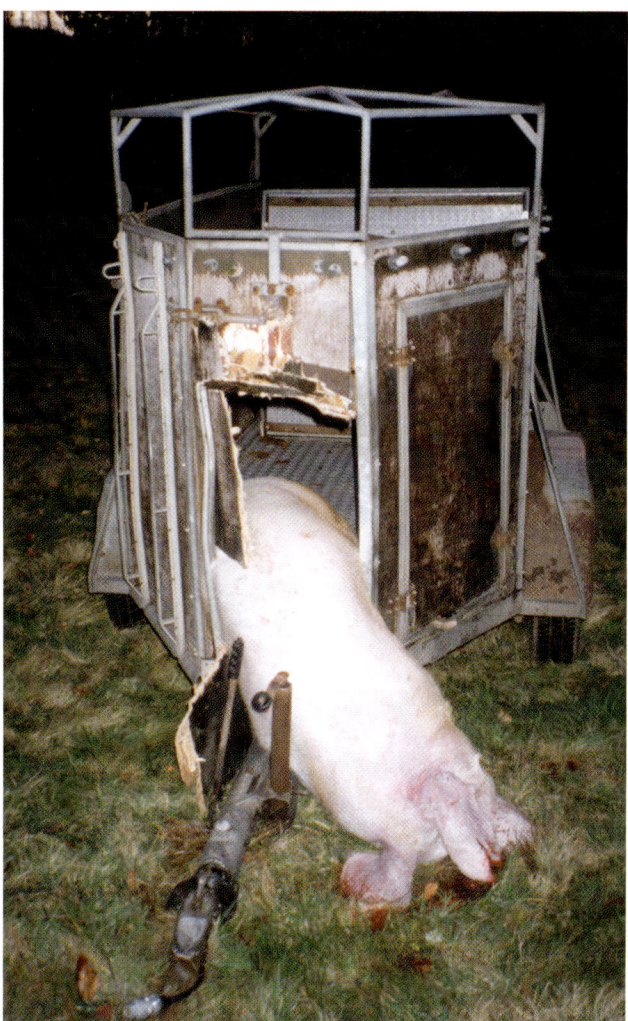

◘ **Abb. 27.6.** Schwein nach Frontalkollision des Zugfahrzeuges. Verletzte Tiere im Einsatz können zum unkalkulierbaren Risiko werden. (ND Bü)

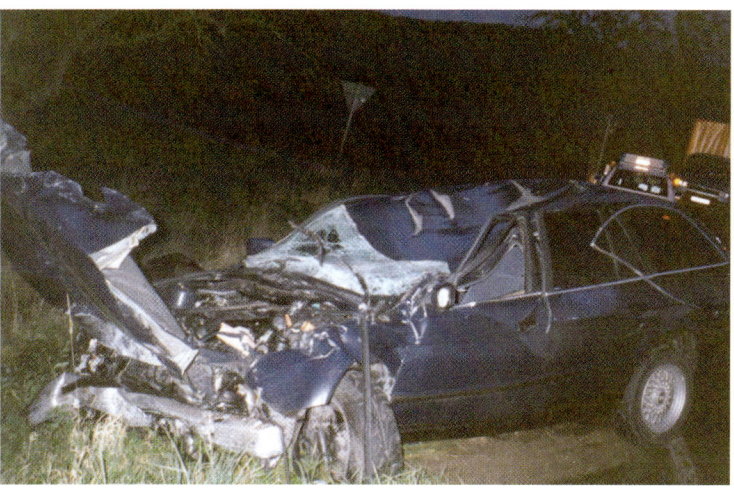

◘ **Abb. 27.7.** Kollision eines PKW mit Pferd. Bei Unfällen mit größeren Tieren kann ein Polizeieinsatz erforderlich werden. (ND Bü)

**Abb. 27.8a,b.** Müllsammelneurose. **a** Aufnahme der Küche. Die Patienten können sich nicht von ihrem Müll trennen, was ihnen die Bezeichnung »Messie« (*engl.* mess: Müll) eingebracht hat. **b** Wohnzimmer. Sammeln die Patienten Zeitungen, ist beim Betreten der Wohnung Vorsicht geboten, da die Tragkraft der Decke nicht ausreichend sein kann. (GR)

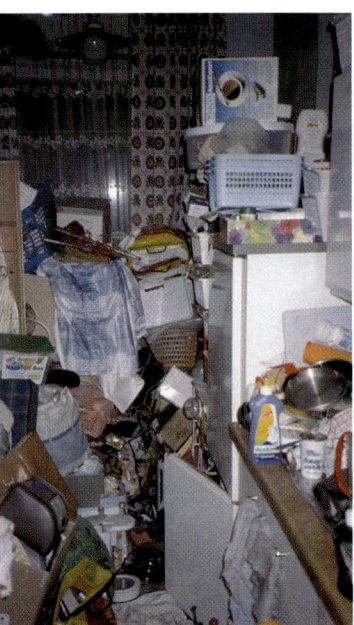
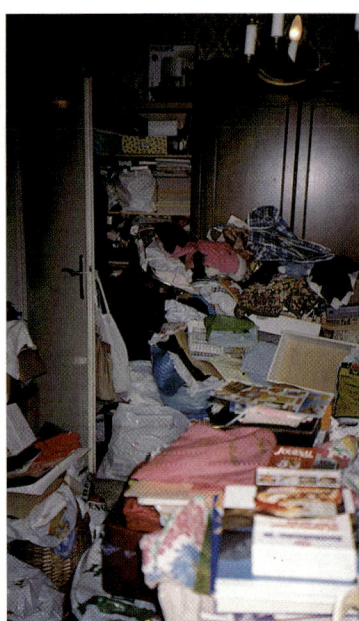

voll erwiesen, die Zahl der Mitfahrer vor einer Narkoseeinleitung zu erfragen.

> ⊘ Am Einsatzort ist zunächst die Zahl der Geschädigten zu erfragen, insbesondere bei Verkehrsunfällen vor einer Narkoseeinleitung.

Ein weiterer Grund für Sekundärgefahren stellen Tiere dar. In erster Linie sind hier Hunde zu nennen, die ihre Wachfunktion wahrnehmen und damit den Zugriff zum Patienten erschweren. Manchmal sind jedoch auch größere Tiere beteiligt, wie z. B. bei Tiertransporten (◻ Abb. 27.6). Verletzte Tiere sind unberechenbar und können zum Risiko für alle Beteiligten werden. In einem solchen Fall kann ein Polizeieingriff erforderlich werden. Dasselbe gilt auch für Unfälle, in denen es zu einer Kollision mit einem Tier kam (◻ Abb. 27.7).

Ein seltener Fall ist die Müllsammelneurose (◻ Abb. 27.8). Die Patienten können sich von ihrem Müll nicht trennen, weshalb sich die Bezeichnung »Messie« (*engl.* mess: Müll) eingebürgert hat. In einer Unterform sammeln die Patienten über Jahrzehnte Zeitschriften. Das Gewicht kann mehrere Tonnen betragen und damit zu einer allgemeinen Gefahr für das Haus werden. Eine Zunahme der Deckenbelastung (z. B. 4 Retter, Trage, Ausrüstung) sollte in diesen Fällen vermieden werden.

## Individuelle Rettungskonzepte

Ein Großteil der Rettungsdienst-Einsätze laufen standardisiert ab: Eine Notfallsituation wird erfasst, analysiert und die notwendigen Maßnahmen werden eingeleitet. Es kommt jedoch auch vor, dass das Regime geändert werden muss, da sich im Ablauf Schwierigkeiten ergeben.

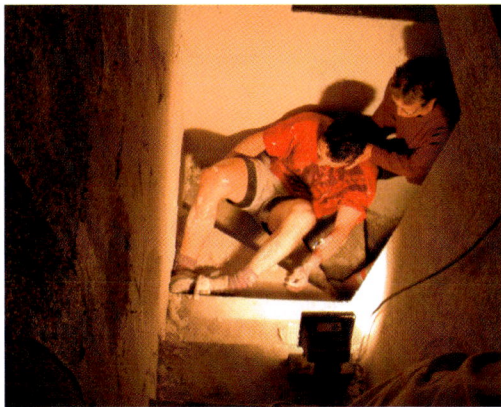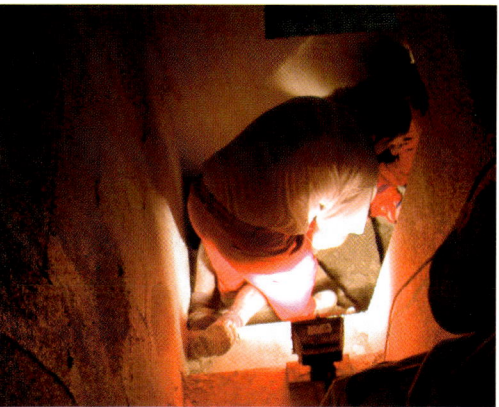

🔲 **Abb. 27.9a,b.** Einfacher Treppensturz. **a** Der Patient ist schwer zugänglich. **b** Erschwerte Bedingungen für die medizinische Versorgung. (GR)

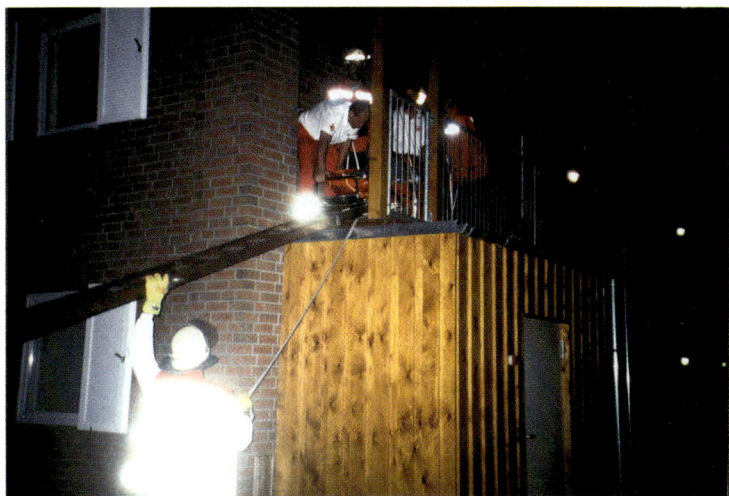

🔲 **Abb. 27.10a,b.** Rettung über eine Leiter. **a** Die Wendeltreppe war aufgrund des Krankheitsbildes nicht benutzbar. **b** Patient in Hockstellung bei Bandscheibenprolaps. (GR)

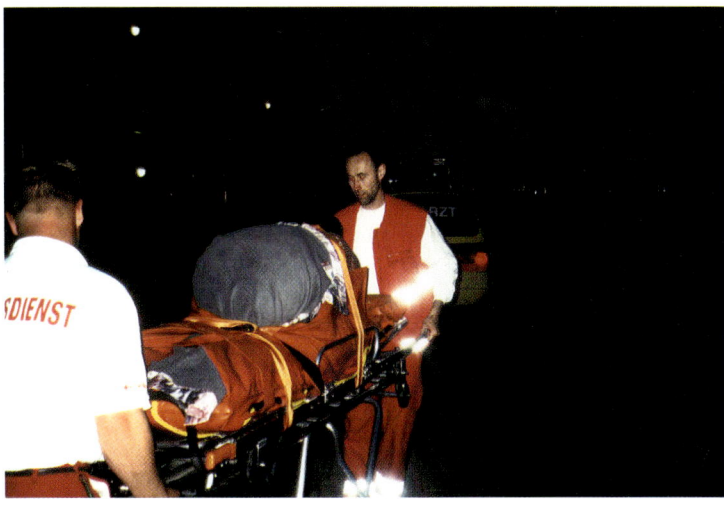

◘ **Abb. 27.11a,b.** Bahnunfall.
**a** Kollision eines Triebwagens
mit einem PKW. Bei Bahnun-
fällen muss die Strecke erst
durch den Betreiber für den
Einsatz freigeben werden. Das
gilt besonders für Hochspan-
nungsanlagen. **b** Anhänge-
kupplung in der Fahrgastzelle
des PKW. Der Patient war nur
leicht verletzt. Für eine Rettung
wird manchmal schwere Berge-
technik benötigt. (ND Bü)

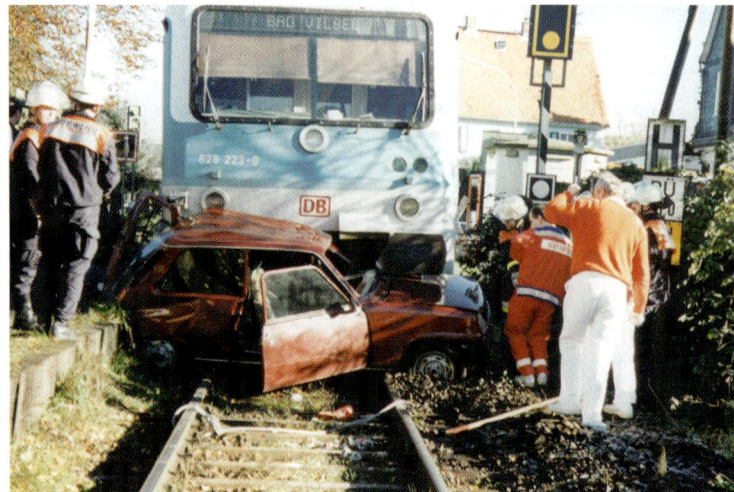

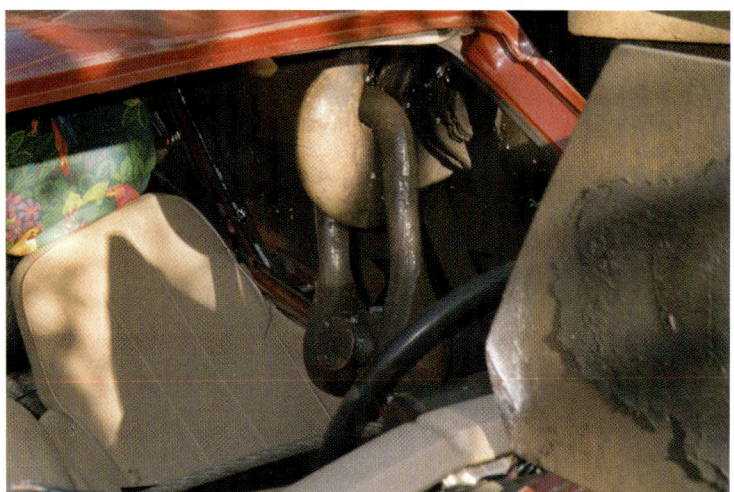

Die Ursachen solcher Widrigkeiten sind vielfältig: Ein einfacher Treppensturz kann eine Rettung erschweren (◘ Abb. 27.9). Die baulichen Gegebenheiten können einen Abtransport über eine Treppe verhindern (◘ Abb. 27.10).
Der Patient kann nur durch aufwendige Technik (◘ Abb. 27.11) geborgen
werden. Manchmal macht eine Rettungshöhe von 2 m sogar schon den Einsatz von Höhenrettungsmitteln erforderlich (◘ Abb. 27.12).

Bei Verschüttungen oder Versteigungen muss unter Umständen zunächst
ein Zugang zum Patienten gesucht und geschaffen werden (◘ Abb. 27.13).

Die Wetterlage (◘ Abb. 27.14) kann den Patienten zusätzlich gefährden.
Der Patient kann nur aus der Luft erreichbar sein (◘ Abb. 27.15) oder die
Zahl der Patienten und der Ort des Geschehens (◘ Abb. 27.16) bedingen
eine besondere logistische Verfahrensweise. Nicht zuletzt kann eine technische Rettung auch medizinisch bedingt sein (◘ Abb. 27.17).

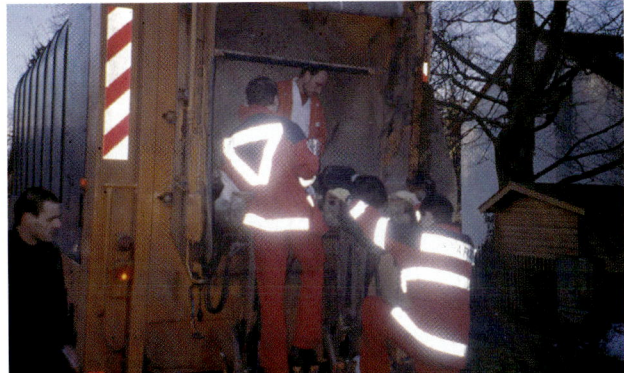

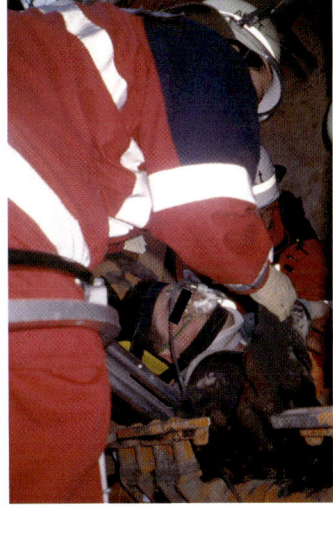

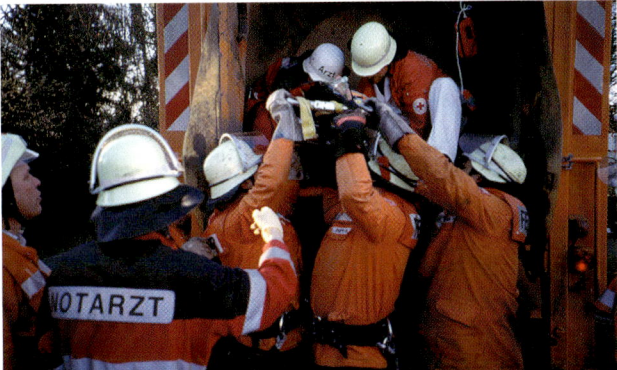

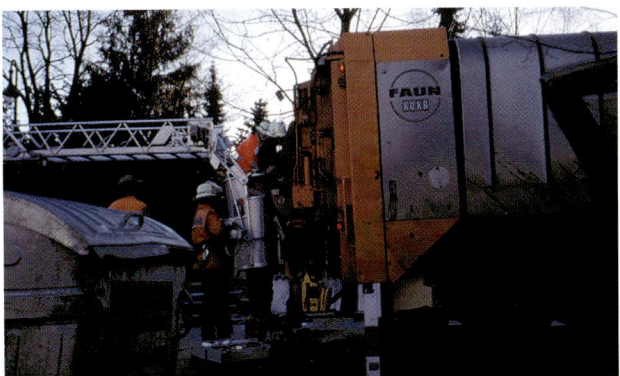

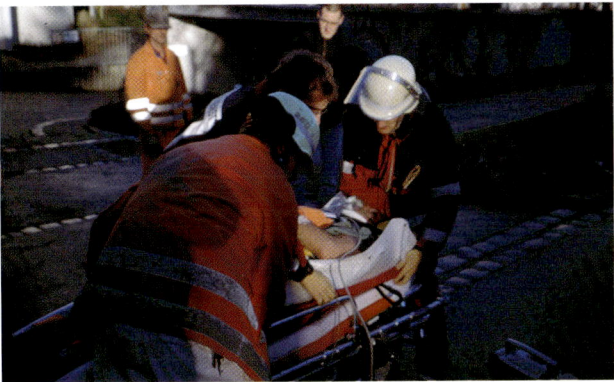

■ **Abb. 27.12a–e.** Rettung aus einem Abfallentsorgungs-LKW. **a** Medizinische Erstversorgung. Der Patient war auf die Aufnahmeeinrichtung gestürzt und klagte über massive Rückenschmerzen. **b** Sauerstoffgabe über eine Maske und angelegtes Wirbelsäulen-Immobilisations-Korsett. **c** Ein Heraushebeln mit der Schaufeltrage scheitert. **d** Heranfahren mit der Drehleiter und Übernahme des Patienten. **e** Übernahme des Patienten auf die Vakuummatratze. (WJ)

**27**

◻ **Abb. 27.13a–e.** Patient im Lüftungsschacht. **a** Aufmeiseln des Lüftungsschachtes. **b** Freilegung der Hand. **c** Schaffung eines venösen Zuganges. **d** Herausziehen aus dem Schacht. **e** Leicht verletzter Patient auf der Trage. (VD)

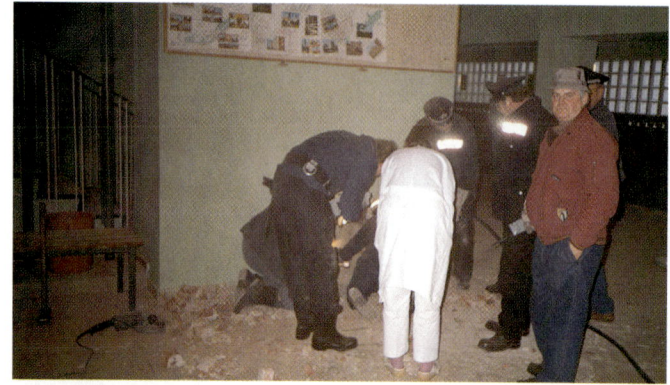

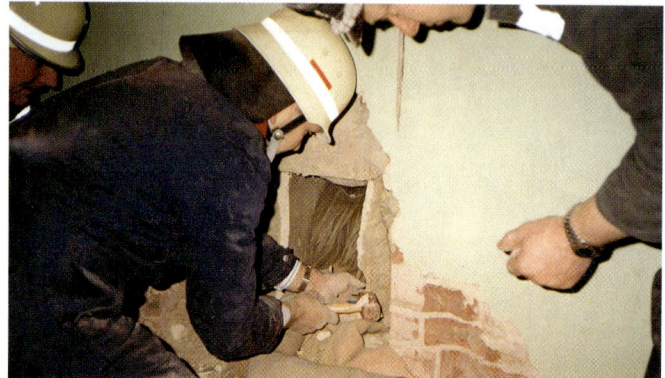

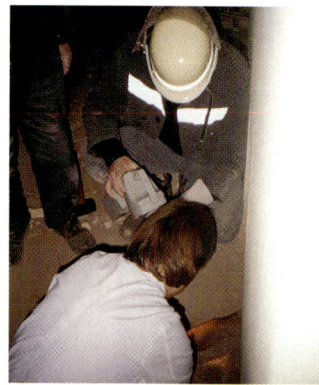
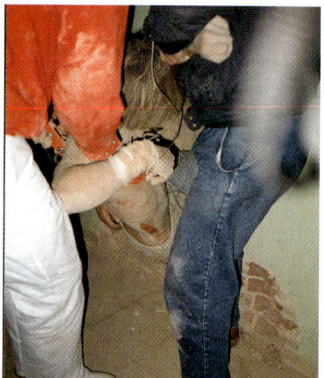

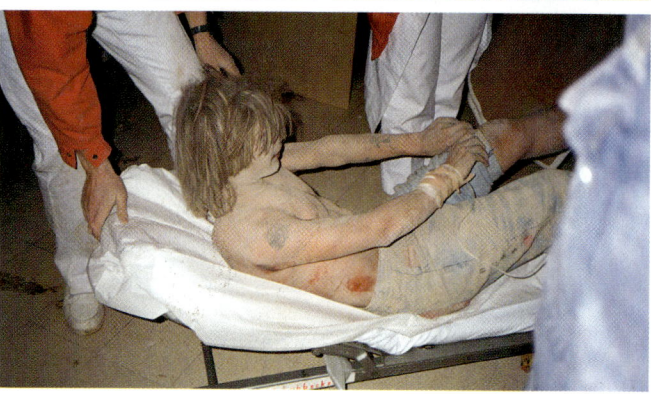

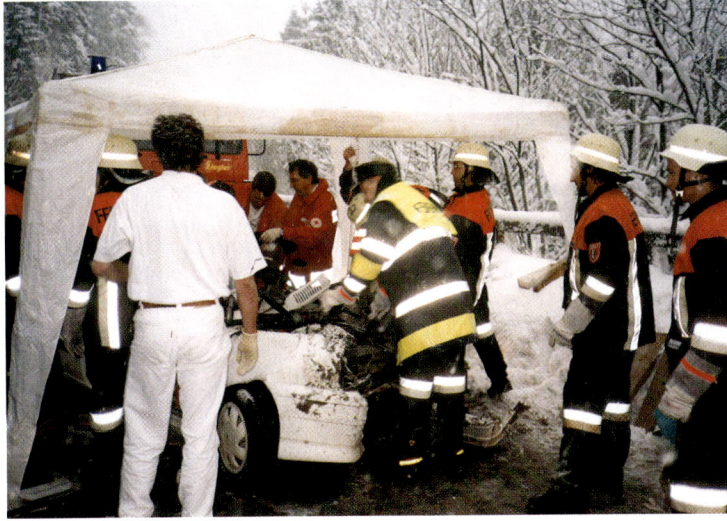

■ **Abb. 27.14.** Partyzelt als Wetterschutz bei der Befreiung eines eingeklemmten PKW-Insassen. (CF)

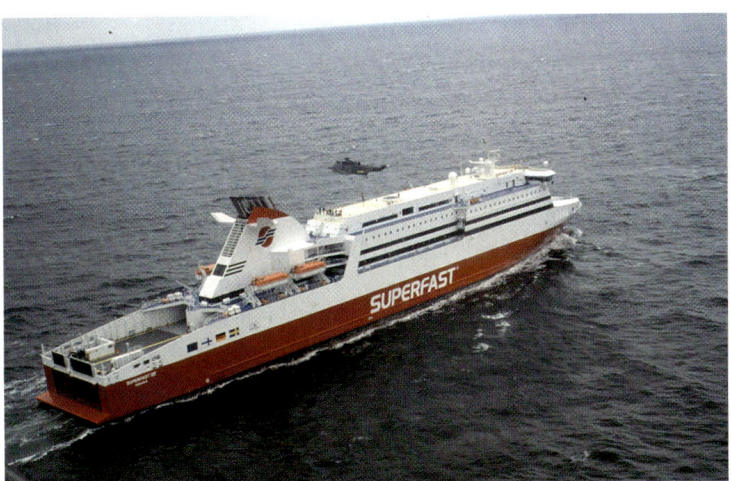

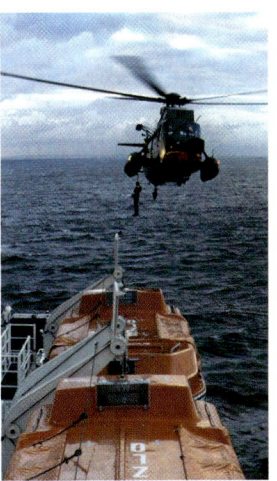

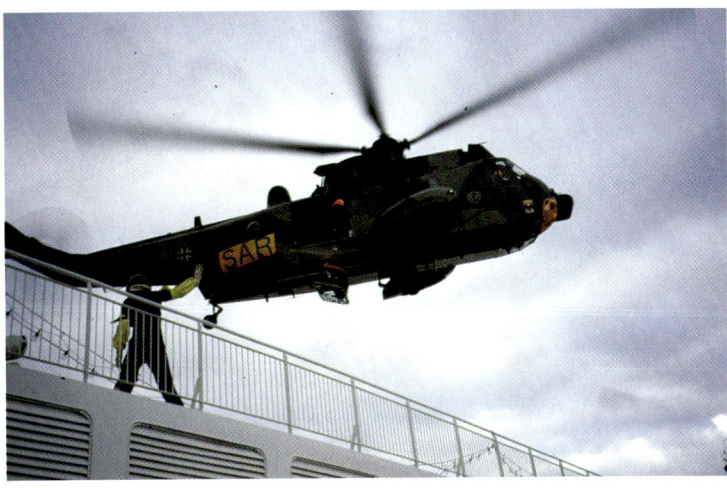

■ **Abb. 27.15a–c.** Notfall auf einer modernen Passagierfähre in der Ostsee. **a** Anflug eines Seenotrettungshubschraubers. **b** Absetzen der Retter. **c** Aufnahme des Patienten mit einem Rettungskorb. (**a** BN; **b,c** GR)

■ **Abb. 27.16a,b.** Massenanfall Verletzter bei Frontalkollision zweier Züge der Bayerischen Zugspitzbahn. **a** Versorgung der Verletzten (50 Leicht-, 10 Mittelschwer- und 2 Schwerverletzte). **b** Befreiung des schwerverletzten Zugführers durch die Feuerwehr. Der Patient ist mit einer Wolldecke geschützt. (PS)

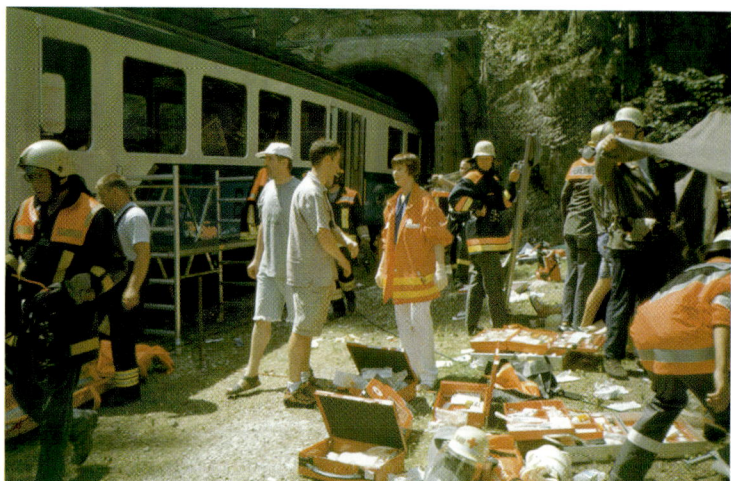

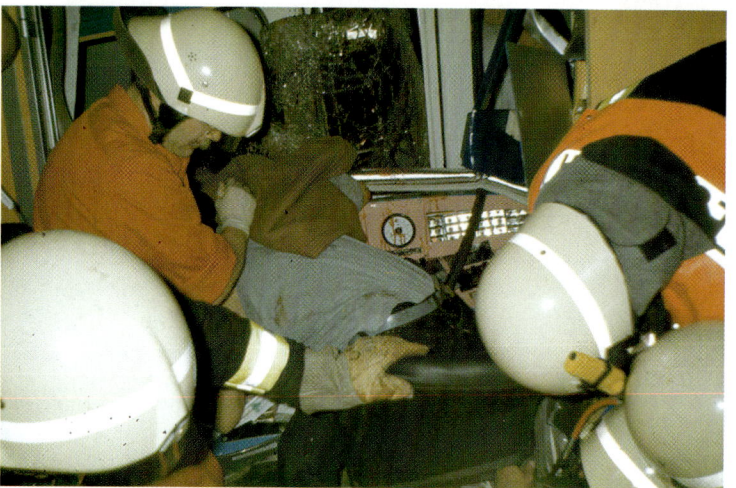

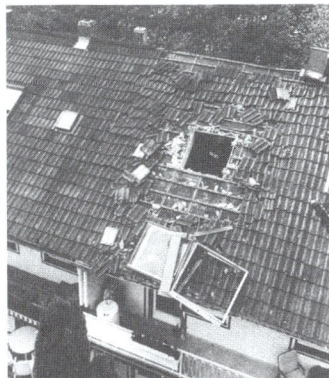
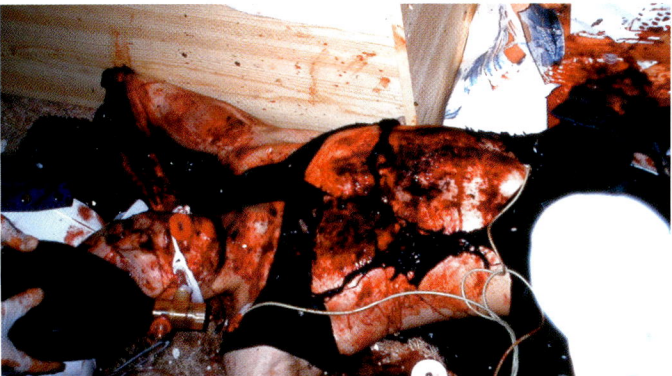
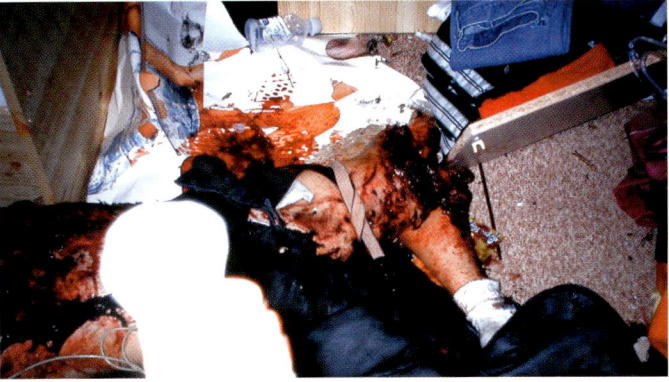
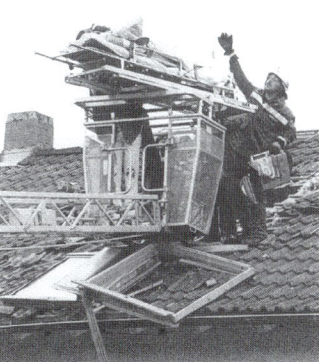

**◘ Abb. 27.17a–d.** Polytrauma nach Chemikalienexplosion in der Wohnung. **a** Einsatzort aus der Luft. Das Dachfenster ist durch die Detonation herausgeflogen und der Schornstein abgebrochen. **b** Schwerverletzter Patient: großflächige Verbrennung, Abriss des linken Armes, offener Pneumothorax. Der Patient ist beim Eintreffen des NAW noch voll ansprechbar und orientiert. **c** Subtotale Amputation des rechten Beines. **d** Wegen der Schwere der Verletzungen und des Einsatzortes (2. OG, enge Treppe) Abtransport über die Drehleiter durch das gesprengte Dachfenster. (**a** PF; **b,c** GR; **d** KJH)

# Teil V    Anhang

# Glossar

## A

| | |
|---|---|
| Abszess: | Eiteransammlung |
| Abusus: | Missbrauch von Suchtmitteln |
| Aerosol: | Vernebeltes Medikament |
| Aggregation: | Zusammenlagerung |
| Akja: | Transportschlitten |
| Analgesie: | Aufhebung der Schmerzempfindung, z. B. durch Medikamente |
| Anamnese: | Krankengeschichte |
| Anaphylaxie: | Überempfindlichkeitsreaktion vom Sofort-Typ |
| Aneurysma: | Aussackung einer Arterie |
| Angiografie: | Darstellung der Gefäße mit Kontrastmitteln |
| Apoplex: | Schlaganfall |
| Arrhythmie: | Unregelmäßige Schlagfolge, z. B. Herzschlag |
| Arthritis: | Gelenkentzündung |
| Arthroskopie: | Gelenkspiegelung |
| Aspiration: | Ansaugung, z. B. von Erbrochenen in die Luftröhre |
| Asservat: | Sicherstellung eines Giftes |
| Aszites: | Ansammlung von wässriger Flüssigkeit in der freien Bauchhöhle |
| Atrophie: | Rückbildung eines Organs oder Gewebes |
| Auskultation: | Abhören mit dem Stethoskop |
| auto-: | Selbst-, selbständig |
| Autoimmunerkrankung: | Krankheit, bei der sich Antikörper gegen körpereigene Bestandteile bilden |

## B

| | |
|---|---|
| benigne: | Gutartig, Gegenteil von maligne |
| Bradykardie: | Herzschlag unter 60/Minute |
| Bronchoskopie: | Inspektion des Bronchialsystems mit einem Endoskop |

## C

| | |
|---|---|
| Caput medusae: | Medusenhaupt, in der Medizin Aussackung der paraumbilikalen Venen |
| Cerumen: | Ohrenschmalz |
| Claudicatio intermittens: | Wadenschmerzen durch Durchblutungsstörungen mit wiederholtem Stehenbleiben bis zum Rückgang der Beschwerden |
| Commotio cerebri: | Gehirnerschütterung |
| Computertomografie (CT): | Computergestütztes Röntgenverfahren |
| Cuff: | Ballon zum Aufblasen |

## D

| | |
|---|---|
| Diabetes mellitus: | Zuckerkrankheit |
| Dialyse: | Blutwäsche |

| | |
|---|---|
| Diskrepanz: | Widersprüchlichkeit |
| Dislokation: | Fehllage |
| distal: | Körperfern, Gegenteil von proximal |
| Distorsion: | Verstauchung, Zerrung |
| Diurese: | Urinausscheidung |
| Drainage: | Ableitung, meist von Flüssigkeiten |
| Dura mater: | Harte Hirnhaut |
| Dyspnoe: | Atemnot |

## E

| | |
|---|---|
| elongieren: | verlängern |
| Embolie: | Verstopfung eines Gefäßes durch ein in die Blutbahn verschlepptes Gebilde |
| Emesis: | Erbrechen |
| endo-: | Hinein, hinein gehend |
| endobronchial: | In den Bronchien |
| Endorphine: | Vom Körper selbst produzierte Morphine |
| Endoskopie: | Inspektion einer Körperhöhle mit dem Endoskop, s. auch fiberoptisch |
| Enzephalitis: | Gehirnentzündung |
| epi-: | Auf, über, oberhalb |
| epidural: | Auf der Dura mater gelegen |
| Epiglottitis: | Akute lebensbedrohliche Entzündung von Kehldeckel und Kehlkopf |
| Epilepsie: | Fallsucht; Funktionsstörung des Gehirnes mit exzessiver Entladung der Nervenzellen, meist als sog. Krampfanfall |
| Erosion: | Oberflächlicher Haut- oder Schleimhautdefekt |
| Erythem: | Hautrötung |
| Expektorat: | Auswurf, z. B. bei Bronchitis |
| Exsikkose: | Austrocknung |
| Exsudat: | Bei einer Entzündungsreaktion austretende Flüssigkeit |
| Extrakorporale Membranoxygenierung (ECMO): | Aufwendiges technisches Verfahren, das Blut mit Sauerstoff anreichert |
| Extrauteringravidität: | Schwangerschaft außerhalb der Gebärmutter, z. B. in der Tube mit der Gefahr einer lebensbedrohlichen Blutung |

## F

| | |
|---|---|
| Femur: | Oberschenkelknochen |
| fiberoptisch: | Über ein Glasfaserkabel |
| Flow: | Flussrate, z.B. bei Sauerstoffgabe |

# G

| | |
|---|---|
| Glasgow Coma Scale: | Verfahren zur Einschätzung der neurologischen Gesamt-situation, bei dem man die bestmögliche Reaktion bewertet: Augenöffnung (1–4 Punkte), verbale Reaktion (1–5 Punkte) und motorisch Reaktion (1–6 Punkte); niedrigster Wert 3 (tiefes Koma), höchster Wert 15 (bei vollem Bewusstsein) |
| Glottis: | Kehlkopfinnenraum |
| Gravidität: | Schwangerschaft |
| gravierend: | Schwerwiegend |

# H

| | |
|---|---|
| häm-: | Blut betreffend |
| Hämatemesis: | Bluterbrechen |
| Hämatochezie: | Blutstuhl |
| Hämatom: | Bluterguss |
| Hämatothorax: | Blut im Brustraum |
| Hämolyse: | Auflösung von roten Blutkörperchen |
| Hämoptoe: | Bluthusten |
| Hämorrhoiden: | Erweiterung und Aussackung von Venen im Afterkanal |
| hepatisch: | Die Leber betreffend |
| hyper-: | Über- |
| Hyperglykämie: | Über den Normwert erhöhter Blutzuckerwert |
| Hypertonie: | Bluthochdruck |
| Hyperurikämie: | Gicht |
| Hyperventilation: | Eine nicht dem Bedarf angepasste erhöhte Atemfrequenz oder Atemzugsvolumen |
| hypo-: | Unter- |
| Hypoglykämie: | Blutzuckerwert unter dem Normwert |
| Hypothermie: | Unterkühlung |
| Hypotonie: | Niedriger Blutduck |
| Hypovolämie: | Verminderung der zirkulierenden Blutmenge |

# I

| | |
|---|---|
| idiopathisch: | Ohne erkennbare Ursache |
| Ikterus: | Gelbsucht |
| Impression: | Eindrückung |
| Infarkt: | Organ- oder Gewebeuntergang durch Arterienverschluss |
| Ingestion: | Aufnahme durch den Verdauungstrakt |
| Inkontinenz: | Unfähigkeit, Urin oder Stuhl zurückzuhalten |
| Inkubator: | Brutkasten |
| Insuffizienz: | Ungenügende Leistung eines Systems oder Organs |
| Interkostalraum: | Raum zwischen den einzelnen Rippen |
| intermittierend: | Zeitweise aussetzend, stoßweise |
| Intoxikation: | Vergiftung |
| intra-: | Innerhalb, hinein |

| | |
|---|---|
| Intraaortale Ballon-pulsationspumpe (IABP): | Ballonsonde, die in die Aorta eingelegt wird und das Herz entlastet |
| intraossär: | In den Knochen eingebracht |
| Inzision: | Einschnitt, Schnitt |
| -itis: | Wortendung, die eine Entzündung beschreibt |

## K

| | |
|---|---|
| Kachexie: | Auszehrung |
| Kapnometer: | Gerät, das $CO_2$ misst |
| kardio-: | Das Herz betreffend |
| kausal: | Ursächlich |
| Kernspintomografie: | s. Magnetresonanztomografie |
| Klitoris: | Kitzler, weibliches Sexualorgan |
| Koma: | Bewusstlosigkeit |
| Koniotomie: | Eröffnung des Kehlkopfes zwischen Schild- und Ringknorpel |
| Kontraindikation: | Gegenanzeige; Umstand, bei dem eine Maßnahme nicht erfolgen sollte |
| Kontraktion: | Zusammenziehung |
| kontralateral: | An der entgegengesetzten Seite |
| Kontusion: | Prellung, Quetschung |
| Krepitation: | Knochenreiben der Frakturenden |
| kryptogen: | unbekannten Ursprungs |

## L

| | |
|---|---|
| Labien: | (Scham-)lippen |
| Laparoskopie: | Inspektion der Bauchhöhle mit einem Endoskop |
| Laryngotracheobronchtis: | s. Pseudokrupp |
| Laxantien: | Abführmittel |
| Leckage: | Leck |
| Liquor: | Gehirnrückenmarksflüssigkeit |
| Load and Go: | (Schnell) Aufladen und (schnell) Losfahren |
| Lumen: | Lichte Weite einer Röhre oder eines Organs |
| Luxation: | Verrenkung |
| Lymphangitis: | Entzündung der Lymphbahnen |
| Lymphödem: | Durch Stau des Lymphabflusses entstandenes Ödem |
| Lyse: | Auflösung |
| Lysebehandlung: | Bei einem Infarkt mit Medikamenten durchgeführte Auflösung des die Arterie verschließenden Gerinnsels |

## M

| | |
|---|---|
| Magnetresonanz-tomografie (MRT): | Computergestütztes Verfahren, bei dem ein starkes Magnetfeld erzeugt wird. Es wird auch als Kernspintomografie bezeichnet |
| maligne: | Bösartig, Gegenteil von benigne |

| | |
|---|---|
| Marasmus: | Auszehrungsprozess |
| Mediastinum: | Mittleres Gebiet im Brustraum |
| Melaena: | Teerstuhl, besondere Form des Blutstuhls |
| Meningitis: | Hirnhautentzündung |
| Messie: | Jemand, der Müll zwanghaft sammelt (von engl. mess – Müll) |
| Miosis: | Engstellung der Pupille |
| Morbus: | Krankheitsbezeichnung, bestehend aus »Morbus« und einem Eigennamen (Erstbeschreiber oder Entdecker der Krankheit) oder einer beschreibenden Bezeichnung |
| Morbus Bechterew: | Erkrankung des Achsenskeletts mit z. T. extremer Verkrümmung der Wirbelsäule |
| Mydriasis: | Weitstellung der Pupille |

## N

| | |
|---|---|
| Nasopharynx: | Nasen-Rachen-Bereich |
| Nausea: | Übelkeit |
| Nekrose: | Regionaler Gewebsuntergang nach Zelltod |
| neo-: | Neu |
| Neonatologie: | Heilkunde von Früh- und Neugeborenen |
| Neoplasma (NPL): | Neubildung eines Körpergewebes als sog. Tumor |
| Neurose: | Psychische oder psychosoziale Verhaltensstörung |
| Neurotoxin: | Nervengift |
| Noxe: | Schadstoff |

## O

| | |
|---|---|
| Ödem: | Eine durch wässrige Flüssigkeit ausgelöste Schwellung |
| Okkultes Blut: | Nicht mit dem bloßen Auge sichtbares Blut, z. B. im Stuhl |
| Opisthotonus: | Krampfartiges Überstrecken des Halses, z. B. bei Meningitis |
| oral: | Durch den oder im Mund |
| Oropharynx: | Mund-Rachen-Bereich |
| ortho-: | gerade, aufgerichtet |
| Orthopnoe: | Atemnot, bei der der Patient zur vollen Ausnutzung der Atemhilfsmuskulatur aufrecht sitzt |
| Orthostatische Dysregulation: | Kreislaufstörung beim Aufstehen durch Verschiebung des Blutvolumens |
| Ösophagus: | Speiseröhre |
| Osteomyelitis: | Knochenmarksentzündung |
| Outcome: | Resultat; Überlebensrate oder Lebensqualität nach einer Erkrankung |

## P

| | |
|---|---|
| Palmarerythem: | Rötung an der Handinnenseite |
| Pankreas: | Bauchspeicheldrüse |
| para-: | Daneben |

| | |
|---|---|
| Paraneoplastisches Syndrom: | Krankheitszeichen bei einem bösartigen Tumor, das nicht vom Primärtumor oder Metastasen direkt ausgeht und das mit der Entfernung des Tumors wieder verschwindet, z. B. Zungenschwellung bei einem Prostatatumor |
| Paraumbilikale Venen: | Venengeflecht, das um den Nabel verläuft |
| Paravasat: | Flüssigkeit, die im Rahmen eines peripher-venösen Gefäßzuganges fälschlich in das umliegende Gewebe ausgetreten ist |
| Parese: | Unvollständige Lähmung |
| patho-: | Schmerzen oder Krankheit betreffend |
| pathognomisch: | Für eine Krankheit kennzeichnend |
| Perforation: | Durchbohrung, Eröffnung |
| Perfusor: | Spritzenpumpe |
| peri-: | Um herum, in der Umgebung von |
| Petechien: | Flohstichartige Hauteinblutungen |
| Phlebothrombose: | Tiefe Venenthrombose |
| Phlegmone: | Diffus ins Gewebe ausbreitende Entzündung |
| Plegie: | Vollständige Lähmung |
| Pleura: | Brustfell |
| Pleuradrainage: | Flüssigkeits- und Luftableitung aus dem Pleuraspalt |
| Pleuraspalt: | Raum zwischen dem rippenseitigen und lungenseitigen Brustfell. Beide Felle liegen normalerweise eng aneinander, der Spalt kann jedoch durch Luft (s. Pneumothorax) oder Blut (s. Hämtothorax) ausgeweitet werden |
| Pneumothorax: | Luft im Pleuraspalt, häufig mit Zusammenfallen der Lunge |
| Podagra: | Gichtanfall der Großzehe |
| poly-: | Mehrfach- |
| Polytrauma: | schwere Mehrfachverletzung, wobei mehrere Organsysteme oder Regionen betroffen sind und von denen eine oder mehrere oder die Kombination lebensbedrohlich ist oder sein kann |
| post-: | Nach |
| prä-: | Vor |
| Präoxygenierung: | Sauerstoffgabe mit hohem Flow vor Narkoseeinleitung |
| Progredienz: | Voranschreiten, z. B. einer Krankheit |
| Prolaps: | Vorfall, z. B. der Bandscheiben |
| Prostata: | Vorsteherdrüse |
| proximal: | Körpernah, Gegenteil von distal |
| pseudo-: | Schein-, falsch |
| Pseudoapoplexia diabetica: | Form der Unterzuckerung, bei der neurologische Ausfälle ähnlich einem Apoplex auftreten |
| Pseudokrupp: | Entzündliche Erkrankung von Kehlkopf, Luftröhre und Bronchien |
| pulmonal: | Die Lunge betreffend |

## R

| | |
|---|---|
| Reanimation: | Wiederbelebung |
| rektal: | Den Mastdarm (letzter Darmabschnitt vor dem After) betreffend |

| | |
|---|---|
| Rektiole: | Gelmedikament zum Einbringen über den After in den Mastdarm |
| Reposition: | Wiedereinrichtung |
| restriktiv: | Zurückhaltend |
| Ruptur: | Einriss, Riss |

## S

| | |
|---|---|
| Seldinger-Methode: | Zur Einbringung eines Katheters wird zunächst mit einer kleinen Kanüle vorpunktiert, hierüber ein Draht eingeführt, die Kanüle bei liegendem Draht entfernt und schließlich der Katheter über den Draht hineingeschoben |
| Sepsis: | Systemische Entzündungsreaktion durch Krankheitserreger, sog. Blutvergiftung |
| Shunt: | Kurzschlussverbindung; bei Dialysepatienten operativ geschaffene Gefäßverbindung zwischen Vene und Arterie zur Dialyse (meist am Arm gelegen) |
| Sklera: | Lederhaut des Auges |
| sklerosieren: | Veröden |
| Somnolenz: | Schläfrigkeit, mangelnde Erweckbarkeit |
| Sonografie: | Ultraschalldiagnostik; technisches Verfahren zur Darstellung von Körperstrukturen |
| Spasmus: | Krampf |
| Stenose: | Engstelle |
| Stridor: | Pfeifendes Atemgeräusch |
| Struma: | Schilddrüse |
| sub-: | Unter, unterhalb gelegen |
| Subarachnoidalblutung: | Blutung in den Hirnliquorraum |
| subdural: | Unter der harten Hirnhaut gelegen |
| subglottisch: | Unter dem Eingang des Kehlkopfs gelegen |
| Sudden infant death syndrome: | SIDS, plötzlicher Kindstod |
| Suizid: | Selbsttötung |
| Superinfektion: | Neuerliche zusätzliche Infektion auf einem vorbestehenden Entzündungsherd |
| Suppositorium: | Zäpfchen |
| Symptom: | Beschwerde, Krankheitszeichen |
| Syndrom: | Gruppe von Krankheitszeichen, die zu einem Krankheitsbild zusammengefasst werden |

## T

| | |
|---|---|
| Tachykardie: | Herzschlag über 100/Minute |
| Thorax: | Brustkorb |
| Thrombophlebitis: | Oberflächliche Venenentzündung |
| Thrombose: | Blutpfropfbildung |
| Tibia: | Schienbein |
| Torso: | Rumpf |
| Toxin: | Gift |

| | |
|---|---|
| Tracheostoma: | Künstlich (operativ) geschaffene Öffnung der Luftröhre |
| Tracheotomie: | Eröffnung der Luftröhre |
| Transsudat: | Nichtentzündlicher Übertritt von Flüssigkeiten aufgrund von Stauung oder eines abnormen Kapillardurchtritts |
| Trauma: | Verletzung |
| Trokar: | In einer Hülse steckender Stahldorn zur Perforation einer Oberfläche, z. B. im Thoraxdrainage-Schlauch |
| Tumor: | 1. Gewebsschwellung, 2. Neubildung von Gewebe als Geschwulst; s. auch Neoplasma |

## U

| | |
|---|---|
| Ulkus: | Geschwür an Haut oder Schleimhaut |
| Urethra: | Harnröhre |
| Urtikaria: | Nesselsucht |

## V

| | |
|---|---|
| Varizen: | Krampfadern, aufgeweitete Venen |
| vaso-: | Gefäße betreffend |
| Vasospasmus: | Gefäßkrampf |
| Vigilanz: | Wachheit; wird meist als Punktwert in der Glasgow Coma Scale angegeben |
| viskotisch: | Zähflüssig |
| Vomitus: | Erbrechen |
| vulnerabel: | Verletzlich |

## Z

| | |
|---|---|
| zerebral: | Das Gehirn betreffend |
| Zyanose: | Blau-violette Färbung der Haut und Schleimhaut infolge von Sauerstoffmangel |
| Zytotoxin: | Zellgift |

# Ausgewählte Literatur

Belz GG, Stauch M (1997) Notfall-EKG-Fibel. Springer, Berlin Heidelberg New York

Domres B. (2000) LPN -Lehrbuch für präklinische Notfallmedizin in 5 Bänden (Gesamtwerk). Stumpf/Kossendey, Edewecht

Fertig B. (2002) Strategien gegen den plötzlichen Herztod. Stumpf/Kossendey, Edewecht

Gorgaß B, Ahnefeld AW, Rossi R (2004) Rettungsassistent und Rettungssanitäter. Springer, Berlin Heidelberg New York

Kellnhauser E, Schewior-Popp S, Sitzmann F, Juchli L (2004) Krankenpflege Thieme, Stuttgart

Larsen R (2002) Anästhesie. Urban & Fischer, München

Lutomsky B, Flake F (2003) Leitfaden Rettungsdienst, Urban & Fischer, München

Madler C (1999) Das NAW- Buch. Praktische Notfallmedizin, Urban & Fischer, München

Pschyrembel (2004) Klinisches Wörterbuch. de Gruyter, Berlin

Reiche D (2003) Roche Lexikon Medizin, Urban & Fischer, München

Rossi R (2000) Notfall-Taschenbuch für den Rettungsdienst. Stumpf/Kossendey, Edewecht

Sefrin P, Schua R, Kuhnigk H (2004) Hexal Notfall Manual. Urban & Fischer, München

# Abkürzungsverzeichnis der Bildquellen

| | |
|---|---|
| AF: | Andreas Fette |
| ASB EF: | Arbeiter-Samariter-Bund, Erfurt |
| BA HRO: | Brandschutz- und Rettungsamt der Hansestadt Rostock |
| BN: | Bernd Nordmann |
| CF: | Christian Freund |
| CUK HRO: | Herr Thomas Wodetzki, Bildarchiv der Klinik und Poliklinik für Chirurgie (Geschäftsführender Direktor Prof. Dr. med. Thomas Mittlmeier), Universität Rostock |
| FSM: | Dr. med. Gerhard Fischer, Abteilung für Radiologie, Dr. med. Andreas Schilske und Dr. med. Marko Mysliwczyk, Abteilung für Thoraxchirurgie, Müritzklinikum Waren |
| FV: | Falk Vollnhals |
| GR: | Gernot Rücker, Bildarchiv G. Rücker und Bildarchiv der Klinik und Poliklinik für Anästhesiologie und Intensivtherapie (Klinikdirektorin Frau Prof. Dr. med. Gabriele Nöldge-Schomburg), Universität Rostock |
| HNO HRO: | Prof. Dr. med. Hans-Wilhelm Pau, Klinikdirektor der Klinik und Poliklinik für Hals-Nasen-Ohrenheilkunde, Kopf- und Halschirurgie »Otto Körner«, Universität Rostock |
| KJH: | Karl Josef Hildenbrand |
| KIM-ITS HRO: | Dr. med. Martin Gloger, Intensivstation der Klinik und Poliklinik für Innere Medizin (Geschäftsführender Direktor Prof. Dr. med. Reinhard Schmidt), Universität Rostock |
| ND Bü: | Notarztdienstgruppe Büdingen |
| ÖB RD: | Archiv österreichischer Bergrettungsdienst Land Steiermark |
| OV: | Oberstleutnant Alfons Veerkamp, Heeresfliegerregiment 15 |
| PF: | Peter Fritz |
| PS: | Peter Schilling |
| RM: | Dr. med. Manfred Richter, Abteilung für Gynäkologie, Müritzklinikum Waren |
| RPS: | Radiologische Praxis Dr. med. Christoph Schur und Dr. med. Christian Schnur, Sanaklinik, Bergen auf Rügen |
| SS: | Stephan Schmitt, Malteser-Hilfsdienst, Bad Wörishofen |
| TD: | Dr. med. Terence Davidson |
| TXK: | Dr. med. Trinh Xuan Kiem, Venomous Snake Research Unit, Cho Rya Hospital, Ho Chi Minh City, Vietnam |
| UFK HRO: | Frau Weitendorf, Universitäts-Frauenklinik (Klinikdirektor Prof. Dr. med. Volker Briese), Universität Rostock |
| UKJ-ITS HRO: | Dr. med. Bernhard Zimmermann, Intensivstation der Kinder- und Jugendklinik (Geschäftsführender Direktor Prof. Dr. med. habil. Wolfgang Kienast), Universität Rostock |
| UH: | Ulrike Hartmann |
| VD: | Volker Dau |
| WB: | Dr. med. Andre Weber und Fr. Dr. med. Elina Burtjanskaja, Abteilung für Innere Medizin, Müritzklinikum Waren |
| WJ: | Walter Jauernik |

# Stichwortverzeichnis